“十二五”职业教育国家规划教材

经全国职业教育教材审定委员会审定

PIFU XINGBINGXUE JICHU

皮肤性病学基础

（第二版）

李文忠 主编

李贵川 孙玫 高旭 副主编

高等教育出版社·北京

内容提要

本书是“十二五”职业教育国家规划教材，参照了相关的国家职业技能标准和行业职业技能鉴定规范，结合本课程近几年的实际教学情况，编写而成。

皮肤性病学是一门研究皮肤及附属器疾病的科学，是临床医学的一个重要组成部分；其阐述的内容在皮肤及附属器疾病的理论和实践中具有普遍意义，是学习和掌握皮肤及附属器疾病诊断与治疗的重要基础。

全书共21单元，包括皮肤性病的基本知识、常见皮肤病和性传播疾病、实用诊疗技术等内容。第一单元至第四单元，分别介绍了皮肤的结构和生理功能、皮肤的组织病理、皮肤性病的症状和诊断以及治疗和护理。第五单元至第二十一单元，介绍了80余种常见皮肤病和性传播疾病，涉及各疾病的病因与发病机制、临床表现、组织病理、实验室检查、诊断与鉴别诊断、防治等内容，并附有彩图。每章开始均明确了“学习目标及重点内容”，章末设有思考题，便于学生有针对性地自学和复习。

本书适于全日制高职高专院校和卫生职业教育的五年制高职临床医学专业使用，亦可作为参考书独立使用。

图书在版编目（C I P）数据

皮肤性病学基础 / 李文忠主编．—2版．—北京：高等教育出版社，2011.8（2016.8重印）
医学类、护理类、药学类、医学技术类、管理类各专业用
ISBN 978-7-04-032677-2

Ⅰ. ①皮… Ⅱ. ①李… Ⅲ. ①皮肤病学－中等专业学校－教材 ②性病学－中等专业学校－教材 Ⅳ. ①R75

中国版本图书馆CIP数据核字（2011）第141004号

策划编辑 刘惠军　责任编辑 张晓晶　封面设计 张志奇　版式设计 王 莹
责任校对 孟 玲　责任印制 韩 刚

出版发行 高等教育出版社
社　　址 北京市西城区德外大街4号
邮政编码 100120
印　　刷 保定市中画美凯印刷有限公司
开　　本 787 mm×1092 mm 1/16
印　　张 15.5
字　　数 370千字
插　　页 5
购书热线 010-58581118
咨询电话 400-810-0598
网　　址 http://www.hep.edu.cn
　　　　 http://www.hep.com.cn
网上订购 http://www.landraco.com
　　　　 http://www.landraco.com.cn
版　　次 2005年7月第1版
　　　　 2011年8月第2版
印　　次 2016年8月第4次印刷
定　　价 32.00元

物 料 号 32677-A0

出版说明

教材是教学过程的重要载体，加强教材建设是深化职业教育教学改革的有效途径，推进人才培养模式改革的重要条件，也是推动中高职协调发展的基础性工程，对促进现代职业教育体系建设，切实提高职业教育人才培养质量具有十分重要的作用。

为了认真贯彻《教育部关于“十二五”职业教育教材建设的若干意见》(教职成〔2012〕9号)，2012年12月，教育部职业教育与成人教育司启动了“十二五”职业教育国家规划教材(高等职业教育部分)的选题立项工作。作为全国最大的职业教育教材出版基地，高等教育出版社整合全国的优质出版资源，积极参与了该项工作，通过立项的选题品种最多、规模最大，充分发挥了教材建设主力军和国家队的作用。目前，已获立项的建筑工程技术、医药卫生、学前教育等专业的高等职业教育教材相继完成了编写工作，通过全国职业教育教材审定委员会审定并公示后，陆续出版。

高等教育出版社国家规划教材的作者中有参与制定高等职业教育新专业教学标准的专家，有高等职业教育国家专业教学资源库建设项目的主持人，有学科领域的领军人物，有企业的专业人员，他们是保证教材编写质量的基础。

高等教育出版社国家规划教材主要突出以下五个特点：

1. 执行新标准。以《高等职业学校专业教学标准(试行)》为依据，服务经济社会发展和人的全面发展。教材内容与职业标准对接，突出综合职业能力培养。

2. 构建新体系。教材整体规划、统筹安排，注重系统培养，兼顾多样成才。遵循技术技能人才培养规律，构建服务于中职高职衔接、职业教育与普通教育相互沟通的现代职业教育教材体系。

3. 找准新起点。教材编写遵循易用、易学、易教的原则，强调以学生为中心，符合职业教育的培养目标与学生认知规律。

4. 推进新模式。在高等职业教育工学结合、知行合一的人才培养模式下，改革教材编写体例，创新内容呈现形式，推进“任务驱动”“项目化”“工作过程导向”“理实一体化”等教学模式的实施，突显了“做中学、做中教”的职业教育特色。

5. 配套新资源。秉承高等教育出版社打造数字化教学资源的传统与优势，教材内容与高等职业教育国家专业教学资源库紧密结合，纸质教材配套多媒体、网络教学资源，形成数字化、立体化的教学资源体系，为促进职业教育教学信息化提供有力支持。

为了更好地为教学服务，高等教育出版社将以国家规划教材为基础，组织教师培训和教学研讨活动，通过与教师互动以及滚动建设立体化教学资源，把教材建设提高到一个新的水平。

高等教育出版社

2014年7月

皮肤性病学基础(第二版)
编写委员会

(按姓氏笔画排序)

王　娟(山西大同大学)

石华锋(湖北省荆门市第一人民医院)

孙　玫(山东省济南护理职业学院)

李小亮(江西省新余学院)

李文忠(湖北省荆楚理工学院医学院)

李贵川(贵州省安顺市职业技术学院)

张　展(吉林省辽源市卫生学校)

陈继忠(河南省濮阳市卫生学校附属医院)

致同学

“十二五”职业教育国家规划教材《皮肤性病学基础》和大家见面了，本教材是根据《国家中长期教育改革和发展规划纲要(2010—2020)》精神，适应社会对医护人才岗位能力和职业素质的需要，贴近新的国家医护职业资格考试大纲和相关的国家职业技能标准，由高等教育出版社组织编写的。

皮肤性病学是研究皮肤及附属器和性传播疾病的科学。其内容包括正常皮肤及附属器的结构与功能，各种皮肤病和性传播疾病的病因、发病机制、临床表现、诊断方法和防治措施。皮肤性病学属于临床应用学科，是以认识和防治本学科各种疾病、保护和增进人类健康为任务的生命科学。皮肤性病学相关知识涉及面广、整体性强，与其他临床学科之间存在密切的联系。目前可以命名的皮肤病种类达2000余种，已明确的性传播疾病已有20余种。

由于皮肤被覆于体表，直接与外界环境相接触，外部环境因素的变化易对皮肤及附属器造成影响，当这些影响达到一定程度时即可致病；同时，皮肤还与机体其他系统或脏器之间存在着紧密的功能联系，因此皮肤异常表现常可以帮助我们及时发现机体内部某些系统或脏器的病变。上述因素也导致了部分病种的致病病因和发病机制复杂或不明确，给诊治带来一定的困难，使部分皮肤病及少数性传播疾病缺乏有效的治疗或控制手段。这种状况是我们需要面对的挑战，也为我们的学习与知识拓展提供了广阔的空间。

《皮肤性病学基础》是由中高职双师型教师、行业权威专家、临床一线护理人员组成协同创新的编写团队，编写过程中将临床护理的最新标准和经典案例引入教材，从而保障了教材突出产教结合、对接职业标准和岗位的特点。本教材和配套网络资源(全书教案、全书上课课件、大量的经典图片、交互练习题、模拟试卷等)，为师生改变传统课堂教学模式提供了良好的平台；本教材突出了学生的主体作用，引导学生开展多种参与式训练和协作式学习，很好地体现了“学中做、做中学”的原则。医学生可以充分利用教材和配套网络资源进行学习、自学提高和知识拓展。

李文忠

2014年6月

第二版前言

根据教育部《关于开展“十二五”职业教育国家规划教材选题立项工作的通知》(教职成司函〔2012〕237号)文件要求,为落实国家“十二五”医学高等专科教育教学改革要求,充分体现《国家中长期教育改革和发展规划纲要(2010—2020)》的精神,适应社会对医护人才岗位能力和职业素质的需要,贴近新的国家医护执业资格考试大纲,由高等教育出版社统一组织,于2013年开始了《皮肤性病学基础》的编写工作。

本教材的编写旨在以就业为导向,适应学历证书和执业证书“双证”制度的要求,努力提高学生的实践能力、创新能力、就业能力和创业能力,继续坚持“三基五性”(基本理论、基本知识和基本技能;思想性、科学性、先进性、启发性和实用性)的原则,基本理论和基本知识以“必需、够用”为度,强调基本技能的培养。在编写过程中,紧扣专业培养目标,以职业技能的培养为基础,充分体现职业教育和医学相关专业的特点;对皮肤性病相关的基础理论和基本知识进行了高度的概括,对基本诊疗操作技能作了精确的论述,重要内容配以彩图,使教学过程更生动,教学内容更直观、易懂,有利于学生对疾病的认识和理解。

本教材在内容编排上既强调对学生辨病识病和诊疗操作技能的培养,同时又注重体现学科的进展,许多章节增加了皮肤性病学的新内容,删除了部分陈旧内容。全书共21单元。第一单元至第四单元为皮肤性病学的基础知识,对皮肤的结构和生理功能、皮肤的组织病理、皮肤性病的症状和诊断以及治疗和护理作了系统介绍;为了学生毕业后能尽快适应临床实际工作的需要,对皮肤性病的诊断与治疗的新技术和新药物进行了充实。第五单元至第二十单元为常见皮肤病,第二十一单元为性传播疾病,介绍皮肤病和性传播疾病80余种,侧重常见病和多发病的学习;为了突出对学生辨病识病基本功的培养,对病因与发病机制进行了精练,对临床表现与诊断进行了充实,为了便于学生自学与复习,每单元开始均有学习目标及重点内容,单元末设有思考题;同时,每单元均引用一个以上的典型病例,以强化学生对疾病的认识和诊断思维。

本教材配套网络教学资源,通过封底所附学习卡,可登录网站(http://abook.hep.com.cn/sve),获取相关教学资源。学习卡兼有防伪功能,可查询图书真伪,详细说明见书末“郑重声明”页。

为了使本教材更加贴近临床实际工作，满足临床一线对职业技能的需求，高等教育出版社力邀全国8所医学院校和医疗单位的教育专家与医学专家参加编写工作，其中李文忠编写第一单元、第二单元、第三单元、第四单元和附录；孙玫编写第五单元、第十五单元和第二十单元；李贵川编写第十一单元、第十二单元和第十六单元；石华锋编写第十七单元和第二十一单元；陈继忠编写第八单元和第十九单元；王娟编写第六单元和第十四单元；李小亮编写第九单元和第十三单元；张展编写第七单元、第十单元和第十八单元。

在教材编写过程中，各兄弟院校给予了大力支持，同时我们参阅了国内多种新版教材和工具书，获得了极大的启发，在此一并表示诚挚的谢意。

由于时间仓促，经验不足，书中疏漏和不当之处在所难免，敬请广大师生和读者提出宝贵意见，以便再版时修订。

本教材读者反馈信箱：zz_dzyj@pub.hep.cn。

编者声明：本书药物剂量、用法等参考相关国家标准，供教学使用。临床应用时请参照当时国家最新标准。

根据本教材的内容和深度，建议教学时数为72学时，其中理论教学56学时，实践教学16学时，各学校可根据实际情况进行调整。具体学时分配如下表：

理论课学时分配表

序号	教学内容	参考学时
1	皮肤的结构和生理功能	3
2	皮肤的组织病理	1
3	皮肤性病的症状和诊断	2
4	皮肤性病的治疗和护理	4
5	皮炎湿疹类皮肤病	4
6	荨麻疹和药疹	3
7	病毒性皮肤病	2
8	细菌性皮肤病	3
9	真菌性皮肤病	3
10	动物性皮肤病	1
11	瘙痒性皮肤病	2
12	红斑鳞屑性皮肤病	3
13	物理性皮肤病	2
14	皮肤血管炎	2
15	结缔组织病	3
16	皮肤附属器疾病	2
17	色素障碍性皮肤病	1

续表

序号	教学内容	参考学时
18	遗传性皮肤病	2
19	皮肤肿瘤	2
20	其他皮肤病	3
21	性传播疾病	6
机　动		2
合　计		56

实践课学时分配表

序号	内容	参考学时
1	⑴病历资料的采集。⑵处方与医嘱的书写	2
2	皮肤性病的临床表现和诊疗技术(一)	2
3	皮肤性病的临床表现和诊疗技术(二)	2
4	临床见习	2
5	临床见习	2
6	临床见习	2
7	临床见习	2
8	常见皮肤损害多媒体影像资料观摩	2
合　计		16

李文忠

2014年6月

第一版前言

本教材根据教育部“2004—2007年职业教育教材开发编写计划”的精神，为适应我国社会经济的发展和大力推动职业教育改革而编写。《皮肤性病学基础》作为系列教材之一，在全国8所医学院校皮肤病学专家的共同努力下，完成了教材的编写工作，本教材供卫生职业学校护理、药学和医学相关类专业学生使用。

《皮肤性病学基础》的编写坚持了系统性、科学性和实用性相统一的原则，充分体现了职业教育的特点和五性；以“必需、够用”为度，对皮肤性病相关的基础理论和基本知识进行了高度的概括，对基本诊疗操作技能做了精确的论述，重要内容配以彩图，使教学过程更生动，教学内容更直观、易懂，有利于学生对疾病的认识和理解，力求达到学生毕业后与临床零距离的教学目标。

《皮肤性病学基础》共25章。建议课时分配为：第一至六章基本知识部分10学时(理论7学时、实践3学时)，第七至二十四章常见皮肤病部分41学时(理论27学时、实践14学时)，第二十五章性传播疾病6学时(理论4学时、实践2学时)，共57学时。第一至六章为基本知识，对皮肤性病的发生、发展、诊断和防治做了系统简要的介绍；为了突出对学生识病辨病和诊疗操作技能培养的重要性，将皮肤病的诊断和皮肤病的防治独立成章；为了强调学生毕业后能立即适应临床实际工作的需要，对有关皮肤性病治疗的新药物和实用新技术也进行了充实。第七至二十五章共介绍皮肤病和性传播疾病93种，侧重于常见病、多发病和具有代表性病种的学习。编写风格上较好地体现了传统性、新颖性和简洁性。每章均有学习目标及重点内容，章末附有思考题，思考题主要采用A型题和B型题，以便与国家执业考试接轨。每章均引用一个以上的典型病例，以强化学生对疾病的认识和诊断思维。

本教材另配有教师用多媒体光盘，免费赠送给广大卫生职业学校。

本教材编写中突出了“以人为本，以强化识病、辨病为核心”的编写思想，使本教材不仅可在教学中使用，也可作为工具书独立使用。

本教材第一至五章及第十七章由李文忠编写，第六、十八、二十四章由孙玫编写，第

七、二十二、二十三章由张展、孙玫编写，第八、十章和附录由彭林峰编写，第九、十一、十六章由石华锋编写，第十二、十三章由彭阳编写，第十四、十五、十九、二十章由李贵川编写，第二十一、二十五章由付明春编写。

感谢各兄弟院校对本教材编写工作的大力支持和第四军医大学西京医院皮肤科高天文主任的悉心指导及支持。由于编写时间有限以及经验不足，《皮肤性病学基础》中的内容编排、写作水平等方面还存在许多不足之处，我真诚地期待着使用《皮肤性病学基础》的广大师生们对我们的工作提出宝贵意见和建议。

李文忠

2005年1月

目　录

第一单元
皮肤的结构和生理功能

学习目标及重点内容

- 掌握表皮及真皮的组织结构。
- 熟悉皮肤附属器的组成和结构，以及皮肤的屏障保护作用和吸收作用。
- 了解皮肤血管、淋巴管、肌肉和神经的分布，以及皮肤的其他生理功能。

第一节　皮肤的结构

皮肤 (skin) 被覆于体表，是人体最大的器官，皮肤质量约为体重的 16%，总面积成人为 1.5~2.0 m^2，新生儿约为 0.21 m^2。在口、鼻、尿道口、阴道口、肛门等处，与体内管腔表面的黏膜相互移行。皮肤的厚度可因年龄、部位的不同而有很大的差异，不包括皮下组织，厚度为 0.5~4.0 mm；四肢和躯干伸侧的皮肤比屈侧厚；手掌、足跖、枕项、臀部的皮肤最厚，为 3~4 mm；外阴、乳房和眼睑的皮肤最薄，约为 0.5 mm；儿童的皮肤比成人薄。皮肤由表皮、真皮和皮下脂肪组织构成，其中包含有毛囊、皮脂腺、顶泌汗腺、小汗腺和指(趾)甲等皮肤附属器。此外，尚有丰富的血管、淋巴管、神经和肌肉。(图 1–1)

皮肤表面有很多细长平行、略隆起的结构称皮嵴。皮嵴上有很多凹陷点，即汗孔的开口；皮肤附着于深部组织，由于真皮中纤维束的排列和牵拉所形成的沟纹称皮沟，其深浅不一，以活动部位如面部、手掌、阴囊部较深。较深的皮沟将皮肤表面划分为三角形、菱形或多边形小区称皮野。皮嵴不明显处，皮野非常明显，如手背、项部等。指(趾)末端屈面皮嵴较明显并呈涡纹状，称指(趾)纹，其形态受遗传因素决定，终生不变，在医学上对研究遗传性疾病有一定价值。除同卵双生子外，指(趾)纹均有个体差异，在法医学方面常用于鉴别个体。

由于真皮纤维束的排列形式，使皮肤具有一定方向的张力线(Langer 线或皮肤切线)，沿此线方向切开皮肤时，皮肤裂口的宽度较窄；若垂直于此线切开皮肤时，皮肤的裂口则较宽，伤口愈合后容易产生较明显的瘢痕。

手掌、足跖、指(趾)屈侧及其末节伸侧、唇红缘、龟头、包皮内板、小阴唇、大阴唇内侧和阴蒂等处皮肤无毛发，称为无毛皮肤。其他部位的皮肤称有毛皮肤。人体的毛发对皮肤具有保护和防止摩擦等功能。毛发分毳毛(软毛)和终毛(硬毛)两类。毳毛是一种短

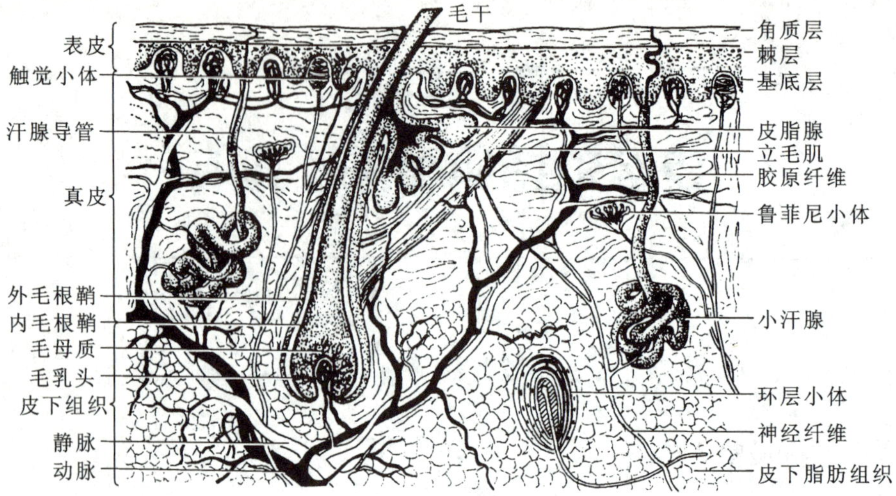

图 1-1 皮肤结构模式图

而细软的毛，通常无髓无黑素，几乎存在于除掌跖外所有的平滑皮肤上。终毛又分长毛和短毛两类，其中头发、胡须、腋毛、阴毛和胸毛属于长毛，长度常在 10 mm 以上；睫毛、眉毛、鼻毛、耳毛属短毛，长度一般不足 10 mm。足月分娩的正常婴儿具有毳毛和终毛两种类型的毛发，终毛位于头皮及眉部，其余均为毳毛。伴随着婴儿长大，头发也随之生长，开始在前头部，以后扩展至颈后部。当婴儿长至 2~3 个月大时，颈后部的第一批毛发会自然脱落，常被误认为是局部摩擦引起的。青春期以后，头发均为终毛，其直径也较儿童期大。

指(趾)末端的伸侧有指(趾)甲，它保护其下的柔软皮肤，使之工作时免受损伤，并协助感受细致的触觉、拾取小的物体和搔抓。

甲的生长

甲的生长速度因人而异，同一个个体则较为恒定，每周平均长 0.5~1.2 mm。指甲从甲母质长到游离缘约需 5.5 个月。足趾甲的生长速度比手指甲慢 1/3~1/2。有些疾病可影响甲的生长速度，如患银屑病时指甲生长速度较快，而患麻疹时指甲则暂时性生长变慢。

一、表皮

表皮(epidermis)属于复层鳞状上皮，主要由两类细胞构成，即角质形成细胞和非角质形成细胞，后者包括朗格汉斯细胞、黑素细胞和 Merkel 细胞等。

(一) 角质形成细胞

角质形成细胞(keratinocyte)又称角朊细胞，由胚胎外胚层分化而来，是构成表皮的主要细胞，数量占 80% 以上。其特点是可产生角蛋白，胞质内含有张力原纤维，细胞间由桥粒连接。根据表皮分化和角蛋白形成的过程，表皮可分为 5 层。(图 1-2)

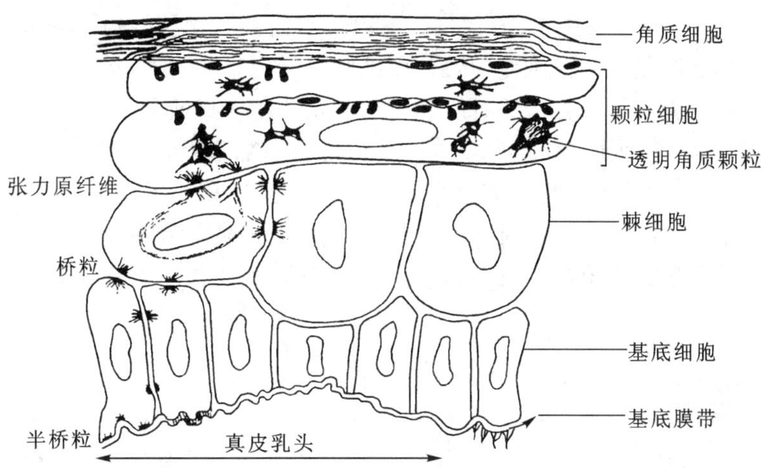

图 1–2　表皮细微结构模式图

1. **基底细胞层**　位于表皮最下部，只有一层柱状或立方形的具有有丝分裂活性的基底细胞。细胞排列成栅栏状，与表皮真皮交界线相垂直。胞质嗜碱性，胞核呈卵圆形位于偏下方，胞核上方可见黑素颗粒分散于胞质中，胞质中有许多走向规则的张力细丝。正常情况下，基底细胞不断分裂增殖，产生新细胞。人类皮肤每天有 10%~30% 的基底细胞在进行核分裂，分裂产生的角质形成细胞约以 10 个为一组排列成柱状，有序地向上移动，形成"表皮增殖单位"。朗格汉斯细胞位于每个柱的中央，由于表皮增殖单位是基层逐渐向上移行过程中的细胞，故有丝分裂细胞通常在柱的边缘。基底细胞底部与真皮借半桥粒连接。

基底细胞层与真皮的交界处呈波浪状，表皮向下突出的部分叫表皮突，与向上的真皮乳头交错组成了一个形态和功能单位。因而在炎症时，它们常发生联合反应。过碘酸－雪夫（PAS）染色，在表皮与真皮交界处可见一条狭窄均匀的红色带状区，显示含中性黏多糖，此即基底膜带。基底膜带使表皮与真皮紧密连接，且具有渗透和屏障作用。表皮无血管，营养物质和代谢产物均由基底膜带进出，但相对分子质量 40 000 以上的大分子物质不能通过。当基底膜带损伤时，炎症细胞、肿瘤细胞和一些大分子可通过此带进入表皮。

2. **棘层**　由基底细胞分化增殖形成，为 4~8 层多角形细胞。这些细胞主要是转录、制备角蛋白，不再进行分裂增殖；细胞表面有许多棘刺状小突起，故称棘层。细胞借棘刺状小突起相连接，形成桥粒。此时细胞内的张力细丝集合成束，称张力原纤维，附着于桥粒上。

3. **颗粒层**　又叫粒层，由 2~4 层细胞组成，仍有转录活性。棘层细胞向上发展时，失去胞核，并在胞质中形成块状的嗜碱性透明角质颗粒，故称颗粒层。细胞器和细胞核溶解消失。张力原纤维与分散其间的透明角质颗粒紧密结合。

4. **透明层**　见于掌跖等角质层肥厚的部位，在颗粒层与角质层之间还有一透明层，由 2~3 层扁平无核、境界不清、嗜酸性、紧密连接的细胞组成。胞浆中，密集疏水的蛋白结合磷脂与张力原纤维融合在一起，是防止水和电解质通过的屏障。

5. **角质层** 又叫角层，由 5~20 层扁平的、已经死亡的、无核的扁平细胞（鳞屑）组成，鳞屑从皮肤表面不断脱落。该细胞由颗粒层细胞转变而来，叫做角质细胞，细胞正常结构几近消失。细胞内充满了由张力原纤维和无定形基质结合形成的角蛋白。此时的张力原纤维已交织成网状，包埋于无定形基质中。下方的角质细胞尚有桥粒，而上方角质细胞的桥粒已消失，因而易于脱落。角质细胞扁平，呈六角形，与其上下相邻的细胞重叠排列成紧密结合的垂直柱形细胞团，与周围细胞相嵌。角质细胞无脂质，但细胞周围间隙却有丰富的脂质；这样形成的角层非常坚韧，水、微生物和其他物质也不易进入，是机体的天然屏障。

表皮更替时间

正常情况下，表皮基底细胞的分裂周期为 13~19 天；在基层以上产生角蛋白的角化过程约需 14 天，通过角质层而最后脱落又需要 14 天，故表皮通过时间或更替时间约为 28 天。

（二）非角质形成细胞

1. **黑素细胞** 黑素细胞（melanocyte）来源于外胚层的神经嵴，是可合成和分泌黑素的树枝状细胞。在 HE 染色切片中以透明细胞的形式存在于基底细胞间或其下方，每 4~10 个基底细胞中有一个黑素细胞。银染色和 DOPA 染色能较好地显示黑素细胞。黑素细胞的密度因部位而异，但对同一个部位来说是恒定的。在面部和男性生殖器部位黑素细胞最多。黑种人的黑素细胞密度无显著差异，但黑种人的黑素细胞更大、分支更多。

黑素细胞的树枝状突伸向周围的角质形成细胞，每个黑素细胞借助树枝状突起向 10~36 个角质形成细胞输送黑素，形成一个表皮黑素单元。在角质形成细胞内，黑素主要分布在细胞核的上面并呈伞状，以保护胞核免受紫外线损害。暴露于紫外线后，紫外线会促进黑素的合成和输送。皮肤黑素对日光和紫外线有屏障作用。

皮肤黑素分黑褐色的真黑素和黄红色的褐黑素两类，均在黑素细胞内合成。在酪氨酸酶的作用下，酪氨酸被氧化成多巴和多巴醌，最后与蛋白质结合形成黑素蛋白。真黑素多见于黑发及白种人的浅黑色发中；褐黑素多见于红色及黄发中，红发中几乎均为褐黑素。

2. **朗格汉斯细胞** 朗格汉斯细胞（Langerhans cell，LC）是一种来源于骨髓的单核－巨噬细胞，具有免疫活性，参与免疫应答反应。LC 占表皮细胞总数的 3%~5%，主要存在于表皮基底层以上的表皮和毛囊上皮中。HE 染色时 LC 表现为高位透明细胞，但不易识别；ATP 酶染色可较好地显示表皮内的朗格汉斯细胞。胞质约有 12 个树枝突伸向邻近的表皮角质形成细胞间。其密度因年龄、性别和部位而异。长期外用糖皮质激素者可使该细胞数目暂时性减少。老年人表皮内的朗格汉斯细胞减少，故其患变应性接触性皮炎的概率和程度降低，而发生皮肤肿瘤的概率升高。

3. **麦克尔细胞** 麦克尔细胞（Merkel cell）的来源尚有争议。麦克尔细胞多见于指趾、掌跖、唇、齿龈及生殖器等皮肤和黏膜处，也可见于毛囊，是一种位于表皮内特殊的神经分泌细胞。其散在于基底细胞之间，具有短指状突起，有桥粒与角质形成细胞相连接。麦克尔细胞在 HE 染色切片中显示为透明细胞，难以识别，只有在电镜下才能辨认。胞质内的特殊颗粒可能含肾上腺素类介质，且可能参与构成一种接触感受器，起着非神经介导的感觉作用。

角质形成细胞间及与真皮的连接

桥粒存在于基底层和棘层的角质形成细胞间。桥粒相邻处的细胞膜增厚，称为附着板，相连构成桥粒。细胞内的张力细丝附着在板上。半桥粒位于基底细胞真皮侧，胞膜上有张力细丝附着的附着板，另一侧为基底膜带。桥粒的位置不是固定不变的，新生角质形成细胞在向上移动的过程中，桥粒可以分离并重新形成，使角质形成细胞有规律地到达角质层而脱落。

二、真皮

真皮（dermis）位于表皮和皮下组织之间，由胚胎的中胚层分化而来，属不规则的致密结缔组织。真皮的组成含有胶原纤维、弹力纤维、网状纤维和无定形基质，以纤维成分为主，纤维之间有少量的基质和细胞成分。真皮内的成纤维细胞合成了这些纤维和基质，并对其进行分解代谢。真皮分为上部的乳头层和下部的网状层两部分，两层之间无明显的界限。乳头层较薄且组织疏松，内有浅层血管网、淋巴管网、神经末梢和触觉小体。网状层组织紧密，内有较大的血管和淋巴管、神经以及附属器和肌肉等结构；其胶原纤维较粗而密，绕以弹力纤维，与皮肤平行排列。

1. **胶原纤维**　胶原纤维（collagen fiber）是真皮的主要成分。胶原纤维由胶原原纤维聚合而成，除表皮下、附属器和血管附近外，真皮内的胶原纤维均集合成束，相互交织呈网状，与皮肤表面平行排列，在胶原纤维束之间有少量成纤维细胞散在。在 HE 染色中，胶原纤维呈淡红色，成纤维细胞的胞浆不易辨认。胶原纤维韧性大，抗拉力强，可防护机械性刺激对其下组织的伤害。网状层的胶原纤维主要是Ⅰ型胶原，具有高度的稳定性；乳头层主要为Ⅲ型胶原（过去称为网硬蛋白），有助于表皮固定在真皮上。

2. **网状纤维**　网状纤维（reticular fiber）是一种较细的胶原纤维，也可能是Ⅲ型胶原纤维。HE 染色难以显示，但用银染呈黑色，故称嗜银纤维。网状纤维主要分布在乳头层的附属器、血管和神经周围。在某些病变，如创伤愈合以及成纤维细胞增生活跃或有新胶原形成的病变中，网状纤维可大量增生。

3. **弹性纤维**　弹性纤维（elastic fiber）又称弹力纤维。HE 染色不能辨认，用醛品红染色时呈紫色，可见弹力纤维缠绕在胶原束之间，较胶原纤维细得多。弹力纤维在真皮下部最粗，其排列方向与胶原纤维相同，与表皮平行。而在乳头层中，细小的弹力纤维几乎呈垂直方向上升，终止于表皮与真皮交界处的下方。弹力纤维使皮肤具有弹性，拉长后可以恢复原状。萎缩性的妊娠纹中弹力纤维减少或消失。

4. 基质和细胞 基质(ground substance)为无定形均质状物质，富含酸性黏多糖，主要成分为透明质酸和硫酸软骨素。此外，基质中还含有中性黏多糖、蛋白质和电解质等。黏多糖使基质形成具有很多微孔隙的结构，可把细菌等病原体限制在局部，利于吞噬细胞发挥吞噬作用。

真皮中最常见的细胞成分是成纤维细胞，其合成胶原纤维和基质，弹力纤维也可能由成纤维细胞合成。长期外用糖皮质激素，因皮肤萎缩而成纤维细胞可减少。此外，巨噬细胞可吞噬异物，参与黑素小体降解；肥大细胞主要位于真皮血管附近，胞浆内有含血管活性物质的特殊颗粒，当变态反应发生时，肥大细胞可脱颗粒，释放出内含的介质，引起炎症反应。

三、皮下组织

皮下组织又称皮下脂肪或脂膜，来源于中胚叶。其结缔组织较疏松并由真皮延伸而来，其间充满了脂肪细胞，而脂肪细胞被胶原纤维束分成许多脂肪小叶。此层内还有汗腺、毛囊、血管、淋巴管和神经等结构。皮下脂肪层的厚度因部位、性别及营养状况的不同而有差异。

四、皮肤附属器

皮肤附属器包括毛囊、皮脂腺、小汗腺、顶泌汗腺及指(趾)甲，均由表皮衍生而来。

1. 毛发与毛囊 毛发(hair)露出皮肤表面以上的部分为毛干，在皮肤毛囊内的部分叫毛根。毛根下端膨胀为毛球，其下端凹入部分称毛乳头。毛乳头系伸入毛球的结缔组织，其中有血管和神经，为毛球提供营养。毛球下部近毛乳头处称毛母质，是毛发和毛囊的生长区，相当于表皮基底层和棘层，有黑素细胞分布(图 1-3)。毛发由呈同心圆状排列的角化上皮细胞构成，从内向外为髓质、皮质和毛小皮。髓质是毛发的中央部分，由 2~3 层多角形细胞构成。毛发末端通常无髓质。皮质是毛发的主要部分，由数层梭形上皮细胞构成，胞浆内含有黑素颗粒。

毛囊(hair follicle)由表皮下陷而成，根据其生长周期可分为毛囊上段(永久固定)和毛囊下段(可暂时变动)。前者包括毛囊漏斗(从毛囊口至皮脂腺导管入口)和峡部(从皮脂腺导管入口至立毛肌附着处)，后者为立毛肌附着处以下部分，呈周期性改变。毛囊由内毛根鞘、外毛根鞘和毛囊周围结缔组织鞘组成。毛囊周围结缔组织鞘与周围的结缔组织相连。毛囊的形态结构可发生周期性的变化，包括退行期(约 3 周)、休止期(约 3 月)和生长期(约 3 年)(图 1-4)。毛囊之所以能周期性生长，有赖于外毛根鞘中的干细胞，当干细胞受到来自毛乳头的刺激时，可活化并向下生长，形成毛母质细胞。毛母质分化出新毛囊后，向皮肤表面生长并将老化的毛囊驱除，而后逐步形成毛囊漏斗、峡部和毛球部。毛乳头的作用是诱导毛囊形成。

2. 皮脂腺 皮脂腺(sebaceous gland)分布在除掌跖和指(趾)屈侧以外的全身皮肤。头皮、面部、胸部和背上部皮脂腺较多，称为皮脂溢出部位。面部的皮脂腺以眉间、鼻翼和颧部分布较多，所以脂溢性皮炎易发于面部；而四肢特别是小腿外侧的皮脂腺分布最少。皮脂腺位于立毛肌和毛囊的夹角之间，立毛肌收缩有利于皮脂的排泄。乳晕、唇红、小阴

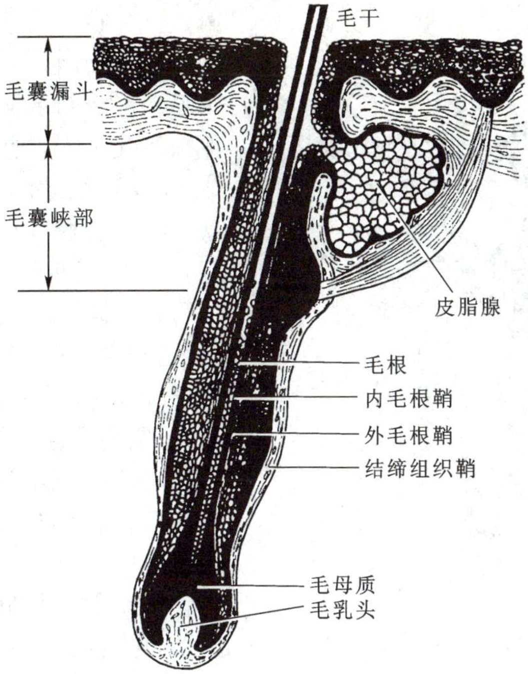

图 1-3 毛发、毛囊纵切面模式图

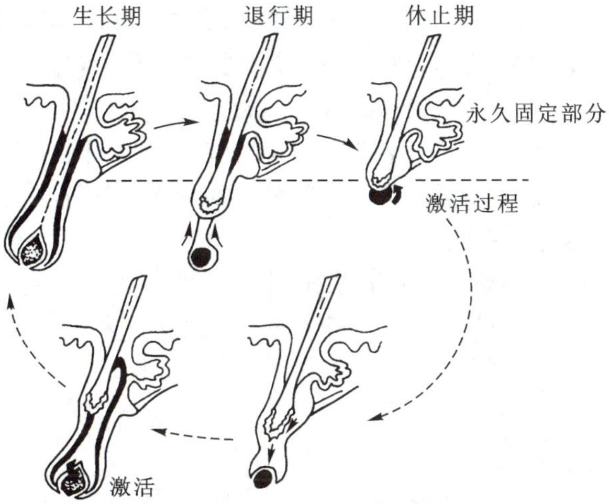

图 1-4 毛囊生长周期模式图

头发的生长与脱落

正常情况下，头发的 85%~90% 属于生长期，1% 在退行期，10%~14% 在休止期。人类的头发平均每日脱发 60~100 根，这是新陈代谢的正常过程。

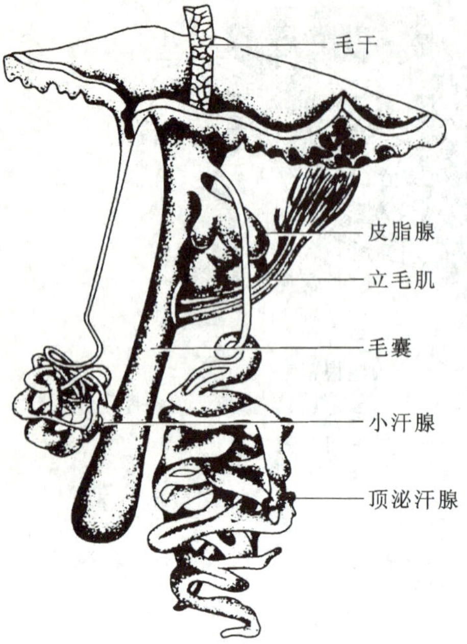

图 1-5 皮脂腺、小汗腺和顶泌汗腺模式图

唇、包皮内侧等处的皮脂腺独立开口于皮肤。皮脂腺属泡状腺体，没有腺腔，呈泡状，由腺体和导管两部分构成。腺体由多层腺体细胞组成。导管由复层鳞状上皮细胞构成，开口于毛囊漏斗的下端(图 1-5)。

3. **小汗腺** 小汗腺(eccrine gland)由腺体和导管两部分构成(图 1-5)。腺体为管状结构，腺体分泌细胞有透明细胞和暗细胞两种，其外有肌上皮细胞和基底膜带。前者主要分泌汗液，其中有较多的钠离子、氯离子及少量糖原；后者分泌黏蛋白(故又称黏液细胞)，再吸收钠、钾和氯等电解质。末端汗管和末端毛囊一样，在创伤修复中可再生表皮。穿越表皮的末端汗管呈螺旋状，易阻塞形成痱子。除唇红、乳头、包皮内侧、龟头、小阴唇及阴蒂外，小汗腺遍布全身，其中以掌跖、腋窝和额部分布较多。小汗腺受交感神经系统支配。

4. **顶泌汗腺** 顶泌汗腺(apocrine sweat gland)又称大汗腺，也是管状腺，主要分布在腋窝、乳晕、脐窝、肛门及外阴等处。外耳道的耵聍腺和乳腺均属变异的顶泌汗腺。顶泌汗腺由腺体和导管两部分组成。腺体位于真皮深层或皮下组织内，腺腔直径约为小汗腺的 10 倍。腺体细胞为一层立方形或柱状分泌细胞，其分泌方式主要属顶浆分泌。大汗腺导管由两层立方形细胞组成，开口于皮脂腺入口上方。顶泌汗腺的分泌活动主要受性激素的影响，青春期分泌旺盛。新鲜的顶泌汗腺分泌物为无臭的乳状液，被某些细菌分解后产生的短链脂肪酸及氨等则有臭味。

5. **甲** 甲(nail)由多层紧密排列的角化细胞构成。外露部分为甲板，其前端为甲游离缘，伸入近端皮肤的部分为甲根，覆盖甲板周围的皮肤称为甲廓，甲板下面为甲床，甲床近端为甲母质(图 1-6)。甲母质位于甲根之下向前延伸至甲半月。甲母质是甲的生长区，甲板

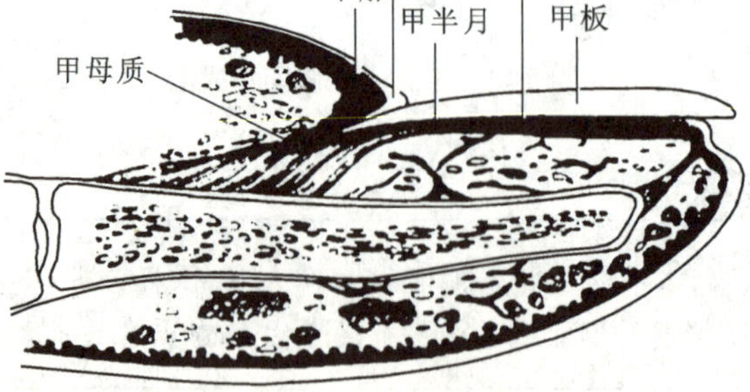

图 1-6 甲模式图

是由甲母质形成的。甲半月颜色苍白,在拇指甲和跗趾甲常见到。甲床不形成甲板,但与甲板紧贴。指甲的生长速度约为每 3 个月 1 cm,趾甲的生长速度约为每 9 个月 1 cm,营养和疾病等因素可影响甲的生长。

五、皮肤的血管、淋巴管、肌肉和神经

1. **皮肤的血管**　皮肤有 3 个血管丛,分别为皮下组织血管丛、真皮下血管丛和乳头下血管丛,参与局部组织的营养物质、代谢产物和气体的交换。炎性细胞的渗出往往只限定在毛细血管后微静脉。在指、趾、耳廓(耳郭)、鼻尖等处真皮内有较多的动静脉吻合,称为血管球。通常这里不进行物质的交换,只起着分流和短路的作用,还有调节体温的作用。

2. **皮肤的淋巴管**　皮肤的淋巴管常与血管伴行。毛细淋巴管以盲端起始于乳头层,在乳头层下及真皮深部分别汇合成浅、深两个网,经过皮下组织通向淋巴结。毛细淋巴管内压低于毛细血管和周围组织间隙,且通透性较大,组织液及其中的代谢产物和细胞等均可经淋巴管回流至淋巴结,再回流入血液中。毛细淋巴管在向真皮下部延伸时,有很多瓣膜,使淋巴液只能单向流动,防止倒流。

3. **皮肤的肌肉**　皮肤的肌肉主要是平滑肌,有立毛肌、阴囊肉膜、乳晕的平滑肌和血管壁平滑肌。立毛肌与毛囊相连,受自主神经支配,精神紧张和寒冷可使立毛肌收缩,毛发竖立,形成所谓的"鸡皮疙瘩"。此外,面颈部还有表情肌和颈阔肌等横纹肌。

4. **皮肤的神经**　皮肤的神经是周围神经的分支,分为感觉神经和运动神经两类。

感觉神经末梢有如下几种:有毛皮肤多见游离神经末梢,掌跖及黏膜除游离神经末梢外,感觉小体较多。毛囊神经末梢是一种机械感受器,能感受毛发的触动或轻微的移动。Merkel 细胞神经复合体分布在毛发的外毛根鞘和指趾皮肤,是机械感受器。触觉小体多分布在指尖。克劳泽终球与压觉有关,能感知冷觉,也与触觉有关。鲁菲尼小体与运动感觉有关。压觉小体(环层小体)位于掌跖等受压部位,以及乳头和生殖器真皮深层或皮下组织内。皮肤的感觉一般粗分为触觉(接触感、压力、振动、麻刺等)、痛觉(感觉变异、不适、刺痛、灼痛等)、温度觉(冷、热)等。痒觉通常也列入痛觉中,轻刺为痒,重刺为痛,但痒觉与精神因素有关。

运动神经主要为交感神经。其中肾上腺素能纤维支配立毛肌、血管、血管球和顶泌汗腺及小汗腺的肌上皮细胞;胆碱能纤维支配小汗腺的分泌细胞。面神经支配面部横纹肌。

第二节　皮肤的生理功能

皮肤具有保护、吸收、调节体温、分泌排泄、感觉、物质代谢和免疫等多种生理功能,对机体的健康和内环境的稳定十分重要。同时,机体内的异常情况也可在皮肤上反映出来。

一、皮肤的屏障保护作用

皮肤是人体最大的器官，覆盖于肌体表面，构成人体的第一道防线，是维持机体内环境稳定的一道天然屏障。皮肤的屏障保护作用具有双向性，它一方面可防止外界有害物质的入侵，另一方面可防止体内的水分、电解质和营养物质丢失，使机体免受外界机械性、物理性、化学性和生物性因素的损害。

1. **对机械性刺激的防护** 表皮角质层致密而柔软，可抵御一般性的机械刺激。经常摩擦和受压迫的部位，角质层常增厚，甚至肥厚而形成胼胝，真皮胶原纤维增生，从而增强了对机械性刺激的耐受性。皮肤表面由皮脂和汗液乳化而成的脂膜对皮肤有润滑作用。真皮内的胶原纤维、弹力纤维和网状纤维交织成网，使皮肤具有一定的抗拉性及弹性。皮下脂肪对外力有缓冲作用，也使皮肤易于活动，通过保护性神经反射避开外力撞击。因此，皮肤能抵抗一定强度的牵拉、冲撞、挤压和摩擦等损伤。

2. **对物理性损伤的防护** 皮肤角质层对电流有一定的绝缘作用。一般情况下，皮肤角质的水分含量相对较少，电阻值较大，对低压电流有一定的阻抗能力，而出汗或潮湿的皮肤电阻值下降，易发生电击伤。皮肤对光线有吸收和反射作用。皮肤各层对光线的吸收有选择性，如角质层的角化细胞有反射光线和吸收波长较短紫外线（波长 180~280 nm）的作用，角质层中存在的角蛋白、黑素颗粒和细胞内碎屑都是良好的紫外线吸收剂，角质层较厚的部位对紫外线的敏感性也最小；棘层和基底层的细胞能吸收波长较长的紫外线（波长 320~400 nm）；黑素细胞产生的黑素颗粒对紫外线有较强的吸收作用，直接保护了组织免受紫外线的损伤。黑素细胞受紫外线照射后，可产生更多的黑素，并将黑素输送给周围的角质形成细胞，从而增强了皮肤对紫外线辐射的防护能力。黄种人及黑种人皮肤颜色较深，对日光的耐受性比白种人高，这是皮肤中色素含量不同的缘故。

水分是保持皮肤湿润的主要成分之一。皮脂减少或缺乏时皮肤干燥，并且易患干燥性皮肤病。正常的角质层及其皮肤表面的脂膜能防止皮肤水分过度蒸发，同时也可阻止外界水分渗入皮肤。如果皮肤表面的脂质丧失或各种因素引起的角质剥脱，均可增加水分的丢失，故可外用具有保湿作用的乳剂，来恢复表皮水分的屏障。

3. **对化学性损伤的防护** 完整的皮肤角质层是防止外界物质进入人体的重要屏障。角质层愈薄其屏障作用愈弱，物质也愈易渗透。正常情况下，小汗腺分泌的汗液与皮脂相互乳化形成的皮肤表面脂膜偏酸性，pH 为 5.5~7.0，对碱性物质有一定的缓冲作用；不同部位皮肤表面的酸碱度有所不同，对 pH4.2~6.0 的酸性物质也有一定的缓冲能力，可防止弱酸性或弱碱性化学物质对机体的损害。

皮肤经长时间的浸泡后，角质层可吸收大量的水分，可使皮肤的物质渗透作用增强，屏障作用则减弱。皮肤角质层不完整、糜烂或溃疡时，外用药物的吸收增多甚至中毒。皮肤角质层的厚薄与皮肤对化学物质的屏障作用成正比，掌跖等角质层较厚的部位，屏障作用也较强，这也是接触性皮炎在掌跖比手背和足背明显较少的主要原因。

4. **对微生物的防御作用** 皮肤经常会接触外界的微生物，对外界微生物的侵害具有多种防御功能。致密的角质层可以机械地防止一些微生物的侵入。角质细胞不断脱落，也可以清除一些寄居于体表的微生物。干燥的皮肤表面和弱酸性环境不利于微生物的生长繁殖，而潮湿的环境有利于细菌的生长繁殖，如腋下微生物较多。酸性的皮肤表面脂膜可抑制一些细菌和真菌的生长繁殖，青春期后皮脂腺分泌活跃，白癣可自愈可能与此有关。正常皮肤的一些寄居菌，如痤疮丙酸杆菌和卵圆形糠秕孢子菌具有酯酶，可将皮脂中的三酰甘油分解成游离脂肪酸，这些游离脂肪酸对葡萄球菌、链球菌和白色念珠菌等有一定抑制作用。

二、皮肤的吸收作用

人体皮肤具有吸收外界物质的能力，皮肤的吸收作用也是外用药物局部治疗皮肤病的理论基础。皮肤主要通过 3 个途径发挥吸收作用，即角质层、毛囊皮脂腺和汗管。角质层是皮肤吸收外界物质最重要的途径，其中角质细胞是皮肤吸收的主要途径；毛囊皮脂腺及汗管次之，只有少量物质可通过细胞间隙吸收。脂溶性物质可透过细胞膜，因而较易吸收。影响皮肤吸收的主要因素如下。

1. **皮肤的结构和部位** 皮肤对外界物质的吸收与角质层的厚薄、完整性有密切的关系。人体不同部位皮肤的角质层厚度不同，吸收能力也不同。面部、前额、手背比躯干、背部和小腿的吸收能力强，阴囊部位皮肤的吸收能力最强。因此，吸收能力强的皮肤不宜用刺激性强的药物。皮肤角质层有损伤的皮肤病，其皮损部位皮肤的屏障作用减弱而吸收能力增加。因此，皮损面积较大时，要注意局部使用外用药物过量吸收所引起的不良反应。

2. **角质层的含水量** 角质层的含水量越多时，其吸收作用越强。此外，局部温度增高引起的血管扩张、血流速度加快，也将有助于吸收。如封包式疗法外用软膏或塑料薄膜封包药物，既可使汗液蒸发受限和角质层含水增加，又可使皮肤温度升高和血管扩张，有利于增加药物吸收和提高疗效。

3. **被吸收物质的理化性质** 完整的皮肤仅能吸收少量的水分和气体。单纯水溶性物质，如维生素 B 族和葡萄糖等不易被皮肤吸收。过去认为皮肤对电解质的吸收不明显，然而研究显示 Na^+、K^+ 等离子可很快透过皮肤。皮肤对脂溶性物质如维生素 A、维生素 D 和某些脂溶性激素的吸收作用较强。皮肤对脂溶性物质的主要吸收途径为皮脂腺毛囊和皮脂腺。外用糖皮质激素时，儿童比成人更易吸收，故在治疗婴儿湿疹时不宜久用。皮肤对油脂类物质也吸收良好，包括动物、植物及矿物油脂等；吸收的主要途径也是毛囊和皮脂腺；其对油脂类吸收的强弱从大到小依次是羊毛脂、凡士林、植物油和液体石蜡。

另外，外用药物中的赋形剂也影响皮肤对某些药物的吸收，如粉剂、水溶液中的药物很难被吸收，霜剂中的药物成分可被少量吸收，软膏及硬膏可促进药物成分的吸收。有机溶剂如氮酮、乙醚、氯仿、苯二甲基亚砜和丙二醇等可增加药物成分的吸收。

三、皮肤的分泌和排泄作用

皮肤的分泌和排泄作用主要由皮脂腺和汗腺完成。皮肤的汗腺有分泌功能，而皮脂腺则有排泄功能。

1. **小汗腺** 人体皮肤的小汗腺分布很广，几乎遍布全身。小汗腺的分泌受体内外温度、饮食和精神因素等的影响。在室温条件下，只有少数小汗腺有分泌活动，大多数小汗腺处于休止状态，少量的汗液很快蒸发，因而无出汗的感觉，但显微镜下可见皮肤表面有汗液，称为不显性出汗，具有湿润角质，防止角质层干燥的作用。当环境温度高于31℃时，活动的小汗腺增多，排汗明显而有出汗感觉，称为显性出汗，具有散热作用。小汗腺的分泌活动亦受神经和体液因素的影响。小汗腺的透明细胞在胆碱能神经纤维支配下分泌等渗性液体，在通过汗管的过程中，钠离子被主动重吸收、氯离子被被动重吸收、水分被少量重吸收，形成低渗性的汗液而排出体外。正常情况下汗液无色透明，呈酸性，对维持皮肤表面的酸性起着主要作用。汗液中水分占99%，固体成分占1%。固体成分中的尿素含量超过血浆近2倍、氮含量也高于血浆，因此人体小汗腺具有一定的替代肾功能的作用。

2. **顶泌汗腺** 顶泌汗腺在青春期后分泌功能增强，其分泌功能可受内分泌、情绪和精神因素的影响。有的人顶泌汗腺可分泌一些有色物质，可使局部皮肤和衣物染色，临床上称为色汗症；分泌功能异常时可产生臭汗症，与细菌分解顶泌汗腺分泌物而产生的饱和脂肪酸有关。

3. **皮脂腺** 皮脂腺排泄产物称为皮脂。皮脂是多种脂类的混合物，主要含有三酰甘油和胆固醇等。皮脂被排泄后分布于皮肤表面，除润泽皮肤外，还有润泽毛发的作用。皮脂腺的分泌和排泄直接受内分泌系统的调节，雄激素、孕激素、雌激素和肾上腺皮质激素等多种激素均可影响皮脂腺的分泌和排泄；其中雄激素可加快腺细胞的分裂和皮脂的合成，雌激素可抑制内源性雄激素的分泌而减少皮脂的分泌。禁食也可使皮脂分泌减少。新生儿期由于受到来自母体性激素的影响，皮脂腺功能较强，皮脂的分泌和排泄较多，易患新生儿脂溢性皮炎和痤疮。以后随着年龄增长，来自母体性激素的影响逐渐减弱和消失，皮脂分泌减少；至青春期再次受雄性激素影响，皮脂腺分泌和排泄复又增多。

四、皮肤的代谢作用

1. **糖代谢** 皮肤中的糖类成分主要有葡萄糖、糖原和黏多糖等。其中糖原和葡萄糖可为细胞提供能量。皮肤含葡萄糖的量相当于血糖的2/3左右。糖尿病患者皮肤的糖含量增高，使皮肤易受到细菌和真菌感染。黏多糖是构成真皮基质的主要成分。真皮基质中的黏多糖主要包括透明质酸、硫酸软骨素B和硫酸软骨素C等，多与蛋白质结合形成蛋白多糖（或称黏蛋白）。蛋白多糖与真皮的胶原纤维一起形成的网状结构对真皮和皮下组织有支持和固定作用。

2. **蛋白质代谢** 表皮蛋白质分为两种，即纤维状蛋白质和非纤维状蛋白质。纤维状蛋白质主要有角蛋白、弹性蛋白和胶原蛋白等。角蛋白是表皮细胞、毛发和甲的主要成分。真皮蛋白质包括胶原蛋白和弹性蛋白以及基质中的黏蛋白。胶原蛋白是构成真皮内胶原纤维和网状纤维的主要成分。弹性蛋白是构成弹力纤维的主要成分。蛋白水解酶参与蛋白质的分解过程，不仅参与皮肤蛋白质的正常分解代谢，而且参与了炎症性皮肤病的发病及大疱的形成。非纤维状蛋白质包括核蛋白、酶等，参与除角化过程外的多种细胞功能。

3. **脂质代谢** 脂质包括脂肪和类脂质（磷脂、胆固醇等）。脂肪主要存在于皮下组织。

其主要功能是储存能量和供能。类脂质在表皮内含量最高，是细胞膜的主要结构成分。高脂血症和血清蛋白异常伴有真皮脂质异常沉积，引起皮肤黄瘤病等。表皮内7-脱氢胆固醇经紫外线照射后可参与合成维生素D，因此适当的日光照射有助于预防佝偻病。

4. **水和电解质代谢**　皮肤的含水量（不包括皮下组织）占皮肤的70%左右，大部分水分贮存在真皮中。当机体脱水时，皮肤可提供其水分的5%~7%以补充血容量。儿童皮肤的含水量高于成人，成年女性略高于男性。因此，儿童的皮损多见渗出和水疱。皮肤也是人体电解质的重要贮存部位。皮肤中含有各种电解质（Na^+、Cl^-、K^+、Ca^{2+}、Mg^{2+}等），多贮存于皮下组织中。它们分别对维持细胞膜的通透性、细胞间晶体渗透压和细胞外的酸碱平衡起着重要的作用。

5. **微量元素代谢**　锌（Zn）是细胞活动和许多酶活性所必需的微量元素之一。其缺乏可引起一系列的功能障碍、抗病力下降、发育迟缓，还可影响表皮的正常角化、创伤愈合和黑素形成。肠病性肢端皮炎即是锌的吸收障碍所致，口服锌剂治疗有一定的疗效。铜（Cu）在皮肤中的含量很少，是色素形成过程中酪氨酸酶的主要成分之一。体内铜缺乏或不足可引起白癜风等色素障碍性疾病。

瘙痒的发生机制

瘙痒又称痒觉，是一种引起搔抓欲望的不愉快感觉。引起瘙痒的原因不明，机械性、化学性、炎症性等轻微刺激均可引起瘙痒，但迄今为止从组织学上未发现特殊的感受器。某些化学介质如组胺、5-羟色胺和激肽等可刺激神经末梢而致痒。实验研究证明疼痛的阈下刺激也可产生瘙痒。外阴、外耳道、鼻前庭的皮肤和黏膜对瘙痒比较敏感。搔抓可减轻或抑制瘙痒。中枢神经系统的功能状态对痒感有一定的影响，焦虑、烦躁或对痒感过度注意时，瘙痒常加重；精神安定或转移注意力，可使瘙痒减轻。

五、皮肤的感觉作用

皮肤的感觉分为两大类：单一感觉和复合感觉。单一感觉是神经末梢或特殊的感受器感受机体内外单一刺激，产生不同性质的感觉，如痛觉、温（冷）觉、触觉和压觉。复合感觉是由几种不同感受器或神经末梢共同感受，之后由大脑皮质分析综合而形成的感觉，如干燥与湿润、光滑与粗糙、坚硬与柔软等。

六、皮肤的体温调节作用

皮肤对调节体温和保持体温恒定具有重要的作用。体温调节方式有化学性调节和物理性调节两种，其中以物理性调节为主。物理性调节主要有4种散热方式：辐射、对流、传导和蒸发。温热刺激使热感受器向下丘脑发送信息，引起皮肤血管扩张，皮肤中血流量和散热量增加；寒冷刺激可引起皮肤血管收缩，从而减少皮肤的散热量。这样便使体温经常维持在一个恒定的水平。皮肤的小汗腺分布广泛而丰富，汗液蒸发时可散发大量热量，对调节体温很重要。当外界温度升高等于或超过皮温时，辐射、对流和传导散热方式停止，蒸发则成为散热的唯一有效途径。此外，蒸发还受环境湿度的影响，环境湿度大时蒸发减少；闷热环境时出汗较多而蒸发不畅，常可导致汗管堵塞破裂，患痱子等疾病。

七、皮肤的免疫作用

皮肤是一个免疫效应器官，皮肤内有多种免疫细胞和免疫分子。皮肤的免疫功能包括：识别新的抗原并对其作出反应，对已接触过的抗原作出反应并加以排除，识别自身抗原。角质形成细胞可以合成白介素和干扰素等细胞因子，并通过分泌细胞因子来诱导皮肤炎症反应。这些细胞因子既可直接活化和调节局部T细胞免疫功能，又可影响朗格汉斯细胞间接地调节T细胞的功能，表明皮肤是一个主动免疫调节器官。朗格汉斯细胞是皮肤的抗原呈递细胞，具有呈递抗原、参与接触性变态反应、免疫调节、免疫监视、免疫耐受、皮肤移植抗宿主反应和IgE介导的迟发型变态反应的功能。

思 考 题

一、选择题

1. 属于表皮的细胞是
   A. 黑素细胞　　B. 基底细胞
   C. 朗格汉斯细胞　　D. 梅克尔细胞
   E. 成纤维细胞
2. 新生儿皮肤的总面积约为
   A. 0.15 m^2　　B. 0.21 m^2
   C. 0.25 m^2　　D. 0.30 m^2
   E. 0.35 m^2
3. 正常情况下黑素细胞存在于
   A. 真皮乳头层　　B. 表皮颗粒层
   C. 表皮基底层　　D. 棘细胞层
   E. 角质层
4. 下列哪项与小汗腺有关
   A. 开口于毛囊　　B. 受副交感神经支配
   C. 到青春期功能才活跃　　D. 有体温调节作用
   E. 与痤疮的发病有关
5. 真皮构成的主要成分是
   A. 细胞　　B. 纤维
   C. 基质　　D. 血管

E. 神经

6. 毛发和毛囊的生长区位于

A. 毛干
B. 毛根
C. 毛球
D. 毛乳头
E. 内毛根鞘

7. 皮肤发挥屏障保护作用的结构主要是

A. 基底层
B. 棘层
C. 颗粒层
D. 透明层
E. 角质层

8. 对外界物质吸收能力最强的部位是

A. 掌跖
B. 手背
C. 面部
D. 阴囊
E. 前臂

9. 下列说法错误的是

A. 小汗腺的分布以掌跖部位最多
B. 小汗腺的分泌与体温调节有关
C. 小汗腺的活动主要受胆碱能神经支配
D. 室温条件下小汗腺无分泌活动
E. 正常情况下汗液是等渗的

问题 10~14

A. 基底层
B. 棘层
C. 颗粒层
D. 透明层
E. 角质层

10. 仅见于掌跖部位
11. 由 5~20 层死亡的扁平细胞组成
12. 位于表皮的最下层
13. 细胞内分布透明角质颗粒
14. 胞浆内张力细丝集合成束

问题 15~19

A. 角质形成细胞
B. 朗格汉斯细胞
C. 黑素细胞
D. 成纤维细胞
E. 梅克尔细胞

15. 是真皮结缔组织中的主要细胞
16. 多见于掌跖、指趾、阴囊和毛囊上皮中
17. ATP 酶染色阳性,来源于骨髓的免疫活性细胞
18. 是表皮中的主要细胞
19. 是一种神经内分泌细胞

问题 20~26

A. 真皮
B. 皮下脂肪
C. 角质层
D. 棘细胞和基底细胞

E. 皮脂腺

20. 抗牵拉
21. 抗摩擦
22. 抗冲击
23. 抗酸碱刺激
24. 可抑制某些真菌
25. 抗紫外线损伤
26. 防止水分丢失

问题 27~31

A. 肥大细胞　　B. 角质形成细胞
C. 朗格汉斯细胞　　D. 黑素细胞
E. 真皮成纤维细胞

27. 在表皮内摄取和递呈抗原
28. 主要参与Ⅰ型变态反应
29. 产生角质形成细胞生长因子
30. 具有修复皮肤创伤的功能
31. 具有防护紫外线损伤的功能

二、问答题

1. 何谓表皮通过时间?
2. 成纤维细胞的功能作用有哪些?
3. 角质层是如何发挥屏障保护作用的?
4. 小汗腺的分泌功能有何意义?
5. 影响皮肤吸收作用的主要因素有哪些?

第二单元
皮肤的组织病理

学习目标及重点内容

- 掌握表皮的基本组织病理变化。
- 熟悉真皮的基本组织病理变化，角化异常的分类及概念。

与其他器官相比较，皮肤的组织结构有其自身的特点，因此皮肤的病理变化也有其特殊性。皮肤组织病理对皮肤病的诊断及了解疾病的发生、发展和转归有重要意义。皮肤的病理变化按皮肤的组织层次分为表皮病变、真皮病变和皮下组织病变。本章重点介绍表皮病变和真皮病变。

一、表皮的组织病理变化

1. **角化过度**（hyperkeratosis） 指角质层异常增厚。见于扁平苔藓、掌跖角化病和鱼鳞病等。

2. **角化不全**（parakeratosis） 因表皮细胞更新速度加快，角化过程不完全，表皮角质层细胞内仍保留着固缩的细胞核，常伴颗粒层变薄或消失。见于银屑病、慢性湿疹等炎性疾病和鳞状细胞癌等肿瘤。

3. **毛囊角栓**（follicular keratotic plug） 毛囊上部角化过度，在毛囊口形成角质栓。见于毛发角化病和盘状红斑狼疮等。

4. **棘层肥厚**（acanthosis） 指表皮棘细胞层增厚，常伴表皮突伸长或增宽。通常因棘层细胞数目增多所致，见于银屑病；部分是由于细胞体积增大，称假性棘层肥厚，见于尖锐湿疣。

5. **疣状增生**（verrucous hyperplasia） 指表皮增厚，常伴角化过度和表皮乳头瘤样增生，表面呈疣状。见于寻常疣、疣状痣。

6. **假上皮瘤样增生**（pseudoepitheliomatous hyperplasia） 棘层显著增厚，表皮向下增生可达真皮深层汗腺水平以下，但细胞分化良好，无异形性。增生的细胞为棘细胞或基底细胞，其间可有炎性细胞浸润。可见于疣状皮肤结核、孢子丝菌病等慢性感染灶周围。

7. **表皮萎缩**（epidermal atrophy） 棘层细胞数量减少，表皮变薄，表皮突变平或消失，表皮与真皮交界呈直线状。见于硬皮病、麻风和老年皮肤。

8. **表皮水肿**(epidermal edema) 细胞间水肿是指细胞间液体增多，可见细胞间隙扩大、细胞间桥拉长。细胞内水肿是指细胞内液体增多，可见细胞体积增大、胞质淡染或出现空泡。见于病毒性皮肤病和接触性皮炎等。

9. **棘层松解**(acantholysis) 表皮和附属器角质形成细胞失去细胞间桥连接而松解，出现表皮内裂隙、水疱或大疱。见于天疱疮、病毒性疱疹性皮肤病和脓疱疮等。

10. **表皮内微脓肿**(microabscess of epidermis) 指表皮内有少量炎性细胞聚集。见于脓疱型银屑病。

11. **色素增多**(hyperpigmentation) 表皮基底层、棘层下部和(或)真皮上部黑色素增多。见于瑞尔黑变病。

12. **色素减退**(hypopigmentation) 表皮基底细胞和黑素细胞因受损而脱失黑素，后者被真皮内的巨噬细胞吞噬。见于红斑狼疮和扁平苔藓等。

二、真皮的组织病理变化

真皮的病变与其他组织器官的病变基本相同，因此在真皮中可见到与其他组织器官相类似的组织病理变化。

1. **乳头瘤样增殖**(papillomatosis) 真皮乳头向上异常增殖，致皮肤表面呈不规则波形。见于银屑病。

2. **乳头状瘤**(papilloma) 由于真皮乳头向上伸展，且伴有表皮棘层细胞增生、颗粒层增厚及角化亢进，使皮肤呈瘤样向上增长，形成乳头瘤样增殖和角化过度。见于线形表皮痣、寻常疣。

3. **肉芽肿**(granuloma) 是各种原因所致慢性增殖性改变，主要由巨噬细胞组成，因细胞彼此聚集成团而与上皮细胞相似，晚期可形成纤维化，有特异性(如结核结节)和非特异性(如异物肉芽肿)两类。见于结核、麻风和各种深部真菌病等。

4. **纤维蛋白样变性**(fibrinoid degeneration) 是结缔组织的一种变性，指纤维蛋白样物质沉积于胶原纤维或其之间。纤维蛋白样物质呈嗜酸性，折光，PAS 染色阳性。见于红斑狼疮和变应性皮肤血管炎等。

5. **淀粉样变**(amyloidosis) 指组织或血管壁内有淀粉样物质沉积，该物质是糖蛋白，HE 染色呈均匀一致的淡红色。见于原发性皮肤淀粉样变等疾病。

6. **纤维化**(fibrosis)**和硬化**(sclerosis) 纤维化指胶原纤维增生且排列紊乱，伴较多的纤维细胞。硬化指这些胶原纤维致密且增粗，成纤维细胞减少。见于硬皮病、瘢痕。

7. **真皮萎缩**(dermal atrophy) 真皮全层变薄，纤维与细胞成分均减少，同时伴有附属器的萎缩或消失。真皮萎缩常与表皮萎缩并存。见于硬皮病晚期。

思 考 题

1. 试述乳头状瘤与疣状增生的病理变化有何区别。
2. 常见的表皮组织病理变化有哪些?

第三单元 皮肤性病的症状和诊断

学习目标及重点内容

- 掌握皮肤性病的他觉症状。
- 熟悉常用临床检查方法和意义。
- 了解皮肤性病的自觉症状。

第一节 皮肤性病的症状

皮肤性病的症状是诊断和鉴别诊断的主要依据之一，也是判断病情的重要指标，可分为自觉症状和他觉症状。

一、自觉症状

自觉症状即主观症状，是患者主观感受到的不适，主要有痒、痛、麻木、烧灼感、感觉分离、蚁行感和虫钻感等。痒是皮肤性病最常见的自觉症状。对痒的敏感性和痒的程度因人因部位而异。痒可轻可重，可为持续性、阵发性或间断性，也可为局限性或泛发性，常以夜间为重。神经性皮炎、湿疹等痒感较重，一些系统疾病如肝肾功能不全、恶性淋巴瘤、糖尿病和黄疸等也可伴有瘙痒，甚至剧痒。带状疱疹因累及神经，疖和痈因组织炎症，均可有疼痛。接触性皮炎、丹毒、多形性红斑、红斑狼疮、皮肌炎等可伴有畏寒发热、乏力、食欲缺乏和关节痛等全身症状。

二、他觉症状

他觉症状指皮肤病的客观检查体征，亦称皮疹或皮损，检查中可以看到或触到。皮损的性质及特点是确诊皮肤病的重要依据之一。皮损可分为原发性损害和继发性损害，但有时二者难以截然划分，如脓疱和色素沉着斑既可以是原发损害（如脓疱型银屑病、黄褐斑），也可以是皮肤病继发感染或皮损消退后色素沉着所致。

（一）原发损害（primary lesion）

皮肤病理变化直接产生的损害，对皮肤病的诊断十分重要。

1. **斑疹（macule）** 即局限性颜色改变，皮损平于皮面，无隆起或凹下。视诊可见但不可触及。直径一般小于2 cm，大于2 cm时称斑片。根据斑的色泽和性质可分为5种类型。

（1）红斑：为局部皮肤真皮毛细血管扩张、增多或充血所致，压之褪色，分为炎症性红斑（如丹毒）和非炎症性红斑（如鲜红斑痣）。

（2）色素沉着斑：因表皮细胞中色素增多所引起，如黄褐斑等。

（3）色素减退斑：系表皮细胞中色素减少所致，如单纯糠疹、花斑癣。

（4）色素脱失斑：系表皮细胞中色素脱失所致，如白癜风。

（5）出血斑：是毛细血管破裂或红细胞外渗至真皮所致，压之不褪色。直径小于2 mm者称瘀点，大于2 mm者称瘀斑 。

2. **丘疹（papule）** 为局限性、浅表性隆起的坚实皮损，直径一般小于1 cm，可由表皮细胞或真皮浅层细胞增殖（如银屑病）、代谢产物聚积（如皮肤淀粉样变）和炎细胞浸润（如湿疹）引起。其病变位置表浅，位于表皮或真皮浅层。丘疹表面形态可扁平、圆形，中央可有脐凹，光滑或粗糙。颜色因不同的疾病而有所不同，如扁平苔藓呈紫红色，黄色瘤呈淡黄色，色素痣则为黑褐色。丘疹因病情变化可转变为水疱、脓疱或糜烂面，亦可吸收消退。斑丘疹指形态介于斑疹和丘疹之间稍隆起的损害，丘疹顶部有较小水疱时称丘疱疹，丘疹扩大或融合成扁平隆起的浅表性损害时称斑块。

3. **风团（wheal）** 为暂时性、水肿性稍隆起的损害，发生快，消退亦快，消退后可不留任何痕迹；为真皮乳头层毛细血管扩张、血清外渗所致。其大小不一，形态不规则，色泽红或白，周围常伴有红晕。

4. **结节（nodule）** 为局限性、实质性及深在性的损害。病变深达真皮或皮下，呈圆形或椭圆形，可隆起或不隆起于皮面，触诊有一定的硬度或浸润感。结节可由炎性浸润（如结节性红斑）或代谢产物沉积（如黄色瘤）所致。结节可吸收消退，亦可溃破形成溃疡，愈后可留瘢痕。

5. **水疱（vesicle）和大疱（bulla）** 为高出皮肤表面的局限性、腔隙性、内含液体的损害。大于1 cm者称大疱。水疱可直接发生，亦可由其他皮损演变而来。因水疱位置的不同，疱壁可紧张或松弛。水疱可位于角质层下（如白痱）、表皮内（寻常型天疱疮）、表皮下（大疱性类天疱疮）。疱内容含血液者称血疱。

6. **脓疱（pustule）** 为高出皮肤表面、内含脓液的皮损。脓液可稀薄或黏稠，周围常有红晕。愈后是否留有瘢痕与脓疱位置深浅有关。有的脓疱为无菌性脓疱（如角层下脓疱病），有的脓疱为有菌性脓疱（如脓疱疮）。

7. **囊肿（cyst）** 发生于真皮或皮下的内含液体、半固体或细胞成分的囊性损害，呈圆形或椭圆形，触之有弹性，大小不等。常见的有皮脂腺囊肿、皮样囊肿等。

8. **肿瘤（tumor）** 发生于皮肤或皮下组织的新生物，大小不一，可高出皮面，一般持久存在或逐渐增大，或破溃形成溃疡。

（二）继发性损害

由原发损害转变而来，或因搔抓、治疗不当所引起的损害。

1. **鳞屑**（scale） 是已经脱落或即将脱落的角质细胞，由角化过度、角化不全所引起。鳞屑的大小、厚薄、形状不一，如在花斑癣呈糠秕状，在银屑病可为云母状或蛎壳状，在剥脱性皮炎则可呈大片状。

2. **抓痕**（scratch mark） 为搔抓或摩擦所致的线状或点状的表皮真皮浅层的损伤，常见于各种瘙痒性皮肤病。若损伤较浅，愈后一般不留瘢痕。

3. **痂**（crust） 由皮肤创面渗液混合脱落组织、药物等干涸凝结而成。由于渗液有浆液性、脓性或血性，故痂亦可有黄色、黄绿色、暗红色、黑褐色之分。痂的形态、大小、厚薄各有不同。

4. **裂隙**（fissure） 也称皲裂，为线条状的皮肤裂隙，通常可深达真皮。裂隙常因皮肤炎症、浸润增厚、角化等导致皮肤弹性减退，加之活动牵拉而引起，故常见于活动部位如掌跖、指趾、口角等处。

5. **浸渍**（maceration） 皮肤角质层含水量增多导致皮肤变白、角质软化甚至起皱称为浸渍。浸渍常因皮肤长时间浸水或处于潮湿状态（如湿敷较久、指趾缝等皱褶部位）所引起。浸渍部位若受摩擦易引起表皮脱落而露出糜烂面，并可继发感染。

6. **糜烂**（erosion） 为局限性表皮或黏膜上皮缺损，常由于小水疱、脓疱破裂或脱痂、丘疹抓破等露出湿润的创面而成。因是表皮缺损，故愈合较快，愈后不留瘢痕。

7. **溃疡**（ulcer） 为局限性深达真皮以下的组织缺损。感染、放射性损伤、皮肤癌等均可致溃疡。溃疡的大小、形态各异，基底部有坏死组织，愈后常留有瘢痕。

8. **瘢痕**（scar） 真皮及以下的组织缺损或破坏后，由新生的结缔组织修复即为瘢痕。瘢痕表面光滑，无弹性、无皮沟、无毛发。按瘢痕与周围正常皮肤的高低关系，瘢痕可分为萎缩性瘢痕、平滑性瘢痕和增生性瘢痕。

9. **萎缩**（atrophy） 为皮肤组织和结构的退行性变化，可发生于表皮、真皮及皮下组织，因表皮细胞数目、真皮及皮下的结缔组织减少所致。表皮萎缩可表现为表皮变薄、半透明、有细皱纹，正常的皮沟变浅或消失。真皮萎缩表现为局部皮肤凹陷，毛发可变细或消失，但表皮纹理可正常。皮下组织萎缩则凹陷明显。

10. **苔藓样变**（lichenification） 也称苔藓化，为皮肤局限性粗糙增厚；表现为皮嵴隆起，皮沟加深，界限清楚；是由于经常搔抓、摩擦或慢性炎症使角质层和棘层增厚；常见于慢性瘙痒性皮肤病如神经性皮炎和慢性湿疹等。

第二节 皮肤性病的诊断

与其他临床学科一样，对皮肤性病的正确诊断是有效治疗的前提，而正确诊断依赖对病史、症状、体征及实验室检查等进行全面的综合分析。诊断中应重视皮肤性病的特点。

一、病史

（一）一般资料

包括患者的姓名、性别、年龄、职业、民族、籍贯、婚姻状况、出生地等，因有些皮肤性病的发生与年龄、性别、职业有关，有的皮肤性病有地区性，故全面了解上述资料对诊断有一定帮助。

（二）主诉

应了解发病部位、主要症状和发病时间方面的资料。

（三）现病史

应了解患者发病和就诊与治疗的全过程，包括发病初始的部位、初发皮疹的性质、数目、始发部位、自觉症状、疾病发展快慢、皮损扩展顺序、有无加重、缓解或复发、有无规律、是否合并全身症状、治疗情况及用药情况和疗效如何，各种内外因素（如药物、原发疾病、季节、气候、饮食、环境、嗜好等）与疾病发生的关系，发病是否有诱因等。对诊断和鉴别诊断均有帮助。

（四）既往史

曾患过何种病，特别是与现有皮肤性病相关的疾病，有无药物过敏史和其他过敏史。

（五）个人史

生活习惯、饮食习惯、嗜好、婚姻、生育情况和冶游史等。

（六）家族史

家族中有无类似疾病，有无遗传过敏性疾病，有无性病和其他遗传性疾病，父母是否近亲结婚等，对遗传性皮肤病的诊断非常重要。

二、体格检查

不少皮肤性病常伴发全身或系统性症状，故皮肤检查和全身系统检查同样重要。做皮肤检查时亦应注意指（趾）甲、毛发、黏膜和浅表淋巴结的情况，检查时室内温度适宜有利于皮损的暴露，光线明亮（最好用自然光）有利于对皮损的观察，有些疾病（如虱病、淋病）尚应检查患者的随身衣裤。检查皮损时常需视诊和触诊共用，有些皮损还需采用一些特殊检查方法如玻片压诊法和皮肤划痕试验等。

（一）视诊

视诊是体格检查的第一步，必要时应以乙醇棉球或生理盐水擦去皮肤表面的污物，以便于看清楚。

1. **性质** 是原发损害或继发损害，是单一损害还是多形性损害。

2. **大小和数目** 皮损大小可实际测量，亦可以实物比喻，如小米、黄豆、鸽卵、鸡蛋、手掌大；数目为单发或多发，或用数字表示。

3. **颜色** 色泽为正常皮色或红、黄、紫、黑、褐、蓝、白等，色调如淡红、暗红、鲜红、紫红等。

4. **边缘及界限** 清楚、比较清楚或模糊,整齐或不整等。

5. **形状** 圆形、椭圆形、不规则形、钱币状或地图状等。

6. **表面** 光滑、粗糙、扁平、隆起、中央脐凹、乳头状、菜花状和半球形等,有无糜烂溃疡、渗出、出血、脓液、鳞屑和结痂等。

7. **基底** 较宽、较窄或呈蒂状。

8. **内容** 如水疱、脓疱或囊肿应注意其内容是否为血液、浆液、黏液、脓液、皮脂等。

9. **部位和分布** 在暴露或覆盖部位,是否与接触物或覆盖物一致;是局限性或全身分布,是否对称,是否沿血管分布或沿神经节段分布,分布在伸侧或屈侧等。

10. **排列** 是散在的或群集的,呈线状、环状或弧线状排列。

11. **毛发和指(趾)甲** 包括毛发的粗细、色泽、分布,指(趾)甲的颜色、厚度、形状、质地和表面性状等。

(二) 触诊

除了解皮损的温度、湿度、柔韧性、光滑度和弹性外,还应注意皮损的质地、深浅、移动度、温度、压痛、浸润和附近淋巴结有无肿大及粘连等。

(三) 其他临床检查

1. **玻片压诊法** 将玻片压在皮损处 15 min 以上,红斑充血可以消失,出血斑和色素斑不会消失。

2. **皮肤划痕试验** 用钝器以一定的压力在皮肤上划过,观察皮肤是否发生毛细血管扩张、红晕和条状风团等变化。

3. **鳞屑刮除法** 用以观察皮损的表面性状,点状出血(Auspitz 征)对银屑病有诊断意义。

4. **皮肤试验**

(1) 斑贴试验:可用来检测引起Ⅳ型变态反应的接触性致敏原。操作方法和判读标准如下:根据被试物质的性质选择合适的溶剂和浓度,将受试物(抗原)放置于贴附有微孔胶纸的铝制小室内,然后贴于背部健康皮肤上,48 h 后除去试验药室,20~30 min 后观察结果。(-)为受试部位无反应;(+)为红斑;(++)为红斑和小丘疹;(+++)为红斑丘疹和小水疱;(++++)为红斑、水疱、破溃和糜烂。必要时可在斑贴试验后 72~96 h 再重新观察一次。

(2) 皮内试验:用来检测可能使受试者发生Ⅰ型变态反应的致敏原。皮内试验尚可检查患者对某种物质的细胞免疫功能(如麻风菌素试验)。试验时应注意排除可引起假阴性或假阳性结果的因素,如避开疾病急性期和皮损较多的时期,应停服影响试验结果的药物如糖皮质激素和抗组胺类药物等,并设对照,所用变应原浓度适当,观察结果时应区分刺激反应和变态反应等。

皮内试验的操作方法和判读标准

前臂内侧皮肤消毒后,用结核菌素注射器皮内注射 0.1 ml适当浓度的皮试液(抗原),并设对照,于 15~30 min 后观察结果,出现风团及红晕且大于对照者为阳性。迟发反应通常于数小时至 48h 甚至更久出现,如有浸润性结节即为阳性。

(3) 划破试验：也是用来检测可能使受试者发生Ⅰ型变态反应的致敏原。操作方法和判读标准如下：前臂屈侧面皮肤消毒后，用针尖在皮肤上划一条 0.5~1 cm 长的条痕，以不出血为度，将试验溶液滴于划痕处，并设对照，20~30 min 观察结果。(-)表示无反应，与对照相同；(±)表示可疑，为红斑或风团但直径 < 0.5 cm；(+)表示弱阳性，为风团直径等于 0.5 cm，有红晕；(++)表示阳性，为风团直径 0.5~1 cm，有明显红晕但无伪足；(+++)表示强阳性，为风团直径 > 1 cm，有明显红晕及伪足。

划破试验和皮内试验有一定的危险性，有严重过敏史者禁用；试验前应备好急救药品，以备抢救可能出现的过敏性休克。

三、实验室检查

常用的实验室检查包括常规化验、组织病理学检查、结缔组织病的各项免疫学检查(如红斑狼疮细胞和各种自身抗体的检测)、性病和真菌病的各种病原体检测、细菌培养、寄生虫检查和生化检查，全身各系统的有关检查等，均可依诊治需要选择进行。

思 考 题

一、选择题

1. 风团的组织病理变化部位是

A. 表皮　　B. 真皮浅层
C. 真皮深层　　D. 皮下组织
E. 角质层

2. 皮肤自觉症状最常见的是

A. 疼痛　　B. 瘙痒
C. 麻木　　D. 异物感
E. 蚁行感

3. 既可为原发性皮损又可为继发性皮损的是

A. 红斑　　B. 斑块
C. 风团　　D. 丘疹
E. 色素脱失斑

4. 下列皮损不是原发性损害的是

A. 结节　　B. 斑块
C. 水疱　　D. 浸渍
E. 囊肿

5. 下列皮损不是继发性损害的是

A. 溃疡　　B. 抓痕
C. 脓疱　　D. 裂隙

E. 苔藓样变

问题 6~10

A. 结节　B. 风团

C. 水疱　D. 囊肿

E. 斑疹

6. 损害与局部皮肤平齐的局限性皮肤颜色改变为

7. 圆形或类圆形的实性和深在性损害为

8. 含有液体,高出皮面的局限性、腔隙性损害为

9. 真皮浅层急性水肿引起的略隆起的损害为

10. 含有液体或黏稠分泌物和细胞组织成分的损害为

问题 11~15

A. 裂隙　B. 糜烂

C. 溃疡　D. 苔藓样变

E. 瘢痕

11. 深达真皮的条状皮肤裂口性损害为

12. 真皮或深部组织破坏后由结缔组织修复而形成的损害为

13. 真皮或皮下组织的局限性缺损为

14. 皮肤局限性肥厚,皮沟加深,表面粗糙,状似皮革的损害为

15. 表皮或黏膜上皮缺损形成的湿润面为

二、问答题

1. 水疱因部位的深浅不同可分为哪 3 种类型?

2. 试述色素脱失斑和色素减退斑的区别。

3. 划破试验和皮内试验应注意什么?

第四单元
皮肤性病的治疗和护理

学习目标及重点内容

■ 掌握皮肤性病外用药物的性能、剂型和使用原则，皮肤性病常用的物理治疗方法，常用外用药的使用方法。

■ 熟悉皮肤性病常用内用药物的种类和使用原则。

■ 了解皮肤性病的主要预防措施。

第一节　皮肤性病的治疗

药物是皮肤性病治疗的主要手段，皮肤性病的治疗，应根据其致病病因和临床表现分别选用内用药物疗法、外用药物疗法、物理疗法、中医中药和皮肤外科治疗等方法。

一、皮肤性病的内用药物疗法

治疗皮肤性病的内用药物种类很多，正确选择药物种类和给药方法，注意药物的不良反应，是使疾病及早痊愈的基本原则。下面仅简单介绍常用的几类药物。

（一）抗组胺类药物

1. H_1 受体阻断剂的作用机制　能与组胺争夺受体，根据其对中枢神经系统有无镇静作用，分为第一代和第二代 H_1 受体阻断剂。

（1）第一代 H_1 受体阻断剂：对 H_1 受体具有高度的选择性，低浓度时就能竞争性阻断组胺与 H_1 受体的结合及其活性，从而消除由组胺引起的毛细血管扩张、血管通透性增高、血压下降、平滑肌收缩、呼吸道分泌物增多等作用；还能不同程度阻断乙酰胆碱、α- 肾上腺素能和 5- 羟色胺受体。本组药物口服后易吸收，15~30 min 起效，1~2 h 达高峰，药效一般维持 4~6 h，主要通过肝代谢，24 h 内经肾排泄。

（2）第二代 H_1 受体阻断剂：能阻断 H_1 受体和某些过敏介质的释放，有的具有稳定肥大细胞膜的作用；一般不阻断乙酰胆碱、α- 肾上腺素能和 5- 羟色胺受体。本组药物特异性高、用量较小、不良反应少、口服吸收快，药效一般维持 12~24 h，通过肝和肾代谢，目前应用广泛。

2. **H_2受体阻断剂的作用机制** 对H_2受体具有高度的选择性，能阻断组胺与该受体的结合，从而对抗组胺效应；另外，还有不同程度地增强机体细胞免疫功能、抗雄性激素、止痒等作用。口服后主要经小肠吸收，1~1.5 h达高峰，大部分经尿液排泄。

3. **常用的抗组胺类药物** （表4-1~表4-3）

表4-1 第一代H_1受体阻断剂

药名	成人用量	用法	不良反应或（和）注意事项
氯苯那敏 Chlorphenamine（扑尔敏）	每次4~8 mg，3次/天 每次10 mg，1~2次/天	口服 肌内注射	嗜睡、个别有中枢兴奋表现
苯海拉明 Diphenhydramine	每次25~50 mg，3次/天 每次20 mg，1~2次/天	口服 肌内注射	嗜睡、口干、胃肠道刺激、粒细胞减少；青光眼者慎用；长期用药（6个月以上）可致贫血
异丙嗪 Promethazine	每次12.5~25 mg，1~3次/天 每次25~50 mg，1次/天	口服 静脉滴注 肌内注射	嗜睡、口干、恶心、直立性低血压、光敏性皮炎；青光眼、肝肾肺功能减退者禁用
赛庚啶 Cyproheptadine	每次2~4 mg，2~3次/天	口服	嗜睡、口干、食欲减退或食欲增加、光敏性；青光眼者禁用
羟嗪 Hydroxyzine	每次25~50 mg，2~3次/天	口服	嗜睡；婴儿忌用，儿童慎用
桂利嗪 Cinnarizine	每次25~50 mg，2~3次/天	口服	嗜睡、偶有胃肠道反应
多塞平 Doxepin	每次25 mg，2~3次/天	口服	嗜睡、口干、体重增加； 青光眼患者、孕妇、儿童忌用
酮替芬 Ketotifen	每次0.5~1 mg，2次/天	口服	嗜睡、镇静、头晕、口干等

表4-2 第二代H_1受体阻断剂

药物名称	成人用量	用法	不良反应或（和）注意事项
阿司咪唑 Astemizole	10 mg/d，1次/天	口服	偶有心律失常、嗜睡；孕妇慎用，忌与唑类抗真菌药合用
特非那定 Terfenadine	每次60 mg，2次/天	口服	偶有心律失常；忌与唑类抗真菌药合用
氯雷他定 Loratadine	10 mg/d，1次/天	口服	婴幼儿、孕妇、哺乳期妇女慎用，肝肾功能不良者慎用
西替利嗪 Cetirizine	10 mg/d，1次/天	口服	轻度镇静、困倦；幼儿、孕妇、哺乳期妇女慎用
美喹他嗪 Mequitazine	5~10 mg/d，2次/天	口服	困倦、乏力；青光眼、前列腺肥大、肝病者慎用
咪唑斯汀 Mizolastine	10 mg/d，1次/天	口服	轻度困倦；严重的肝病、心脏病者、幼儿、孕妇、哺乳期妇女禁用，忌与红霉素、唑类抗真菌药合用
阿伐斯汀 Acrivastine	8 mg/d，1~3次/天	口服	肾功能损害、重度高血压者禁用，幼儿、孕妇、哺乳期妇女、老年人慎用

表 4-3　H_2 受体阻断剂

药物名称	成人用量	用法	不良反应或(和)注意事项
西咪替丁 Cimetidine	每次 200 mg，3 次 / 天	口服	头痛、眩晕、皮疹、腹胀等，偶有造血系统反应
雷尼替丁 Ranitidine	每次 150 mg，2 次 / 天	口服	长期应用可引起血清转氨酶升高
法莫替丁 Famotidine	20 mg/d，2 次 / 天 每次 20 mg，2 次 / 天	口服 静脉滴注	阳痿、精子减少、男性乳房增大和女性溢乳等
尼扎替丁 Nizatidine	每次 150~300 mg，1 次 / 天	口服	孕妇、哺乳妇女、肝功能不良者慎用

4. 适用范围

(1) H_1 受体阻断剂：主要用于各种急性和慢性荨麻疹、丘疹性荨麻疹、血管性水肿、多形性日光疹、接触性皮炎、药疹、湿疹、虫咬皮炎、扁平苔藓、各种瘙痒性皮肤病和肥大细胞增多症等。

(2) H_2 受体阻断剂：与 H_1 受体阻断剂合用治疗各种慢性荨麻疹、各种严重的瘙痒性皮肤病等；也可用于治疗痤疮、妇女多毛症、雄激素性脱发和疱疹病毒感染等。

5. 不良反应和注意事项

(1) 第一代 H_1 受体阻断剂：易透过血脑屏障，对中枢神经系统有抑制作用，导致嗜睡、乏力、头晕、注意力不集中等；又因抗胆碱作用，而导致黏膜干燥、口干、咳嗽、瞳孔散大、便秘、排尿困难等。因此，高空作业、驾驶员、精细工作者需慎用或禁用，患有青光眼和前列腺肥大者应慎用。

(2) 第二代 H_1 受体阻断剂：与第一代 H_1 受体阻断剂相比较，最大的优点是药物不易透过血脑屏障，对中枢抑制作用较弱或几乎没有；一般不阻断乙酰胆碱、α- 肾上腺素能和 5- 羟色胺受体，不良反应少，临床上应用较广，尤其对驾驶员等特殊人群及慢性病例更为适用。但应注意，本组药物中的阿司咪唑、特非那定等有导致 QT 间期延长或室性心律失常的可能，故对有心脏病史的患者应禁用；某些药物也不宜与大环内酯类抗生素和唑类抗真菌药物合用。

(3) H_2 受体阻断剂：主要不良反应有头痛、眩晕、血清转氨酶升高；还可能有阳痿、精子减少、男性乳房增大和女性溢乳等，故孕妇、哺乳期妇女、肝功能不良者慎用。

(二) 肾上腺糖皮质激素类药物

1. 主要作用　在皮肤性病的治疗中，其主要有抗炎、抗过敏、抗病毒、抗休克、抑制免疫、抑制增生等多种作用。

2. 适用范围　主要用于各种变态反应性皮肤病、自身免疫性皮肤病、重型银屑病和变应性皮肤血管炎等。

3. 应用方法　根据病种、病情轻重、治疗反应和个体差异，其剂量、给药方法和疗程不同。

(1) 根据其疗程可分为：①短程；②中程；③长程；④冲击疗法。

(2) 根据用药剂量可分为：①小剂量（泼尼松 30 mg/d 以下）；②中等剂量（泼尼松 30~60 mg/d）；③大剂量（泼尼松 60 mg/d 以上）；④超大剂量（泼尼松 100 mg/d 以上）。

(3) 根据服用方式可分为:①一日分次法;②每日晨一次给药法;③隔晨给药法;④冲击法。

(4) 给药方式有:①口服;②肌内注射;③静脉滴注;④皮损内注射等。

4. **常用的肾上腺糖皮质激素类药物** (表 4–4)

表 4–4 常用的肾上腺糖皮质激素类药物

类别	药物	效价比	等效剂量 /mg	维持时间 /h	成人用量及给药方法
低效	氢化可的松 Hydrocortisone	1	20	8~12	20~40 mg/d,口服 100~400 mg/d,静脉滴注
中效	泼尼松 Prednisone	4	5	12~36	15~60 mg/d, 口服
	泼尼松龙 Prednisolone	4~5	5	12~36	15~60 mg/d,口服 10~20 mg/d,口服
	甲泼尼龙 Methylprednisolone	7	4	12~36	16~40 mg/d,口服
	曲安西龙 Triamcinolone	5	4	12~36	8~16 mg/d,口服
高效	地塞米松 Dexamethasone	30	0.75	36~72	1.5~12 mg/d,口服 2~20 mg/d,静脉滴注
	倍他米松 Betamethasone	40	0.5	36~72	1~4 mg/d,口服 6~12 mg/d,肌内注射

5. **不良反应** 长期应用糖皮质激素有很多的不良反应,其中主要有医源性肾上腺皮质功能亢进和功能不全,反跳现象,诱发和加重感染(包括病毒、细菌、结核、真菌等)、高血压、糖尿病、消化道溃疡或穿孔,骨质疏松,青光眼,白内障,精神症状等。因此使用时要严格掌握适应证,用药后要密切观察,一旦发生不良反应,应及时给予必要的处理。长期或大面积,外用本药应注意因大量吸收而引起全身性不良反应。

(三) 治疗细菌感染的药物

根据对微生物的作用方式不同,治疗细菌感染的药物分为杀菌剂和抑菌剂两大类。皮肤性病常用的杀菌剂有 β– 内酰胺类、氨基糖苷类;抑菌剂有四环素类、大环内酯类和喹诺酮类等。

1. **$\boldsymbol{\beta}$ – 内酰胺类** 常用的有:①青霉素和半合成青霉素,适用于由革兰阳性菌感染所引起的疾病(如丹毒、蜂窝织炎、脓疱疮、疖、痈等)以及淋病、梅毒、类丹毒等,有青霉素过敏史者禁用;②头孢菌素类,主要有头孢唑林钠、头孢拉啶、头孢呋辛、头孢噻肟钠、头孢曲松钠、头孢他啶等,适用于耐青霉素的革兰阳性菌和部分革兰阴性杆菌的感染,过敏反应少,与青霉素有交叉过敏性。

2. **氨基糖苷类** 常用的有链霉素、庆大霉素、新霉素、大观霉素等,主要用于革兰阴性菌的感染。适用于淋病、皮肤结核等。有耳、肾毒性,使用时需加注意。

3. **四环素类** 常用的有四环素、多西环素和米诺环素等,抗菌谱较广,主要用于需氧和厌氧的革兰阳性、革兰阴性菌、衣原体、支原体、螺旋体、螨虫、淋球菌的感染。孕妇、哺乳期妇女、儿童应用四环素可使牙齿黄染,应禁用。

4. **大环内酯类** 常用的有红霉素、罗红霉素、交沙霉素、阿奇霉素等。主要用于革兰阳性菌、淋球菌、梅毒螺旋体、支原体和衣原体的感染。红霉素还可用于治疗痤疮。

5. **喹诺酮类** 常用的药物有环丙沙星、氧氟沙星(氟嗪酸)、诺氟沙星(氟哌酸)、培氟沙星、司氟沙星等,抗菌谱较广,主要用于革兰阳性和革兰阴性菌、支原体和衣原体的感染。

6. **磺胺类** 常用的有复方新诺明等,对细菌、衣原体等有效。

(四) 治疗病毒感染的药物

1. **核苷类抗病毒药** 常用的药物有:①阿昔洛韦(Aciclovir):又称无环鸟苷,主要抑制疱疹病毒DNA多聚酶,干扰病毒DNA的合成。适用于单纯疱疹、水痘、带状疱疹病毒的感染。每次0.2 g,5次/天,口服;较重病例可用2.5~7.5 mg/kg,8 h 1次,静脉滴注。不良反应有头痛、胃肠道反应、静脉炎、血肌酐升高;肾功能不全时禁用。②伐昔洛韦(Valaciclovir):在体内迅速转化为阿昔洛韦,抗病毒谱广,口服吸收快,不良反应较少。每次0.3 g,2次/天,口服。禁用于过敏者和孕妇。③更昔洛韦(Ganciclovir):阿昔洛韦的衍生物,对巨细胞病毒作用较强,5 mg/(kg·d),静脉滴注,疗程2~3周。④泛昔洛韦(Famciclovir):广谱抗病毒药,口服吸收良好,组织中浓度高,半衰期长,适用范围同阿昔洛韦。

2. **利巴韦林** 利巴韦林(Ribavirin)又称病毒唑、三氮唑核苷,为广谱抗病毒药物,主要干扰病毒核酸合成,对多种DNA或RNA病毒有效。适用于疱疹病毒、流感病毒、腺病毒感染。每次0.1~0.4 g,3次/天,口服;10~15 mg/(kg·d),2次/天,静脉滴注或肌内注射。不良反应为口渴、白细胞减少等;妊娠早期忌用。

(五) 治疗真菌感染的药物

1. **灰黄霉素** 灰黄霉素(Griseofulvin)抗真菌谱较窄,干扰真菌DNA合成,还能与微管蛋白结合,阻止真菌细胞分裂,抑制皮肤癣菌。口服后沉积在角质层发挥抑菌作用,主要用于治疗头癣、甲癣、泛发性体癣。0.6~0.8 g/d[小儿15~20 mg/(kg·d)],2~4次/天,口服。高脂肪饮食可增加吸收率。不良反应有胃肠反应、头痛、光敏性药疹、白细胞减少及肝损害等。

2. **多烯类药物** 主要有两性霉素B(Amphotericin B),通过与真菌胞膜上的麦角甾醇结合,使膜上形成微孔,从而改变膜的通透性,引起细胞内物质外渗,导致真菌死亡。抗真菌谱广,对多种深部真菌有强的抑制作用,对皮肤癣菌抑制作用较差。0.1~0.7 mg/(kg·d),缓慢滴注。不良反应有寒战、发热、食欲缺乏、低血钾和静脉炎等,严重时有肝肾功能损害、血象异常等,可与地塞米松合用以减少不良反应。

3. **唑类** 为人工合成的广谱抗真菌药,包括咪唑类和三唑类。其中酮康唑属咪唑类,伊曲康唑、氟康唑属三唑类。通过抑制真菌细胞色素P_{450}依赖酶,干扰其麦角甾醇的合成,而达到抑制真菌细胞生长的目的,对酵母菌、双相真菌、丝状真菌等均有较好的抑制作用。

(1) 酮康唑(Ketoconazole):适用于由念珠菌引起的系统性和慢性皮肤感染、皮肤癣菌感染、花斑癣等。用量和疗程随疾病而不同。该药在酸性条件下吸收较完全,故需空腹服药。不良反应有恶心、眩晕、肝脏毒性。长期大剂量服用使雄激素水平下降,导致男性乳房发育或阳痿,还可能有皮疹、心悸、过敏性休克、血小板减少、嗜酸性粒细胞增多、中性粒细胞减少等。孕妇及哺乳期忌用。

(2) 伊曲康唑(Itraconazole):为广谱高效抗真菌药,有高度亲脂性、亲角质性的特点,口服吸收好,在皮肤和甲中的药物浓度高于血浆浓度并且持续时间长(皮肤中可持续数周,甲中可持续6~9个月)。适用于孢子丝菌病、隐球菌病、念珠菌病、着色真菌病、甲真菌病和浅部真菌病等。用量和疗程随疾病而不同。不良反应为恶心、头痛和转氨酶升高等。

(3) 氟康唑(Fluconazole):此药可通过血脑屏障,90%以上经肾排泄,适用于中枢神经系统和肾等深部真菌感染。用量和疗程随疾病而不同。不良反应有皮疹、胃肠道反应、肝功能异常、低钾、白细胞减少等。

4. **丙烯胺类** 主要有特比萘芬(Terbinafine)。此药通过抑制真菌细胞膜上麦角甾醇合成中所需要的鲨烯环氧化酶,达到杀灭和抑制真菌的双重作用。由于有较好的亲脂和亲角质活性,故对甲癣和角化过度型手癣疗效较好,对念珠菌及酵母菌疗效较差。口服吸收好,作用快,用量和疗程随疾病而不同。不良反应有胃肠反应、皮疹等。

(六) 免疫调节剂

1. **免疫抑制剂** 此类药物可单独应用,若配合糖皮质激素使用可增加疗效并减少其不良反应。主要用于自身免疫性皮肤病、变态反应性皮肤病、肿瘤性皮肤病等。如结缔组织病、大疱性皮肤病、重型银屑病、血管性皮肤病、蕈样肉芽肿、肿瘤等。此类药物常见的毒副作用有胃肠道反应、骨髓抑制、肝损害、诱发感染和肿瘤、不育和致畸等,故应慎重选用并定期检查血象和肝功能等。

(1) 环磷酰胺(Cyclophosphamide):属烷化剂类,能抑制细胞尤其是B淋巴细胞的生长、成熟和分化。一般成人可用2~3 mg/(kg·d),2~3次/天,口服;500 mg/m^2体表面积,1次/周,静脉滴注。治疗肿瘤总量10~15 g,自身免疫性疾病总量6~8 g。治疗期间应大量饮水,以减少对膀胱黏膜的毒性。

(2) 硫唑嘌呤(Azathioprine):为抗代谢药,对T淋巴细胞有较强的抑制作用。一般可用50~100 mg/d,2次/天,口服,可逐渐加至2.5 mg/kg·d。因有致畸性故孕妇禁用。

(3) 甲氨蝶呤(Methotrexate):为叶酸代谢拮抗剂,能抑制DNA合成,从而抑制淋巴细胞或上皮细胞的增生。若治疗银屑病,每12 h口服2.5 mg,每周连服3次;或每次15~20 mg,1次/周,肌内注射或静脉滴注。其有效疗程的安全剂量为50~100 mg。

(4) 环孢素(Ciclosporin):选择性作用于T淋巴细胞。3~10 mg/(kg·d),1~2次/天,口服。不良反应为肾毒性、高血压、头痛等。

(5) 他克莫司(Tacrolimus):为大环内酯类抗生素,作用类似环孢素,并有免疫调节功能和抗炎作用,效力为其10~100倍,不良反应较环孢素低。0.15 mg/(kg·d),2次/天,口服,2~4周为1个疗程;0.075~0.1 mg/(kg·d),静脉滴注。

(6) 雷公藤总苷(Tripterygium Glycosides):为中药雷公藤的提取物,通过所含的活性物质萜类和生物碱,达到抗炎、抗过敏、免疫抑制和免疫调节、抗肿瘤及抗生育等作用。1~1.5 mg/(kg·d),2~3次/天,口服,疗程一般为1个月。不良反应除有胃肠道反应、器官损害、粒细胞减少外,还有精子活动降低和月经改变等。

2. **免疫增强剂** 能增强机体的特异性和非特异性免疫反应。用于自身免疫性皮肤病、皮肤肿瘤和病毒性皮肤病等的治疗。

(1) 卡介菌(Bacillus Calmette-Guerin Vaccine):为去除菌体蛋白后提取的菌体多糖。

每次 1 ml，隔日 1 次，肌内注射，15~18 次为 1 个疗程。

(2) 左旋咪唑（Levamisole）：提高或恢复机体的 T 淋巴细胞免疫功能。50~150 mg/d，2~3 次 / 天，2 周中连服 3 日，可重复 2~3 个疗程。有恶心、瘙痒、皮疹、粒细胞和血小板减少等不良反应。

(3) 干扰素（Interferon，IFN）：为病毒或其诱导剂诱导人体细胞产生的糖蛋白。常用的有 α- 干扰素、β- 干扰素、γ- 干扰素。10^6~10^7 U/d，肌内注射，也可以局部注射或外用，疗程按病种而定。不良反应有流感样症状、发热和肾损害等。

(4) 转移因子（Transfer Factor）：能激活淋巴细胞并增强巨噬细胞的功能。每次 1~2 U，1~2 次 / 周，肌内注射，疗程 3 个月~2 年。

(5) 胸腺素（Thymosin）：为具有免疫活性的多肽。胸腺因子 D 每次 5 mg，1 次 / 天，肌内注射或皮下注射；胸腺素 α_1 每次 5 mg，每日或隔日 1 次，肌内注射或皮下注射。

(6) 人免疫球蛋白（Human Immunogbulin）：0.4 g/（kg·d），连用 3~5 日，必要时 2~4 周重复 1 次。

（七）维 A 酸类

维 A 酸类药物是维生素 A 的衍生物，有抗细胞增生、抑制上皮角化、减少皮脂腺分泌、调节免疫功能、稳定溶酶体膜、减轻炎症反应和抗肿瘤等作用。其主要不良反应有致畸、脱发、头痛、眼痛和视力下降、皮肤黏膜干燥、高甘油三酯血症、高血钙和骨骼早期闭合等。根据分子结构不同，分为三代。

1. **非芳香族维 A 酸**　异维 A 酸（Isotretinoin）[0.5~1.0 mg/（kg·d），2~3 次 / 天，口服]、维胺酯（Viaminate）[50~100 mg/（kg·d），2~3 次 / 天，口服]、全反式维 A 酸等。常用于治疗痤疮、酒渣鼻和穿透性毛囊炎等。

2. **单芳香族维 A 酸**　有依曲替酯（阿维 A 酯）、依曲替酸。常用于治疗严重的银屑病、鱼鳞病、掌跖角化病、着色干皮病、扁平苔藓、皮肤肿瘤和癌前期病变等。

3. **多芳香族维 A 酸**　有芳香维 A 酸乙酯（0.03 mg/d，晚餐时服用）。常用于治疗严重的银屑病、鱼鳞病、毛囊角化病等。

（八）维生素类药物

常用的有维生素 A、维生素 B_2、维生素 B_6、维生素 C、维生素 E、烟酸和烟酰胺等。

（九）其他药物

1. **钙剂**　能增加毛细血管致密度、降低通透性、减少渗出，有抗过敏、消肿作用。常用于急性湿疹、接触性皮炎、荨麻疹、药疹、皮肤血管炎等。10% 葡萄糖酸钙溶液或 5% 溴化钙溶液，每次 10 ml，静脉缓慢注射。过快有引起心律不齐或停搏的危险。

2. **硫代硫酸钠**　化学结构有活泼的硫原子，除可以用于氰化物中毒的治疗外，还具有非特异性抗过敏作用。用于慢性荨麻疹、慢性湿疹等。10% 硫代硫酸钠溶液，每次 10 ml，静脉缓慢注射。过快可致血压下降。

3. **普鲁卡因封闭疗法**　阻断神经传导的恶性刺激，恢复正常的防御和调节功能。用于湿疹、慢性单纯性苔藓、瘙痒性皮肤病和银屑病等。①按 4~8 mg/kg 计算，用 0.9% 氯化钠注射液或 5% 葡萄糖注射液配成 0.1% 浓度（可加维生素 C 1~3 g）缓慢静脉滴注，1 次 / 天，10 日为 1 个疗程；②0.25% 盐酸普鲁卡因注射液 10 ml 缓慢静脉注射；③0.25%~0.5% 普鲁卡因注射液 10~20 ml 局部封闭，1~2 次 / 周，6~10 次为 1 个疗程。注射前需做皮试。

4. **皮损内注射** 用于斑秃、扁平苔藓、瘢痕疙瘩、囊肿性痤疮、结节性痒疹、盘状红斑狼疮等。常用 1% 去炎舒松(曲安奈德)混悬液 0.3~1.0 ml 或泼尼松龙 5~50 mg 加等量 1% 普鲁卡因(或利多卡因)注射液，皮损内注射，每 1~2 周 1 次，注意不能过多注射，以免导致皮肤萎缩、出血和溃疡等。

二、皮肤性病的外用药物疗法

皮肤被覆于人体表面，便于局部外用药物治疗。根据皮肤性病的病因、症状和皮损的特点，正确选择和应用外用药物，在皮肤性病的治疗和修复过程中，具有极其重要的意义。有的皮肤性病，虽然病因不清楚，诊断不明确，但仍可根据皮损的特点，选择适当的外用药物治疗，常常会得到满意的疗效。

(一) 常用外用药物的性能及浓度

1. **清洁剂** 清除皮损处附着的渗出液、鳞屑、痂和残留药物等。常用的有生理盐水、2%~3% 硼酸液、1∶5 000 PP 液、植物油和液状石蜡等。

2. **保护剂** 有保护皮肤、减少摩擦、促进干燥、润滑湿化的作用。常用的有滑石粉、氧化锌粉、炉甘石粉、淀粉、植物油、甘油、凡士林油等。

3. **止痒剂** 通过表面麻醉、局部清凉降温、抗过敏、镇静等作用而达到止痒作用。常用的有 5% 苯佐卡因软膏、0.5%~1% 达克罗宁软膏、10% 薄荷酯、1%~5% 樟脑酯、1% 麝香草酚溶液、1% 苯酚溶液、抗组胺剂类、糖皮质激素类、焦油类等。

4. **抗细菌剂** 有抑制或杀灭细菌的作用。常用的有 3% 硼酸溶液、0.1% 依沙吖啶溶液、1∶2 000 苯扎溴铵溶液、0.5%~3% 红霉素软膏、1% 克林霉素软膏、1% 四环素软膏、2% 莫匹罗星软膏、0.1% 黄连素软膏等。

5. **抗真菌剂** 有抑制和杀灭真菌的作用。常用的有 2%~3% 克霉唑霜、1% 益康唑霜、2% 咪康唑霜、2% 酮康唑霜、1% 联苯苄唑乳膏、1% 特比萘芬霜剂、1% 环吡酮胺溶液或乳膏、5%~10% 水杨酸软膏、2.5% 二硫化硒混悬液、40%~60% 硫代硫酸钠溶液、10% 硫黄软膏等。

6. **抗病毒剂** 有抑制病毒的复制和繁殖的作用。常用的有 2%~5% 阿昔洛韦霜、1%~3% 酞丁安软膏或乳膏等。

7. **杀寄生虫剂** 能杀灭螨虫、虱子等。常用的有 10%~20% 硫黄软膏、2% 甲硝唑霜、25% 苯甲酸苄酯乳膏、1% 林丹乳膏、10% 克罗米通洗剂或乳膏、50% 百部酊等。

8. **角质促成剂** 能促进角质细胞代谢，同时有收缩血管、减轻炎性渗出和浸润的作用，主要用于角化不全性疾病。常用的有 3%~5% 硫黄软膏、3% 水杨酸乙醇溶液、2%~5% 煤焦油软膏或糠馏油软膏、5%~10% 黑豆馏油软膏、0.5%~1% 地蒽酚软膏等。

9. **角质剥脱剂** 又称角质松解剂，能软化和溶解角质使其松解脱落。常用的有 5%~10% 水杨酸软膏、5%~10% 硫黄软膏、20%~40% 尿素软膏或乳膏、10% 间苯二酚软膏、5%~10% 乳酸溶液、10%~30% 冰醋酸溶液、0.01%~0.1% 维 A 酸软膏或乳膏、10%~20% 煤焦油软膏等。

10. 收敛剂和止汗剂 能凝固蛋白质、减少渗出、抑制皮脂腺和汗腺分泌。常用的有0.2%~0.5%硝酸银溶液、0.2%~0.5%醋酸铅(铝)溶液、2%明矾溶液、5%甲醛溶液。

11. 腐蚀剂 能腐蚀过度增生的肉芽组织或赘生物。常用的有30%~50%三氯醋酸溶液、10%硝酸银溶液、20%水杨酸软膏等。

12. 遮光剂 能吸收或阻挡紫外线。常用的有5%二氧化钛软膏、10%氧化锌软膏、5%~10%对氨基苯甲酸软膏等。

13. 脱色剂 能减轻色素沉着。常用的有3%氢醌霜、20%壬二酸霜等。

14. 糖皮质激素制剂

(1) 主要作用:①降低毛细血管的通透性和炎性细胞的趋化性、抗炎、减少渗出;②止痒;③抑制免疫;④抑制增生。

(2) 分类:根据其作用分为4类。常用的有:①低效:0.5%~1%醋酸氢化可的松软膏、0.25%甲泼尼龙软膏或乳膏;②中效:0.01%氟氢松软膏或乳膏、0.05%~0.1%地塞米松软膏或乳膏、0.1%糠酸莫米松软膏或乳膏、0.1%曲安西龙软膏或乳膏、0.03%特戊酸氟美松软膏或乳膏;③强效:0.025%醋酸氟氢松软膏或乳膏、0.025%氯氟舒松(哈西奈德)软膏或乳膏、0.1%丁酸氢化可的松软膏或乳膏、0.05%戊酸倍他米松软膏或乳膏;④特强效:0.05%卤米他松软膏或乳膏、0.1%氯氟舒松软膏或乳膏、0.02%~0.05%丙酸氯倍他索软膏或乳膏、0.1%戊酸倍他米松软膏或乳膏等。

(3) 不良反应:长期外用糖皮质激素,可引起局部皮肤萎缩、干燥、毛细血管扩张、色素沉着、多毛症、创伤愈合减慢、诱发和加重感染、诱发和加重痤疮或毛囊炎、发生激素依赖等。另外长期大量应用,经皮肤吸收后可引起全身不良反应,应特别加以注意。

(二) 常用外用药物的剂型及其作用

外用药物常配成多种不同的剂型,用于不同类型、不同时期的皮肤性病,可使药物发挥最大的治疗作用。

1. 溶液 药物按一定比例溶解于水中而成,可做局部清洁、湿敷、浸浴等,依其所含药物成分不同,还具有消炎、收敛等作用。常用的有0.9%氯化钠溶液、2%~3%硼酸溶液、1∶5 000~1∶8 000 PP、0.1%依沙吖啶溶液、1∶2 000苯扎溴铵溶液、0.2%~0.5%醋酸铅溶液、2%明矾溶液、0.1%黄连素溶液、3%黄柏溶液等。

2. 粉剂 由一种或多种植物性、矿物性粉末和药物粉末均匀混合而成,具有吸潮、收敛、散热、干燥、保护等作用。常用的有滑石粉、氧化锌粉、淀粉、炉甘石粉、痱子粉等。

3. 洗剂 又称振荡剂,由水与不溶性的粉剂(占30%~50%)混合而成,涂抹在皮肤上后,水分很快蒸发,其中的药物均匀地分布在皮肤表面上,发挥散热、收敛、干燥、保护等作用。常用的有炉甘石洗剂、硫黄洗剂等。

4. 酊剂和醑剂 由药物和乙醇溶液混合而成,其中:①酊剂为不挥发性药物的乙醇溶液或浸液,如2%碘酊;②醑剂为挥发性药物的乙醇溶液或浸液,如3%樟脑醑。用于皮肤上后,乙醇溶液迅速挥发,其中的药物可以均匀地分布在皮肤表面,发挥杀菌、止痒等作用,但有一定的刺激性,使用时应引起注意。

5. 油剂 是在植物油或液状石蜡中,加入可溶性或不溶性药物配制而成,具有清洁、保护、润滑、保湿、软化等作用。常用的有25%~40%氧化锌油。

6. **乳剂** 是油和水经乳化作用后，再加入水溶性或脂溶性药物组成的，分为两种类型。①水包油型（油 / 水、O / W、霜型）：水是连续相，油是分散相，对水的亲和性大，能迅速溶解水溶性物质，渗透性好，不油腻，易清洗，使用方便；②油包水型（水 / 油、W/O、脂型）：油是连续相，水是分散相，有轻度油腻感。具有保护、润泽、散热、软化等作用。常用的有咪康唑霜、氟氢松霜、维 A 酸霜等。

7. **软膏** 是在油脂性基质（油脂类、类脂类、烃类）、吸水性基质（羊毛脂、胆固醇、司盘）、水溶性凝胶基质（聚乙二醇、纤维素衍生物）中加入适量的药物（占 25% 以下）配制而成的。渗透性强，具有润滑、软化、保护等作用，但由于含油较多，不利于散热。常用的有水杨酸软膏、硫黄软膏、尿素软膏、煤焦油软膏、海普林软膏等。

8. **糊剂** 是由油脂性基质和固体粉末（占 25%~50%）组成的。作用与软膏相似，但由于含较多的粉剂，其收敛、吸潮作用较好。常用的有氧化锌糊。

9. **硬膏** 由黏着性基质和药物混合后，涂布在裱褙材料（布、纸、有孔塑料）上形成的。使用方便，渗透性强，作用持久，具有保护、软化、促进药物吸收等作用。常用的有氧化锌硬膏、肤疾宁硬膏、皮炎宁硬膏等。

此外还有涂膜剂、气雾剂、凝胶剂等。

（三）外用药物的使用原则

1. **正确选用剂型** 根据临床症状及皮损特点选择剂型（表 4–5）。

表 4–5 临床分期及皮损特征与剂型的选择

临床分期	皮损特征	选用剂型
急性期	红斑、丘疹、水疱，无渗出	粉剂、洗剂
	红斑、水疱、糜烂，渗出较多	溶液湿敷
亚急性期	轻度红斑、糜烂，但渗出不多	糊剂、油剂
	红斑、丘疹、干燥、结痂、鳞屑	乳剂、洗剂
慢性期	苔藓样变	乳剂、软膏、硬膏、涂膜剂
单纯瘙痒	无皮损者	乳剂、洗剂、酊剂、醑剂

2. **正确选用药物** 根据病因、病理变化和自觉症状等选择药物。如变态反应性疾病，选用抗组胺药或糖皮质激素类药物；细菌感染时选用抗细菌药物；真菌感染时选用抗真菌药物；瘙痒时选用止痒剂；角化不全时选用角质促成剂；角化过度时选用角质剥脱剂。

3. **注意事项** 使用外用药物时应注意：①药物的浓度和药物的不良反应：药物浓度应由低至高，用药的面积不要太大；用药过程中要密切观察药物的不良反应，发现问题及时停药和给予必要的处理；药物用久后易产生耐受性，应注意更换药物或交替使用药物。②用药前应详细询问患者的药物过敏史，并将可能发生的问题告知患者，一旦发生过敏反应，应立即停用并及时处理。③用药应充分考虑患者的年龄、性别、季节、病损部位，具有较强刺激性的药物，不宜用于有明显糜烂部位、婴幼儿、面部或皱褶处。④指导患者采取正确的用药方法。

三、皮肤性病的物理疗法

许多皮肤性病均表现为慢性过程，采用适宜的物理疗法，往往可得到满意的治疗效果。常用的物理疗法有电疗法、光疗法、激光疗法、冷冻疗法、放射疗法、水疗法等。

（一）电疗法

常用的电疗法有：①电解术：用电解针（一般为 6 V、1.5 mA）对较小或较浅的皮损进行破坏，适用于毛细血管扩张、脱毛、色素痣、睑黄瘤等；②电干燥术和电凝固术：用高频电源（2 000 V 以上、100~1 000 mA 或 200 V 以下、2 500~4 000 mA）的电极接触或插入皮损烧灼组织，治疗寻常疣、化脓性肉芽肿、良性肿瘤或增生物；③电烙术：用电热丝烧灼皮损，适用于寻常疣、化脓性肉芽肿及较小的良性肿瘤。

（二）光疗法

常用的光疗法有：①红外线疗法：波长 760~1 500 nm 的热辐射线能扩张血管、加速血液循环，具有消炎、营养、促进组织修复等作用，适用于皮肤炎症、慢性溃疡或冻疮等的治疗。②紫外线疗法：中波紫外线（波长 280~320 nm ）和长波紫外线（波长 320~400 nm），能加速血液循环、改善代谢，具有杀菌、镇痛、止痒、促进上皮再生和色素生成等作用，用于治疗银屑病、慢性溃疡、玫瑰糠疹、痤疮、毛囊炎、疖病等。一般先用亚红斑量，以后逐渐增加剂量，2 次 / 周，10 次为 1 个疗程。照射时戴墨镜保护眼睛。有活动性肺结核、甲状腺功能亢进症、心肝肾功能不全、银屑病进行期、光敏感者禁用。③光化学疗法（黑光疗法）：内服或外用光敏剂如 8- 甲氧补骨脂素（8-MOP）后，照射长波紫外线，所形成的光化合物，能抑制细胞的 DNA 复制，具有抑制炎症和细胞增生的作用，并可使黑色素细胞活性及数量增加，用于治疗银屑病、白癜风、蕈样肉芽肿、特应性皮炎等。服药后 12~48 h 应避免日晒，戴防紫外线眼镜，治疗期间禁食光敏性食物和光敏性药物，定期检查血常规、肝肾功能和晶状体等。

（三）激光

激光具有高方向性、高单色性、高相干性和高功率等特点，通过热效应、磁效应、压力效应和光化效应等达到治疗的目的。常用的激光有二氧化碳激光、氦 - 氖激光、氩离子激光、红宝石激光、掺钕钇铝石榴石激光（Nd∶YAG）等。

临床上常用：①激光手术：用高功率二氧化碳激光器破坏组织，治疗寻常疣、尖锐湿疣、跖疣、鸡眼、汗管瘤、色素痣、脂溢性角化、化脓性肉芽肿和良性肿瘤等。②激光理疗：低功率氦 - 氖激光能促进炎症吸收和创伤修复，适用于毛囊炎、疖、甲沟炎、带状疱疹、斑秃、皮肤溃疡等。③选择性激光：热能仅作用于靶组织，对周围组织不引起损伤，从而提高治疗的选择作用。常用脉冲染料激光，波长 585~600 nm，治疗鲜红斑痣、蜘蛛痣、红色文身等；Nd∶YAG，波长 1 064 nm，治疗皮肤深层褐色或黑色病变，如太田痣、色素沉着、黑色文身等；倍频 YAG，波长 532 nm，治疗皮肤浅层的褐色或红色病变，如雀斑、咖啡斑、雀斑样痣、痣细胞痣、毛细血管扩张、鲜红斑痣等；铒激光，波长 2 940 nm，用于皮肤除皱等。④光嫩肤技术：用连续的强脉冲光子技术（IPL™）消除细小皱纹、毛细血管扩张和色素斑。

（四）冷冻疗法

利用制冷剂产生的低温作用使病变组织坏死，细胞内形成冰晶、细胞脱水、脂蛋白复合物变性及局部血液循环障碍是冷冻治疗效应。常用的冷冻剂有液氮(-196℃)、二氧化碳雪(-70℃)。可用不同形状、大小的冷冻头做接触式、喷射式、浸蘸式冷冻。冷冻后局部组织苍白、肿胀、起水疱和结痂,1~2周后脱痂。用于治疗疣、色素沉着性皮肤病、化脓性肉芽肿、结节性痒疹、瘢痕疙瘩、浅表性良性肿瘤等。主要不良反应为疼痛、继发感染、形成瘢痕、色素紊乱等。

(五) 放射疗法

常用浅层X线、核素(^{32}P,半衰期为14.3日;^{90}Sr,半衰期约20年)或电子直线加速器产生的射线治疗某些皮肤性病。如血管瘤(草莓状和海绵状者为佳)、瘢痕疙瘩、瘙痒症、慢性单纯性苔藓、痒疹、慢性湿疹、基底细胞癌、鳞状细胞癌、蕈样肉芽肿、腋臭、多汗、多毛症等。主要不良反应为可引起急性或慢性放射性皮炎,甚至诱发恶性肿瘤,应特别注意。

(六) 水疗

水疗又称浴疗,是用不同温度和含有不同药物的水,做局部或全身的浸浴,以达到治疗皮肤性病的目的。常用高锰酸钾浴、中药浴、温泉浴、淀粉浴、糠浴等。适用于银屑病、慢性湿疹、瘙痒症、红皮病、脓皮病等。

四、皮肤外科治疗

皮肤外科治疗用于皮肤肿瘤切除、创伤修复、活体组织取材、改善和恢复功能等。常用的外科治疗方法有:

(一) 皮肤磨削术

利用手动和电动器械(砂纸、电动磨削器)或微晶体磨削皮肤,消除皮肤表面病变,以达到治疗和美容的目的。适用于瘢痕、色素沉着、皮肤皱纹、表浅的皮肤良性肿瘤等,禁用于瘢痕体质。

(二) 切割术

以特制的五锋刀切割局部增生的毛细血管及结缔组织,适用于酒渣鼻的毛细血管扩张期和鼻赘期、毛细血管扩张、轻度肥厚性瘢痕等。

(三) 毛发修复术

常用植毛术、头皮扩张成形术和头皮复位术等修复雄激素性秃发、斑秃、瘢痕性秃发和眉毛缺损等。

(四) 体表外科手术

用于病变组织活检,皮肤肿瘤、囊肿的切除,脓肿切开引流,拔甲,腋臭切除等。

(五) 皮肤移植术

利用游离皮片移植术、皮瓣移植术、皮肤软组织扩张术等修复创伤或烧伤后的皮肤缺损;利用自体表皮移植术和黑素细胞移植术治疗色素脱失性皮肤病。

(六) 化学剥脱术

应用一定浓度的化学腐蚀药物,破坏病变组织,达到去除病变的目的。常用30%~50%三氯醋酸溶液、20%水杨酸软膏、纯石炭酸溶液等。适用于色素性皮肤病、浅表增生性皮肤病、肉芽组织和赘生物等，主要不良反应为色素异常和遗留瘢痕。

第二节　皮肤性病的护理

在皮肤性病的治疗和恢复中，护理工作是极其重要的。根据皮肤性病的特点，正确的实施护理措施，是保证皮肤性病及早痊愈的不可缺少的重要方面。

一、做好思想工作，从各方面关心患者

做积极的思想工作，及时解除患者的精神顾虑，鼓励患者树立战胜疾病的信心；关心患者的生活、饮食和睡眠；经常了解患者的病情变化，发现问题及时报告医师，并采取积极的治疗和护理措施；指导患者正确使用药物，防止用药不当而影响治疗效果；注意卫生、注意隔离、注意消毒；加强卫生宣传教育，充分认识预防工作的重要性，防止疾病的传播和扩散。

二、及时清洁创面，加强换药护理

严密观察皮损变化，及时清除皮损表面上的渗出液、鳞屑、痂皮和药物等，保持创面的清洁干燥。遵照医嘱使用适宜的外用药物治疗，有利于皮损的修复。

三、常用外用药物的使用方法

（一）湿敷法

有开放性和封闭性两种方式。对于渗出较多的急性皮炎，可使用冷湿敷法。取纱布（6~8 层）或湿敷垫，放入湿敷药液中（温度一般在 22℃左右）浸透，拧至不出水后，贴敷在皮损上，15~30 min/ 次，2~3 次 / 日。注意每次湿敷的面积不要超过体表面积的 1/3，调整水温在适宜的范围，防止受凉和药物过量吸收中毒。

（二）粉剂的使用方法

用纱布粉包或棉球蘸粉剂，均匀地拍布在皮损上，每日数次。注意不要用于大面积渗出的皮损及腔口处。

（三）洗剂的使用方法

将洗剂摇匀，用棉签或小毛刷蘸取药液，均匀地涂抹在皮损上，每日数次。

（四）乳剂和软膏的使用方法

用洁净的手指将药物均匀地涂布于皮损上并稍加用力按揉，以利于药物的吸收。为增加吸收率，可在其上包封塑料薄膜。

（五）糊膏的使用方法

用压舌板将药物均匀地涂布在备好的双层纱布上，再贴敷在皮损上，其上可包封塑料薄膜，以增加吸收率。

(六) 硬膏的使用方法

若有毛发最好先拔(剃)除,将硬膏紧贴在皮损上,每日或隔日更换。

思 考 题

一、选择题

1. 关于下列剂型,哪种描述是错误的
   A. 洗剂是不溶于水的粉与水的混合　　B. 糊剂含有 25% 以上的固体粉末
   C. 溶液是可溶性药物与水所组成　　D. 水包油型乳剂称为脂型
   E. 酊剂是乙醇溶液与可挥发性药物组成的
2. 有水疱、糜烂和明显渗出时,选择下列哪种剂型比较适宜
   A. 洗剂　　B. 粉剂
   C. 乳剂　　D. 水溶液湿敷
   E. 软膏
3. 关于第二代 H_1 受体阻断剂,哪项是错误的
   A. 嗜睡作用较轻　　B. 肝肾功能不良时应慎用或禁用
   C. 可与唑类抗真菌药合用　　D. 对心脏有一定的毒性
   E. 孕妇一般禁用
4. 下列抗真菌药物中,对深部真菌无效的是
   A. 两性霉素 B　　B. 伊曲康唑
   C. 氟康唑　　D. 灰黄霉素
   E. 特比萘芬

二、问答题

1. 第一代与第二代 H_1 受体阻断剂的异同点有哪些?
2. 糖皮质激素在皮肤科的应用及其应注意的问题有哪些?
3. 具有止痒作用的内用药和外用药包括哪些内容? 有何特点?
4. 皮肤科外用药物治疗的使用原则是什么?

三、病案分析

患者,男性,50 岁。双足背反复起小水疱、小丘疹、糜烂、渗出伴有瘙痒多年,近几年来,局部渗出减少,皮肤变得干燥、粗糙、增厚并有色素沉着和鳞屑。

请问:根据皮肤性病外用药物治疗的基本原则,你认为使用哪些剂型比较适宜? 理由是什么?

第五单元
皮炎湿疹类皮肤病

学习目标及重点内容

■ 掌握接触性皮炎、湿疹、特应性皮炎、自身敏感性皮炎、婴儿湿疹的临床表现、诊断与治疗方法，熟悉其病因与发病机制。

■ 了解尿布皮炎、传染性湿疹样皮炎、婴儿湿疹、郁积性湿疹的病因与发病机制、临床表现、诊断与防治。

第一节　接触性皮炎

接触性皮炎(contact dermatitis)是指皮肤或黏膜接触某些外源性物质后，在接触部位甚至接触以外的部位发生急性或慢性炎症反应，表现为红肿、丘疹、水疱、大疱，甚至坏死。

一、病因与发病机制

(一) 病因

能引起接触性皮炎的物质有很多，按性质主要分为化学性、植物性和动物性三大类。根据其致病病因，又可分为接触性致敏物和原发性刺激物两大类；前者引起变态反应，后者产生原发性刺激反应。但有时很难区分二者与所致疾病的关系，如某些物质在低浓度时可为致敏物，引起变态反应；在高浓度时则成为刺激物或有毒物质，引起刺激性接触性皮炎。化学性物质是引起接触性皮炎的主要原因，主要有各种化工原料，重金属及其他类，外用药、染料、机油、农药、皮革、橡胶、塑料制品、化妆品等；有些化学物质，在低浓度时是变应原，高浓度时是原发性刺激物。

(二) 发病机制

接触性皮炎的发病机制分为两大类，即变态反应性和原发刺激性。

1. **变态反应性接触性皮炎**　接触物为致敏因子，只有少数人接触该物质后发病。皮炎的发生及炎症反应的轻重与个体的易感性以及致敏物的致敏性有关，其中以致敏物的致敏性更为重要。发病机制属于Ⅳ型变态反应。

2. **原发刺激性接触性皮炎** 引起此类皮炎的物质多为刺激物。刺激物原本具有强烈的刺激性或毒性,可直接刺激皮肤和黏膜并造成损害。任何人接触该物质后均可发病,病情的轻重与接触物的性质、浓度和接触时间的长短有关。若接触物本身具有强烈的刺激性,接触后在短时间内就会引起急性皮炎,如强酸、强碱等化学物品。若接触物本身刺激性不强,如洗涤剂、去污剂、肥皂和汽油等,在较长时间接触后,也可引起慢性皮炎。此类皮炎的发生还与个体年龄、性别、接触的部位以及有无皮肤疾患和环境因素等有关。

二、临床表现

(一) 变态反应性接触性皮炎

在接触部位出现红斑、丘疹、水疱,严重时有明显的红肿。皮损边界清楚,与接触物的形态相一致(彩图 5-1)。若接触物为粉尘、气体,则皮损边界不清楚,并多见于身体的暴露部位,如面部、手足背等处。皮损广泛或严重者,自觉症状大多数有痒和烧灼感,发热、畏寒和全身不适等。病程经过有自限性,去除病因后,经正确的处理可在 1~2 周内消退,但再次接触过敏原仍可复发,反复接触或处理不当,可转化成亚急性或慢性皮炎。

(二) 原发刺激性接触性皮炎

当接触原发性强刺激物(强酸、强碱等)时,可即刻或数分钟内在接触部位引起接触性皮炎。皮损为红斑、水疱和坏死,病情的严重程度与刺激物的浓度和性质、接触时间的长短、接触的部位及局部处理有关。

(三) 特殊的接触性皮炎

1. **化妆品皮炎** 是指在化妆品涂擦部位发生的皮肤炎症。发病机制可分为变态反应性和原发刺激性。青年女性多见。临床表现可为多样性,如色素沉着、皮炎、瘙痒、光感性皮炎和痤疮等。停用可疑化妆品后可明显好转或消退。

2. **染发皮炎** 是指由染发剂引起的皮肤炎症。好发于中青年。皮损主要累及接触部位,严重时可累及上肢及上胸背部等处。皮损表现为红斑、丘疹和水疱,严重者出现红肿、糜烂和渗液,尤以双眼睑红肿明显。自觉瘙痒或灼痛感,去除病因后,一般在 1~2 周痊愈。

3. **季节性接触性皮炎** 本病是由于接触花粉引起的皮肤炎症。春秋季多见。好发于女性。皮损常突然发生,好发于面部,表现为红斑、水肿、丘疹和鳞屑。常伴有瘙痒,可自行消退。致敏原不明确时,可做斑贴试验。

三、诊断与鉴别诊断

根据接触史,病变局限于直接接触部位或皮肤的暴露部位,突然发生境界清楚的急性皮炎,皮损形态单一,去除接触物后皮损可很快消失,若再接触皮损可很快复发等特点,一般不难诊断。若为寻找明确的病因或与其他皮肤病进行鉴别,可做斑贴试验以帮助诊断,但在疾病的急性期不宜做此试验。

接触性皮炎需与急性湿疹鉴别，后者病因比较复杂，多有内在因素，皮损多为对称性、多形性和境界不清，病程较长，有反复发作病史等特点。

四、防治

接触性皮炎的治疗原则是尽量寻找并去除接触物，同时积极对症处理。变态反应性接触性皮炎治愈后应避免再次接触致敏原，以免复发。

（一）一般治疗

仔细询问病史，去除致敏物质后给予适当处理，皮损便能迅速痊愈。少数原因不明者，病情好转后可做斑贴试验以明确病因。已发生皮炎时应避免再刺激，如肥皂热水烫洗、搔抓和使用刺激性较强的外用药，并避免再接触致敏物质。

（二）全身治疗

本病的治疗以止痒、脱敏为主。轻者可以服抗组胺类药，以达到镇静、止痒和抗炎的作用；有渗出时，可静脉缓慢注射10%葡萄糖酸钙注射液10 ml、维生素C 0.5~1 g加50%葡萄糖注射液20 ml，每日1次；皮损广泛或严重者可酌情短期使用糖皮质激素；并发感染者选用相应抗生素。

（三）局部治疗

根据外用药的使用原则来选择药物。治疗以消炎止痒和预防感染为原则。当接触致敏物后，立即用大量清水冲洗，并涂以适当的外用药。急性皮炎有轻度红肿、丘疹、水疱，无渗出时，外用炉甘石洗剂；有明显渗出时，用3%硼酸溶液或3%黄柏溶液做冷湿敷。亚急性皮炎有少量渗出时可用上述溶液湿敷或用氧化锌糊剂；无渗出时可选用氧化锌糊剂或糖皮质激素乳剂。慢性皮炎皮损浸润肥厚、干燥脱屑时可选用皮质激素软膏或硬膏。

（四）中医治疗

中医治疗也可获得较好效果。急性皮炎可给予清热、解毒、利湿、凉血药，方用龙胆泻肝汤加减；病程反复发作，皮损干燥并有浸润肥厚者，给予清热、滋阴、祛风、润燥药，方用消风散加减。

第二节 湿 疹

湿疹（eczema）是由多种内、外因素引起的一种急性或慢性皮肤炎症。临床表现具有易复发、有渗出倾向和皮损形态多样的特点。

一、病因与发病机制

病因尚不清楚，往往是多种内、外因素相互作用而导致发病。

（一）内部因素

患者的过敏性体质是本病的主要因素。过敏性体质与遗传有关，可随年龄、环境变化而改变。内分泌、代谢、胃肠功能紊乱和慢性感染病灶等与发病有关。某些食物(如鱼虾、蛋乳等),可通过神经精神因素(紧张、焦虑等)诱发或加重病情。

(二) 外部因素

各种外界的刺激(如寒冷、肥皂、热水、紫外线、搔抓等)均可诱发湿疹。

从发病机制上看,湿疹是由复杂的内外因素相互作用而引起的一种Ⅳ型迟发型变态反应。因患者具有一定的过敏体质,后者受遗传因素影响,故常在特定的人群中发生,同时受个体健康状况及环境等因素的影响。

二、临床表现

根据皮疹的特点可分为急性湿疹、亚急性湿疹、慢性湿疹 3 种类型。

(一) 急性湿疹

可发生于身体的任何部位,常见于头、面、耳后、乳房、四肢远端及阴部等处,严重时泛发全身,常对称分布。皮损为丘疹、丘疱疹或小水疱,搔抓后出现点状渗出及糜烂面,若发生在面部、阴部等皮肤松弛部位,局部渗出常较明显。自觉症状为剧烈瘙痒、有时可有灼痛,一般会阴等部位湿疹瘙痒尤为剧烈,严重程度与皮损形态部位和患者的耐受性有关。合并感染时可形成脓疱、脓液及脓痂,甚至出现发热等全身症状。急性湿疹若及时给予适当处理,可在短时间内得到缓解和控制。如合并单纯疱疹病毒感染,可导致疱疹样湿疹。

(二) 亚急性湿疹

急性湿疹的炎症减轻后,或急性期未适当处理可形成亚急性湿疹。进入亚急性阶段的皮损,范围缩小,以鳞屑和结痂为主(彩图 5-2)。自觉瘙痒的程度减轻,但可阵发性加重。有时可因再次接触致敏原或处理不当导致急性发作。

(三) 慢性湿疹

由急性、亚急性湿疹转化而来,少数可直接表现为慢性湿疹。可发生于任何部位,常见于手足、小腿、肘窝、腘窝、外阴和肛门等处。表现为患处皮肤浸润、肥厚、粗糙,可有抓痕、血痂、色素沉着或色素减退,易复发。可迁延数月或数年,也可因刺激而急性发作。

多形性皮疹

指在一块皮肤病变上至少有两种或两种以上的损害同时存在,多见于湿疹。而单一性皮损则多见于接触性皮炎。

(四) 特殊类型湿疹

1. **乳房湿疹**　多见于哺乳期妇女,发生于乳头、乳晕及其周围。皮损为糜烂、结痂和皲裂,可单侧或对称分布。自觉瘙痒伴疼痛。停止哺乳多可自愈。

2. **耳部湿疹**　多发生于耳后皱襞处。皮损为红斑、渗出、皲裂和结痂,常对称分布。中耳炎可引起传染性湿疹,外耳道湿疹常与感染、药物及其他致敏物刺激有关。

3. **脐窝湿疹**　皮损为鲜红色或暗红色斑,有渗液及结痂,表面潮湿,边界清楚。病程呈慢性。

4. **女阴湿疹** 常累及大小阴唇及附近皮肤。常呈急性湿疹外观，边界清楚。病程慢性难治愈。

5. **阴囊湿疹** 多发生于阴囊皮肤。皮损为浸润肥厚、干燥、鳞屑、结痂及皲裂。自觉剧痒。病程呈慢性，常多年不愈。

6. **肛门湿疹** 发生于肛门及周围。皮损浸润肥厚，也可发生皲裂，边界清楚。奇痒难忍。

7. **钱币状湿疹** 发病可能与精神紧张有关，多见于皮肤干燥者，好发于手足背、四肢等处。皮损为密集的小丘疹和丘疱疹，呈圆形或卵圆形。多呈亚急性表现，急性期有渗出倾向，慢性期皮损肥厚。自觉剧烈瘙痒。冬重夏轻，迁延不愈。

8. **手足部湿疹** 皮损多呈亚急性或慢性湿疹的表现，浸润肥厚、角化明显和皲裂，边界不清。冬重夏轻，洗涤剂等刺激可使湿疹加重，常经久不愈。

三、诊断与鉴别诊断

根据皮损多形性、对称分布、剧烈瘙痒和易复发等特点，诊断不难。

但急性湿疹需与接触性皮炎鉴别（表 5-1），慢性湿疹需与神经性皮炎鉴别（表 5-2），手足部湿疹需与手足癣鉴别（表 5-3）。

表 5-1 急性湿疹与接触性皮炎的鉴别

	急性湿疹	接触性皮炎
病因	很复杂，多种内外因素作用，以内因为主，不易查清	易发现致敏物，以外因为主，分为原发刺激性和变态反应性
发病部位	身体任何部位，多见于四肢屈侧	多见于直接接触和暴露部位
皮损形态	呈多形性，易渗出，边界不清	皮损较单纯，以潮红肿胀的红斑为主，边界清楚
病程	较长，数月数年	病程短，去除病因很快痊愈
复发情况	常反复发作	不接触致敏物，一般不复发
斑贴试验	无意义	常呈阳性

表 5-2 慢性湿疹与神经性皮炎的鉴别

	慢性湿疹	神经性皮炎
病因	很复杂，多种内外因素作用，不易查清	主要病因为神经精神因素
病史	多由急性、亚急性湿疹发展而来，常急性发作，难治愈	常先有局部瘙痒，搔抓后出现皮疹，避免刺激可自愈
发病部位	身体任何部位，多见于四肢屈侧，呈对称性	多见于易摩擦部位，皮损不一定对称
皮疹形态	苔藓样变较神经性皮炎轻	以苔藓样变为主

表 5-3 手足部湿疹与手足癣的鉴别

	手足部湿疹	手足癣
好发部位	手足背，对称分布	单侧多见，掌跖部及趾缝
皮疹特点	多形性，易渗出	小水疱，鳞屑
甲损害	少见	多见（甲增厚，呈灰白色或灰褐色）
真菌检查	(-)	(+)

四、防治

（一）一般治疗

尽量详细询问病史，找出可能的病因并去除。避免外界各种刺激（如肥皂、热水烫洗、搔抓等）。避免辛辣刺激性食物等。

（二）全身治疗

主要是抗炎、止痒。可用抗组胺类药物及镇静剂，必要时两种药物联合或交替使用。急性期或病变广泛者，可选用 10% 葡萄糖酸钙注射液或 5% 溴化钙注射液，静脉缓慢注射；10% 硫代硫酸钠注射液 10 ml 缓慢静脉注射；0.5% 普鲁卡因注射液静脉封闭，10 次为 1 个疗程；病情严重的急性湿疹，经上述治疗进展不大者，可考虑短期内用皮质类固醇激素治疗。

（三）局部治疗

1. **外用药物** 急性期，初起有红斑、丘疹，无渗出时，可外用炉甘石洗剂；急性期伴有糜烂、渗出者，用 3% 硼酸溶液、3% 黄柏溶液或 3%~5% 明矾溶液做冷湿敷；如渗液减少，可涂氧化锌油或皮质激素乳剂。亚急性期当红肿减轻，局部仅有少量渗液时，可选用氧化锌糊剂外涂；无渗出而仅有少量脱屑或轻微破裂者，可用无刺激性软膏或乳剂，常用有氧化锌软膏、皮质激素软膏等，为防止皮质激素引起的继发感染，可加用抗生素类。慢性期局部肥厚、脱屑、苔藓样变时，可选用刺激性软膏或酊剂，如硫黄水杨酸软膏、皮质激素软膏。如皮损面积不大，可采用封包疗法，能提高疗效；也可使用皮质激素硬膏外贴，如肤疾宁、皮炎灵（丁苯羟酸）贴膏，每 2~3 日更换 1 次。由于湿疹患者容易发生药物过敏，因此，选用任何一种新药必须从低浓度开始，逐渐加大药物浓度，并在使用过程中密切观察皮损变化和用药后的反应，当一种药物治疗有效时，不要频繁更换药物品种和剂量。

2. **物理疗法** 对慢性湿疹面积不大，部位较固定，经药物治疗效果不佳者，可用浅层 X 照射或同位素 ^{32}P 和 ^{90}Sr 贴敷治疗。此外，也可用 1% 确炎舒松 A 混悬液 1~2 ml 加适量 2% 盐酸利多卡因或普鲁卡因溶液，皮损内注射，每周 1 次。

（四）中医中药

急性期以清热利湿为主，可选用龙胆泻肝汤加减；亚急性期以健脾除湿为主，可用除湿胃苓汤加减；慢性湿疹以养血祛风润燥为主，可选用消风散加减。若渗出明显者，可用生地注射液 30 ml 加入 5% 葡萄糖注射液 500 ml 中静脉滴注；待渗出减少时，可改用肌内注射，每次 4 ml，每日 2 次，对减少渗出有较好的效果。

第三节 尿布皮炎

尿布皮炎（diaper dermatitis）又称尿布疹，为主要因大小便刺激，引起婴儿尿布遮盖部位的局限性皮炎。

一、病因与发病机制

被大小便污染了的尿布如不及时更换，粪便中的细菌便将尿、粪分解成氨类，进而刺激皮肤而发生皮炎。此外，尿布粗糙或残留有洗涤剂，或长期应用橡胶布、塑料单，或婴儿经常腹泻以及清洁卫生差等，更易发生本病。

二、临床表现

主要发生于婴儿。皮疹发生在尿布遮盖的部位，如外生殖器、会阴、臀部、腹股沟内侧及下腹部等处。初起出现局限性红斑，境界清楚，若及时处理，可很快治愈；若进一步发展，出现丘疹、水疱、糜烂及渗液，甚至在臀部可产生浅在性溃疡，或继发化脓性感染，有时可并发念珠菌感染。

三、诊断与鉴别诊断

根据皮损发生在尿布遮盖的部位及临床表现，易于诊断。

本病应与念珠菌病鉴别。念珠菌病起病缓慢，边缘有丘疹，上有一线状的环形鳞屑，可合并口腔损害，镜检及培养发现念珠菌，用一般治疗方法疗效较差。

四、防治

（一）一般治疗

勤换尿布，保持婴儿外阴及臀部皮肤清洁、干燥。换下的尿布最好能煮沸消毒，洗尿布时应认真将肥皂等洗涤剂及大小便洗干净。应用质地细软的尿布，最好是由棉质柔软布料制成。不用橡胶布或塑料单包裹臀部，保持局部通气干燥。

（二）局部治疗

皮肤发炎时勿用肥皂热水烫洗。局部仅有红斑，可先用温水洗后再扑以爽身粉、滑石粉、炉甘石洗剂或皮质类固醇激素软膏。有糜烂渗液者，可先用3%硼酸溶液湿敷，再外用氧化锌油，或暂时不用尿布，让臀部暴露干燥。有继发感染者，可用1∶5 000高锰酸钾溶液冲洗，待干后涂以2%甲紫溶液。有溃疡者，则先用0.1%依沙吖啶溶液或3%黄柏溶液湿敷，然后外用0.5%新霉素氧化锌糊膏，同时内用抗生素。注意有皮损时，勿用肥皂热水烫洗。

第四节　特应性皮炎

特应性皮炎（atopic dermatitis）亦称“遗传过敏性皮炎”、“异位性皮炎”等，是一种与遗传过敏性素质有关的皮炎湿疹类疾病。其特征是多形性皮损，并有渗出倾向。血中嗜酸性粒细胞增多，在不同的年龄段有不同的临床表现。

一、病因与发病机制

本病是一种多基因病，其病因与发病机制复杂，与遗传、免疫和环境因素密切相关。

（一）遗传因素

首先与遗传过敏性有关。患者具有特殊类型的遗传因素和体质的易感性，较容易发生过敏反应。女性多于男性。70% 的患者家族中有本病或支气管哮喘、变态反应性鼻炎或结膜炎患者。如果父母均有特应性皮炎类疾病史，其子女特应性皮炎类疾病发病率可以高达 79%。

关于异位性皮炎

“异位性”（atopy）由 Coca 及 Cooke 在 1925 年提出，其含义是：①常有易患哮喘、过敏性鼻炎、湿疹的家族性倾向；②对异种蛋白过敏；③血清中 IgE 水平增高；④外周血中嗜酸性粒细胞增多。

（二）变应原

患者对各种吸入或食入变应原易发生变态反应，50%~70% 的患者对一种或几种变应原皮试阳性，最常见的变应原有鱼、虾、鸡蛋、牛奶等蛋白质类的食物和动物的皮屑、尘螨、花粉及真菌孢子，常通过呼吸道吸入而发生过敏。婴儿时期以食物过敏为主，但与喂养不当，消化不良、衣物及肥皂刺激亦有关。儿童对食物的敏感性下降，对吸入物质过敏性增高，出现哮喘病和过敏性鼻炎的机会增多。除上述因素外，过度劳累、精神紧张、情绪激动、气候变化、冷热刺激、羊毛衣物、化工原料、过度搔抓和继发感染等刺激，以及某些职业的影响，都可诱发或加重此病。

本病的发病机制较复杂。大多数患者血液中 IgE 水平升高，特别是伴有支气管哮喘和过敏性鼻炎者，其血清中 IgE 水平升高更为明显。IgE 与特殊变应原结合后可导致肥大细胞、嗜酸性粒细胞释放组胺、慢反应物质（SRS-A）和嗜酸性粒细胞的超化物质，这些介质可进一步引起临床表现。遗传过敏性皮炎与 IgE 有密切关系，属于Ⅰ型变态反应；而皮肤症状又是湿疹样表现，是一种迟发型变态反应，又属于Ⅳ型变态反应。因此这两型变态反应在发病机制上都占有重要地位。此外，尚有非变态反应的发病机制，常具有血管功能失调的表现。

二、临床表现

本病的临床表现具有多样性，由急性至慢性，反复发作。随着年龄的增长，其临床症状各异。通常分为 3 个阶段，即婴儿期、儿童期、青年及成人期。

（一）婴儿期

以往又称婴儿湿疹，少数因处理不当发展成红皮病，常伴有腹泻、淋巴结肿大或营养不良。其皮损主要分为渗出型和干燥型。常在出生后 2~3 个月开始发病，也可在出生后 1 周左右发病，约 90% 在 5 岁内发病。

1. **干燥型** 多见于瘦弱婴儿。皮损主要表现为面部、四肢淡红色斑和密集的小丘疹，干燥而无渗出，表面附有糠状鳞屑，有时伴有浸润、肥厚及皲裂。冬春季症状较重。

2. **渗出型** 多发生于肥胖有渗出体质的婴儿。皮损多形性，在面部、前额、下颌、耳廓等处发生境界不清的红斑，红斑上有密集的针头大小的丘疹、水疱，逐渐增多，严重时可泛发于头皮、颈部、双耳、四肢及臀部等处。常因搔抓和摩擦，疱破后出现鲜红色糜烂面及渗出，结黄痂。有继发感染时可出现脓疱及局部淋巴结肿大、发热和畏寒等全身症状。病情可时轻时重，反复发作。在疾病中，如遇消化不良、预防接种、出牙、环境因素或某些食品刺激可使症状加重。少数因处理不当而发展成红皮病。常伴腹泻、淋巴结肿大或营养不良。

除上述两型外，根据皮损的形态将本期又分为第三型，即脂溢型，皮损多分布在皮脂腺较多的头皮等处。自觉瘙痒。有浆液性渗出及黄色痂皮，病程呈慢性，反复迁延，多数患者迁延至儿童期甚至成人期。

（二）儿童期

多由婴儿期演变而来，亦可不经婴儿期直接发病，常于婴儿期缓解 1~2 年后发病并逐渐加重。其皮损形态有湿疹型和痒疹型。湿疹型的表现与成人的亚急性和慢性湿疹相似，多局限于四肢，在肘窝、腘窝、两小腿屈侧或伸侧，对称分布，以灰白色的鳞屑、浸润性斑或苔藓样变为特征，急性发作时可出现针尖大小的小水疱、丘疱疹。痒疹型多见于四肢伸侧及背部，皮损表现为全身散在褐色的痒性丘疹，丘疹较大且干燥，酷似寻常痒疹，因瘙痒剧烈，表面有血痂，常伴有局部淋巴结肿大，病情慢性，可暂时痊愈或迁延至成人期。

（三）青年及成人期

指 12 岁以后青少年期及成人阶段的特应性皮炎，多数由儿童期发展而来，少数直接发病。皮损好发于肘窝、腘窝、颈前，亦可泛发于其他部位，范围较广，对称分布。皮损与儿童期皮损相似，表现为灰白色鳞屑，浸润肥厚及苔藓样变，境界不清。急性发作时，可出现潮红、丘疹、渗出、糜烂及结痂，还可出现痒疹样皮损。多数 40 岁以后症状逐渐减轻消退，少数持续终生。

除上述临床表现外，患者可同时伴有荨麻疹、血管性水肿、过敏性鼻炎、哮喘等变态反应表现，实验室检查可见嗜酸性粒细胞增多，血清 IgG 水平可增高。

三、诊断与鉴别诊断

根据本病的特点，患者及家族史中有遗传过敏史，随着年龄增长其皮损形态各异，剧烈瘙痒，冬春季症状较重，结合实验室检查可作出诊断。

本病应与下列疾病进行鉴别：①婴儿脂溢性皮炎常发生于出生后不久的婴儿，皮损局限于头皮、耳后等处，以黄色油腻性鳞屑为主，轻微瘙痒，无遗传过敏家族史；②湿疹无遗传过敏家族史，皮损与特应性皮炎相似。

四、防治

（一）一般治疗

以尽量去除病因，避免刺激为原则。婴儿期要尽量避免外来刺激，如衣服要宽松轻柔，穿棉质柔软的内衣裤，避免肥皂热水烫洗和过勤洗澡，婴儿的尿布要勤换洗，不用塑料布或橡皮包裹臀部，尿布应煮沸消毒。注意室内温度不宜过高，减少出汗，以免加重痒感。注意室内的环境卫生，尽量减少室内的致敏原，如尘土、丝毛织物和油漆等。应精心护理和合理喂养，注意饮食的配制，避免食用刺激性食物和致敏性食品，以减少抗原性。喂养的时间要有规律，不宜过饱。注意婴儿的消化状态，防止腹泻及便秘，发病期要避免接触水痘及单纯疱疹患者，并避免预防接种，以免发生疱疹样湿疹。

（二）全身治疗

主要是抗炎及止痒，止痒对本病的治疗十分重要。通常用抗组胺类及镇静药物，可单用或配合使用，常用的有氯苯那敏、赛庚啶、酮替芬、异丙嗪、阿司咪唑（息斯敏）、西替利嗪（仙特敏）等，小儿可用苯海拉明糖浆。钙剂对急性特应性皮炎效果较好，可起辅助治疗作用，常用 10% 葡萄糖酸钙注射液每次 10 ml 静脉注射。维生素 A、维生素 B、维生素 C 也有一定的辅助治疗作用。继发感染时可使用抗生素。皮质激素对成人型症状严重的患者可短期小剂量使用，待症状缓解或控制后，可逐渐减量、撤除；儿童最好不要内用，因可抑制儿童的生长发育。近年来有用干扰素、胸腺素等治疗。儿童及成人型患者如对尘螨过敏，可用相应过敏原的浸出液行脱敏治疗。

（三）局部治疗

治疗原则参考湿疹，根据皮损的情况，选用不同剂型的外用药；对皮损粗糙肥厚者，外用曲安西龙软膏等。

（四）中医中药

中医中药治疗也可有良好效果，用药原则同湿疹。

第五节　自身敏感性湿疹

自身敏感性湿疹（autosensitization dermatitis）是由于患者在所患皮肤病的基础上，对自身产生的某种物质的敏感性增高所引起的更广泛的皮肤炎症反应。致敏的物质可能是患者自体组织经过某种过程而形成的自身抗原，或是细菌、真菌的产物。

一、病因与发病机制

致敏物质可能是患者自体组织形成的自身抗原，或是细菌和真菌的代谢产物。

发病机制尚不十分清楚，可能与以下因素有关：发病前患者皮肤某处常有湿疹、接触性皮炎等，由于治疗处理不当、局部创面不清洁导致组织分解产物、细菌或真菌产物及外用药等相结合形成抗原，吸收后引起的过敏反应。

二、临床表现

自身敏感性湿疹常发生于已有局灶性皮炎的患者，发病前原发病灶加重，并向远处扩散，出现对称性丘疱疹、水疱、脓疱等，以四肢为主，其次为面部、躯干或呈泛发性，可相互融合成片，类似湿疹样皮损。部分皮损可发展成类似玫瑰糠疹样皮疹，有椭圆形红斑或斑丘疹、糠状鳞屑。继发感染时有全身症状如发热、浅表淋巴结肿大等。自觉剧烈瘙痒。原发病好转后，继发皮损可好转或消失，治愈后再刺激又可复发。

三、诊断与鉴别诊断

根据有原发病灶，处理不当或继发感染，随后出现广泛对称性丘疱疹，应考虑自身敏感性湿疹。

本病应与以下疾病相鉴别：本病丘疱疹期应与其他水疱大疱性疾病相鉴别，湿疹样期应与钱币状湿疹及其他湿疹性疾病相鉴别。药疹发病前有用药史，有一定的潜伏期，除去致敏药物后可不复发，皮损为鲜红色斑疹及丘疹。玫瑰糠疹多从躯干开始，然后扩大至四肢，为圆形椭圆形斑，皮损长轴与皮纹方向一致，表面有糠状鳞屑。传染性湿疹样皮炎发病前有感染病灶如中耳炎、溃疡等，由于局部治疗及分泌物刺激，在病灶周围出现皮疹，原发病灶好转后皮损可随之好转。

四、防治

治疗的原则是控制原发病灶及减轻泛发性皮疹。

（一）一般治疗

清除原发病灶，合理使用外用药，尽量避免局部刺激。

（二）全身治疗

可口服抗组胺类药物、钙剂和维生素 C，瘙痒明显者可抗组胺药联合使用，严重者可使用抗生素。

(三) 局部治疗

可参照湿疹的治疗原则，有渗液可用3%硼酸溶液湿敷。

第六节 传染性湿疹样皮炎

传染性湿疹样皮炎(infectious eczematoid dermatitis)又称感染性皮炎、感染性湿疹。属于自身敏感性湿疹的特殊类型。发病前患处附近先有感染病灶如中耳炎、溃疡、外伤感染等，其病灶的脓性分泌物引起周围皮肤出现湿疹样改变。由于是微生物或代谢产物引起的湿疹，故微生物消失后，湿疹便可消退。本病常伴有附近淋巴结肿大、压痛。

一、病因与发病机制

病因不完全清楚，发病前患处附近先有感染病灶如中耳炎、溃疡、外伤感染等，病灶排出大量的分泌物，使皮肤周围的敏感性增加而发病。

发病机制可能是感染病灶中自身组织蛋白抗原刺激与综合因素引起的一种变态反应。有些患者可能是对局部药物产生过敏所致。

二、临床表现

发病前常有感染病灶存在如外耳道炎、小腿溃疡、感染创口。上述感染病灶周围皮肤潮红、肿胀、丘疹、水疱、糜烂、结痂及鳞屑等，瘙痒明显，附近淋巴结肿大。皮损可随原发病灶好转而消失。

三、诊断与鉴别诊断

根据本病有原发感染灶，结合发病部位、皮疹特点、细菌培养，诊断不难。

本病应与以下疾病鉴别：接触性皮炎无感染性原发病灶，但发病前有致敏物接触史，皮损发生在接触部位或暴露部位，形态较单一；去除病因，用抗组胺药、钙剂、维生素、严重者可短期用皮质激素及外用药物后，疾病很快痊愈。自身敏感性湿疹与传染性湿疹样皮炎的疾病过程相似，但该病的致敏原先进入血液而引起远端部位的湿疹样改变。湿疹继发感染，在湿疹的基础上又继发细菌感染，表现为红斑、渗液、结痂、鳞屑、小脓疱。

四、防治

(一) 一般治疗

积极控制原发病灶，避免局部刺激。对感染性原发病灶应做细菌培养，并选择敏感的抗生素，停止使用刺激性外用药物。

（二）内用药物治疗

抗生素的运用，应根据细菌培养和药敏试验结果，选用敏感的抗生素，如大环内酯类、头孢菌素类、喹诺酮类等。有瘙痒时选用抗组胺药。钙剂和维生素 C 也有辅助治疗作用。严重的患者可用小剂量的皮质激素。

（三）局部治疗

按湿疹的原则进行处理。

第七节　婴儿湿疹

婴儿湿疹（infantile eczema）中医称为“奶癣”，是发生于婴儿头面部的一种急性或亚急性湿疹。

一、病因与发病机制

病因尚不完全清楚，可能与个体素质、环境因素、食物过敏（如鱼虾、牛奶和鸡蛋等）、喂养不当、消化功能紊乱、细菌感染以及接触过敏原有关。临床表现与特应性皮炎的婴儿期表现相同，故多认为与特应性皮炎婴儿期是同一疾病；但也有学者认为婴儿湿疹不完全是特应性皮炎，因临床表现较特应性皮炎轻，病程相对较短，治疗效果较好等，故主张仍保留该病名。

二、临床表现

多在出生后 1~6 个月发病。皮损好发于头皮和面部，少数可累及躯干及四肢。皮损表现为密集的红斑、丘疹、水疱、糜烂、渗出和结痂，境界不清；也有少数患儿的皮损表现为淡红色粟粒大小丘疹，皮肤较干燥，附有少许白色糠秕状鳞屑。瘙痒剧烈，患儿搔抓、哭闹不安。如继发细菌感染可出现脓疱、脓痂、淋巴结肿大、发热及全身不适等。病程呈慢性，一般多在 1~2 岁后可逐渐好转并痊愈。

三、诊断与鉴别诊断

根据年龄和皮损特点，不难诊断。

本病应与以下疾病鉴别：皮肤念珠菌病皮损为淡红色斑及扁平小丘疹，有少许鳞屑、边缘隆起，境界清楚，并可查到真菌。接触性皮炎有接触史，皮损局限于接触或暴露部位，形态单一，境界清楚，去除病因后可很快痊愈。

四、防治

（一）一般治疗

详细询问病史、喂养史及方法、哺乳母亲的生活史及饮食习惯等。调整婴儿的饮食，对牛奶过敏者可延长牛奶煮沸时间或改喂豆浆。避免过冷、过热等刺激，增强患儿体质，注意调整胃肠功能。

（二）全身治疗

抗组胺药物可减轻瘙痒、改善睡眠，婴儿常选用0.2%苯海拉明糖浆。亦可选用维生素C、钙剂及免疫调节剂等辅助药物。

（三）局部治疗

婴儿的皮肤嫩薄，用药必须温和。急性期有红肿、渗液时可选用冷湿敷，常用2%硼酸溶液，但湿敷的面积不能超过体表的1/3，以免婴儿过度吸收而出现全身中毒症状或受寒，湿敷的间隙可外用40%氧化锌油。仅有红肿、丘疹，无渗液时可外用炉甘石洗剂。亚急性期可用氧化锌糊剂和糖皮质激素。慢性期可选用氧化锌软膏或糖皮质激素软膏。但要注意糖皮质激素可通过婴儿皮肤吸收，引起全身不良反应及局部皮肤萎缩和毛细血管扩张等局部不良反应，故不宜长期大量使用。继发感染时可用红霉素软膏等。

第八节 郁积性湿疹

郁积性湿疹（stasis eczema），也称静脉曲张性湿疹、郁积性皮炎，系下肢静脉压升高所致的湿疹样皮炎。

一、病因与发病机制

静脉曲张是发生本病的必要条件。静脉曲张发生的原因是多方面的，有先天性静脉缺陷，也可继发于血栓性静脉炎后静脉闭塞；长期重体力劳动，妇女妊娠及长期站立等也是其发病原因。静脉曲张发生后，下肢血液回流减慢，造成静脉淤血，局部静脉高压，血液内的营养成分减少及氧含量减少，血管壁受损，血管通透性增强，血管内容物渗出组织引起水肿；由于局部组织缺氧，组织代谢障碍，可产生酸胀及瘙痒等。如搔抓过度、过度烫洗可诱发湿疹样改变。

二、临床表现

多见于中青年、长期站立及体力劳动者，也可见于孕妇。多伴下肢静脉曲张。好发于下肢，多为单侧发生。起病可急骤，下肢很快水肿、发红和皮温增高，出现湿疹样改变，常有红斑或色素沉着，是因红细胞外渗、含铁血红素淤积所致。继发湿疹样改变时，可出现丘疹、水疱、糜烂、渗液和结痂等损害。如继发感染时则可出现脓疱。皮损反复加重，顽固难治，日久发生营养性溃疡。本病可表现为急性、亚急性及慢性。

静脉曲张的早期表现

早期患肢有酸胀、沉重、无力等感觉，久站或下午加重，踝部、足背有轻度水肿；患肢的浅静脉隆起、扩张，在下肢压力增加的情况下静脉甚至迂曲呈青蛇状。

三、诊断与鉴别诊断

根据小腿不同程度的静脉曲张，小腿下部水肿、色素沉着，常继发湿疹或慢性溃疡，诊断不难。

湿疹样改变时需与接触性皮炎、自身敏感性湿疹相鉴别，出现溃疡时需与引起小腿溃疡的各种疾病相鉴别。

四、防治

（一）一般治疗

卧床休息，抬高患肢，避免长久站立及重体力劳动。患肢可用弹性绷带或弹力袜以增加压力，促进静脉回流。避免局部搔抓及外用药物的过强刺激。

（二）全身治疗

主要为抗炎、抗过敏治疗，可用一种或两种抗组胺药物口服。皮损面积过大、炎症明显时可口服小剂量糖皮质激素。对于溃疡形成，有脓性分泌物，特别是出现蜂窝织炎时，应使用抗生素，可选用青霉素、头孢菌素类或喹诺酮类药物治疗。

（三）局部治疗

湿疹样变有渗出时可用3%硼酸溶液湿敷；无渗出时可选用糖皮质激素等，但不宜长期大剂量使用，因可引起皮肤萎缩、变薄而诱发溃疡。

（四）外科治疗

如上述治疗效果不好，或反复发作，应行静脉曲张根治术。另外，溃疡处有较多坏死组织时，应手术清创。

（五）中医中药

主要行活血化瘀治疗，可用复方丹参汤等。

思　考　题

一、选择题

1. 变态反应性接触性皮炎的发病机制属于

A. Ⅰ型变态反应
B. Ⅱ型变态反应
C. Ⅲ型变态反应
D. Ⅳ型变态反应
E. 自身免疫反应

2. 确诊接触性皮炎最简单可靠的皮肤试验方法是
A. 皮内试验
B. 划痕试验
C. 斑贴试验
D. 针刺试验
E. 检测血中 IgE

3. 关于慢性湿疹不正确的描述是
A. 可急性发作
B. 可伴有色素减退
C. 皮肤肥厚伴苔癣样变
D. 可形成瘢痕
E. 病程迁延

二、问答题

1. 湿疹的临床表现有哪些?
2. 简述湿疹的防治原则。
3. 谈谈接触性皮炎的病因及诊断要点。

三、病案分析

患儿,女,2.5 岁,2 年前面部经常出现红斑、丘疹、水疱、渗出和结痂,瘙痒明显,反复发作,逐渐扩展至四肢屈侧,伴有过敏性哮喘。请问:

1. 初步诊断考虑什么病?
2. 应进一步做何检查及询问病史,以明确诊断?

第六单元
荨麻疹和药疹

学习目标及重点内容

■ 掌握荨麻疹临床表现和防治原则，以及丘疹性荨麻疹的诊断和鉴别诊断，常见药物性皮炎的诊断和防治。

■ 熟悉常见药物性皮炎的分型及特点。

■ 了解血管性水肿的发病机制和防治。

第一节 荨麻疹

荨麻疹（urticaria）俗称“风疹块”，是由于皮肤黏膜小血管扩张和渗透性增加而产生的暂时性局限性水肿，是一种以风团为主的瘙痒性皮肤病，部分严重的患者可伴有系统表现。本病较常见，有15%~20%的人一生中至少发生1次。

一、病因与发病机制

荨麻疹的病因相当复杂，多数患者不能找到确切的病因，尤其是慢性荨麻疹更不易找到病因。除与各种致敏原有关外，与个体素质及遗传因素亦有关。

（一）病因

1. **遗传因素** 某些荨麻疹与遗传密切相关，如家族性寒冷性荨麻疹、遗传性家族性荨麻疹综合征等与遗传因素有关。

2. **神经精神因素** 焦虑、紧张、烦躁、抑郁和失眠等因素均可引起乙酰胆碱释放，增加血管通透性而发病；也可通过引起免疫功能紊乱而发病。

3. **自身免疫性疾病** 几乎所有自身免疫性疾病（如系统性红斑狼疮、风湿热、类风湿关节炎等）都可引起荨麻疹。

4. **系统性疾病** 如淋巴瘤、癌、胃炎、肠炎、胆囊炎、肝炎、糖尿病、月经失调及妊娠等均可引起荨麻疹，尤其是慢性荨麻疹的病因。

5. **食物** 以鱼、虾、蟹和蛋类等动物性蛋白质引起者最常见，尤其是在一次大量进食蛋白质饮食和酗酒后，更易发生本病。某些肉类和植物性食品，如鸡肉、牛肉、蕈类、番茄、大蒜、草莓等也可致病。

6. **吸入物** 花粉、动物皮屑、羽毛、灰尘、真菌孢子及某些气体等也可致病。

7. **药物** 如青霉素、呋喃唑酮、疫苗、血清等可引起变态反应，另一些药物如吗啡、可待因、阿托品、阿司匹林、奎宁等组胺释放剂，可直接刺激肥大细胞释放组胺，引起荨麻疹。

8. **接触物** 昆虫叮咬、动物咬伤引起变态反应而致病。

9. **物理及化学因素** 如冷、热、机械性刺激、压迫摩擦等物理因素，某些化学物质刺激如甲醛、乙醇等，在建筑物、工厂、家庭居室较常遇到，均可引发本病。许多美容护肤品都含有挥发性物质，会引发本病，但往往容易被人忽视。某些香水也会引起慢性荨麻疹。另外，某些杀虫剂，如家庭常用的蚊香、樟脑以及农用的敌敌畏均可引起荨麻疹。

（二）发病机制

荨麻疹的发病机制可分为变态反应和非变态反应两种。

1. **变态反应** 本病的患者主要由Ⅰ型变态反应引起，少数为Ⅱ型或Ⅲ型变态反应。Ⅰ型变态反应引起荨麻疹的机制是：变应原使机体产生相应抗体（IgE），IgE与血管周围的肥大细胞及血中嗜碱性粒细胞表面的特异性受体相结合；当变应原再次进入机体与这些细胞表面的IgE特异性结合后，引起肥大细胞膜本身及其一系列生物物理及化学的变化，促使细胞质中的颗粒释放，同时释放一系列化学介质，主要有组胺、5-羟色胺、乙酰胆碱、补体、各种激肽和慢反应物质等；这些介质引起血管通透性增加、毛细血管扩张、平滑肌收缩和腺体分泌增加等效应，从而使皮肤、黏膜、呼吸道和消化道等产生一系列相应的临床表现。Ⅱ型变态反应引起的荨麻疹多见于输血反应，患者接受输血后体内产生IgA抗体，再输入血液后即可形成免疫复合物激活补体，产生过敏毒素及各种炎症介质，引起荨麻疹和过敏性休克。Ⅲ型变态反应引起的荨麻疹称荨麻疹性血管炎，如血清病。

2. **非变态反应** 是由于某些因素使补体被激活或直接刺激肥大细胞释放组胺、激肽等活性物质而引起红斑和风团，或这些物质进入机体使补体C3等分解，产生过敏毒素而引起皮损。常见有某些食物如龙虾、蘑菇和草莓等，某些药物如阿托品、吗啡、奎宁、阿司匹林、可待因、毛果芸香碱、多黏菌素B、可卡因和肼屈嗪等。

二、临床表现

本病为常见疾病，根据病程将荨麻疹分为急性荨麻疹和慢性荨麻疹两类。急性荨麻疹即症状在数日至2~3周内消退者。若病程达1~2个月，或数月、数年之久，反复发作，大多数病因不明，顽固难治者称为慢性荨麻疹。

（一）急性荨麻疹

常突然发生，发展快，表现为皮肤突然瘙痒，很快出现形态不一、大小不等的鲜红色或苍白色风团，呈圆形、椭圆形或不规则形；散在分布，也可融合成片（彩图6-1）。风团可局限或泛发全身。风团可持续数分钟或数小时，一般不超过24 h，消退后不留痕迹。但新风团可不断发生。部分因胃肠道黏膜水肿出现腹痛，剧烈时似急腹症，亦可发生腹泻等。呼吸道黏膜受累，可出现呼吸困难，甚至窒息。若伴有高热、畏寒、白细胞计数增高等全身中毒症状，可考虑感染或严重感染如败血症的可能性。病情严重者可伴有心慌、气促、烦躁、恶心、呕吐或血压降低等过敏性休克表现。

（二）慢性荨麻疹

皮损反复发作持续6周以上者称慢性荨麻疹。全身症状较轻，风团多少不等。瘙痒可轻可重。病程可达数月、数年之久。本型对患者的生活、工作及情绪影响很大。

（三）特殊类型荨麻疹

1. **皮肤划痕症** 又称人工荨麻疹，表现为用搔抓或铁器划过皮肤1~3 min后，该处出现暂时性条状风团，常伴不同程度的瘙痒，数分钟后即可消失，可单独发生，也可同荨麻疹同时发生。

皮肤划痕试验

用竹签钝头尖端以适当压力划前臂或背部皮肤，3 min左右出现条状风团为阳性，可辅助诊断皮肤划痕症。

(1) 划后3~15 s，划过处皮肤出现红色线条。

(2) 划后15~45 s，红线条两侧出现红晕。

(3) 划后1~3 min，红线处隆起，呈苍白色线状风团。

2. **寒冷性荨麻疹** 可分为家族性和获得性两型。家族性少见，为常染色体显性遗传，女性多见，出生后不久发病，可持续终身；表现为寒冷刺激后出现红色风团样丘疹，直径一般不超过2 cm，不痒，可同时伴有发热、畏寒、头痛、关节痛和白细胞计数增高等全身表现；被动转移试验及冰块试验均为阴性。获得性较常见，多数患者有遗传过敏史，血清中IgE水平显著增高，被动转移试验和冰块试验均为阳性；发病开始于儿童或成人，气温骤降或接触冷风冷水时，接触或暴露部位出现瘙痒性风团，严重时可出现唇麻、手麻、心悸、胸闷、腹痛、腹泻、晕厥和休克等，女性多见。

3. **胆碱能性荨麻疹** 以青年人多见。由于运动、发热、情绪紧张、饮酒或进食热饮时，胆碱能神经发生冲动而释放乙酰胆碱，诱发肥大细胞和嗜碱性粒细胞释放组胺而发病。常在受刺激后数分钟出现直径2~3 mm的小风团，不融合、可持续半小时或数小时不退。剧烈瘙痒。皮损可泛发全身。可同时伴有全身反应，如头痛、流涎、脉缓、瞳孔缩小、腹痛、腹泻、恶心、呕吐、哮喘、晕厥和休克等，病情经数月或数年后可逐渐缓解。

4. **压迫性荨麻疹** 皮肤持续受压4~6 h后，局部发生深在性疼痛性肿胀，边缘不清，可8~12 h后消退。多发生于腰、足或其他压迫部位。可伴有发热、寒战、关节痛及全身不适等。

5. **日光性荨麻疹** 较少见，每次发作可持续1 h或数小时，日光或紫外线暴晒后，在照射部位出现风团，并有针刺感及瘙痒。严重时可出现痉挛性腹痛、畏寒、乏力和晕厥等。

6. **血清病型荨麻疹** 在注射疫苗、血清及药物后皮肤出现风团，同时伴有发热、关节痛和淋巴结肿大,有时还可出现蛋白尿和管型尿。

实验室检查资料

常规检查:寄生虫感染或变态反应所引起的荨麻疹,嗜酸性粒细胞增多;细菌感染时白细胞计数增高。免疫学检查:对慢性荨麻疹的诊断十分重要。尽量寻找到病因,积极对症处理,才能使慢性荨麻疹得以治愈;血清 IgE 水平升高提示主要由Ⅰ型变态反应所致,循环免疫复合物阳性以及血清补体含量降低提示荨麻疹血管炎的可能。特殊检查:运动和热水浴可诱发胆碱能性荨麻疹;热水试验、冰块试验及光照试验可帮助诊断寒冷性荨麻疹及日光性荨麻疹;皮内试验、划痕试验可协助查找食入和吸入的致敏物。

三、诊断与鉴别诊断

根据病史及各型荨麻疹的皮损特点,有明显瘙痒、突然发生迅速消退及消退后不留痕迹等,本病不难诊断。但确定病因有时比较困难,需要详细询问病史,全面系统体格检查以及必要的实验室检查,才能确定。

本病需与以下疾病鉴别:荨麻疹血管炎的皮损为风团样斑块,皮损可持续数月,无明显瘙痒,消退后可有紫癜及色素沉着,同时可伴有全身症状如发热、关节痛、白细胞计数增高、血沉增快及血清补体含量降低等。丘疹性荨麻疹的皮损以风团样丘疹和丘疱疹为主,常群集分布,数日后才可消退,常反复发作。有腹痛及腹泻者应与急腹症、溃疡病、胃肠炎等鉴别。

四、防治

(一) 全身治疗

1. **急性荨麻疹** 首先选用第一代或第二代抗组胺药,根据效应细胞上的组胺受体的不同,分为 H_1 受体阻断剂和 H_2 受体阻断剂两类。H_1 受体阻断剂能阻断组胺引起的毛细血管扩张和血管通透性增加,常用的第一代抗组胺药有苯海拉明、多塞平、赛庚啶、氯苯那敏、异丙嗪和酮替酚等;第二代 H_1 受体阻断剂如特非那定、阿司咪唑和西替利嗪等,特点是特异性高、用量小、不良反应小、作用持久、不通过血脑屏障、无抗胆碱能作用,故无嗜睡、眩晕、口干的不良反应,目前已广泛应用于临床。临床上需要短期用药或迅速缓解症状时,可首先选用西替利嗪,该药起效快,并有独特的抗嗜酸性粒细胞的作用,故对遗传性过敏性皮炎具有良好的治疗作用。H_2 受体参与风团反应的发生,H_1 受体阻断剂和 H_2 受体阻断剂联合使用可提高对荨麻疹的疗效,常用的药物有雷尼替丁和西咪替丁等。降低血管通透性药物常与抗组胺药同时使用,如维生素 C 和钙剂等,静脉注射。皮质激素适用于严重的急性荨麻疹,不宜用于慢性荨麻疹。抗生素用于感染引起的荨麻疹。

若发生喉头水肿与过敏性休克时，应立即皮下或肌内注射 0.1% 肾上腺素液 0.5~1 ml；迅速吸氧；同时肌内注射盐酸异丙嗪 25~50 mg，并用氢化可的松 0.2~0.4 g 或地塞米松 5~10 mg、维生素 C 2 g 加入 5%~10% 葡萄糖注射液 500 ml 中快速静脉滴注；15 min 后可重复注射 0.1% 肾上腺素注射液 0.5 ml；有明显心血管疾病者，肾上腺素应慎用；喉头水肿伴发支气管痉挛时，可用氨茶碱 2 g 加入 5%~10% 葡萄糖注射液中缓慢静脉滴注。

2. **慢性荨麻疹**　应找出病因，尽量去除病因。详细询问病史，分析可能的内在和外在的病因。治疗以抗组胺药为主，但常采取联合用药，如 H_1 受阻断剂、H_2 受体阻断剂或降低血管通透性药物联合，并可酌情选用维生素 K、维生素 B、维生素 E、利血平，以及雷公藤总苷等；病情控制后可逐渐减少剂量，最后停药；慢性荨麻疹尚可采用针刺、耳针、头针、穴位封闭、自血疗法等，可有一定的效果；慢性荨麻疹不宜使用糖皮质激素。

3. **特殊类型荨麻疹**　皮肤划痕症可选用阿司咪唑、酮替芬和西替利嗪等，寒冷性荨麻疹可选用赛庚啶、桂利嗪和西替利嗪等，日光性荨麻疹选用阿司咪唑和氯喹，胆碱能性荨麻疹选用阿托品、普鲁苯辛、异丙嗪、山莨菪碱和多塞平等较为有效，压迫性荨麻疹可选用西替利嗪。

（二）局部治疗

以止痒为主。常用有止痒剂、炉甘石洗剂、糖皮质激素和抗组胺类药外用，日光性荨麻疹可配合使用防晒霜等。

（三）中医中药

根据病情辨证施治。①风寒型：遇冷发皮损，遇热好转，宜疏风散寒，可用麻黄桂枝汤加减；②风热型：起病很快，痒感剧烈，风团鲜红，宜祛风清热，可选用消风散加减；③气血双虚型：面色苍白，胃纳差，四肢无力，易疲劳，皮损反复发作，宜补气养血，多采用八珍汤加减；④胃肠型：发病时有胃肠症状，如恶心、呕吐、腹痛，则宜清热利湿，可用除湿胃苓汤加减；等等。

第二节　血管性水肿

血管性水肿（angioedema）又称血管神经性水肿、巨大型荨麻疹，可分为遗传性血管性水肿和获得性血管性水肿两种类型。本病以皮下组织疏松部位的皮肤或黏膜突然发生局限性水肿、界限不清、持续 1~2 日可自行消退、常反复发作为特点。

一、病因与发病机制

遗传性血管性水肿属常染色体显性遗传，主要由 C_1 酯酶抑制物功能缺陷所致；外伤、手术等使血管内皮受损时可诱发本病；某些患者发病与细菌和病毒感染、情绪波动、气温骤变及雌激素和避孕药等有关。获得性血管性水肿的发病原因与荨麻疹相似，如与食物、药物、尘螨和寒冷等有关。获得性血管性水肿的发病机制分变态反应性和非变态反应性两种，变态反应性发病多为Ⅰ型变态反应，血中IgE含量增多；非变态反应性为致敏物质直接刺激肥大细胞释放组胺，引起血管通透性增加而诱发本病，如吗啡等某些药物。

二、临床表现

多数为获得性血管性水肿，遗传性血管性水肿发病率很低。两型的主要临床表现相似，表现为突然发生的局限性水肿，好发于皮下组织疏松处，如眼睑、口唇、外生殖器、手、足、头皮、口腔黏膜、舌及喉。水肿处皮肤呈淡红色或苍白色、质软，为非凹陷性水肿，皮肤紧张发亮，境界不清。瘙痒不明显，可有轻度发胀或灼热感。一般无全身症状。多于夜间发生，持续时间较久，数小时至1~2天消退，少数患者可持续1周。如发生在消化道，可有腹痛、腹泻及恶心、呕吐等表现。如发生喉头黏膜水肿可出现喉部不适、声嘶、气闷、呼吸困难，甚至引起窒息死亡。本病皮损常在一个部位反复发作，也可同时合并荨麻疹。遗传性血管性水肿多在儿童或少年期，常反复发作，发病，感染和外伤等可成为本病的诱因。

三、诊断与鉴别诊断

根据有遗传史，皮损为突然发生皮肤和黏膜局限性水肿，好发于组织疏松部位，瘙痒不明显，2~3天可自行消失，不留痕迹，但易在同一部位反复发作，不难诊断。

本病应与以下疾病鉴别：慢性丹毒有急性丹毒病史，且反复发作，皮损为持续性肿胀。虫咬皮炎有蚊虫叮咬史，肿胀皮损上可见小水疱，有明显瘙痒或疼痛，可单个或多个发生。

四、防治

全身治疗

首选抗组胺类药物，慢性期可试用封闭疗法、自血疗法、针刺疗法等，上述治疗无效时可酌情短期使用糖皮质激素。喉头水肿时应立即进行抢救，肾上腺素注射液0.5~1 ml，肌内注射，必要时1~2 h可重复注射1次；若水肿不见缓解，需行气管切开。对遗传性血管性水肿，可采用抗纤维蛋白溶解剂、甲睾酮和肝素等。

第三节 丘疹性荨麻疹

丘疹性荨麻疹（papular unticaria）为主要发生于婴幼儿的一种季节性皮肤病，尤其多见于农村儿童，以瘙痒和风团样丘疹为特点。

一、病因与发病机制

昆虫叮咬是本病的主要发病原因，如跳蚤、臭虫、鸡虱、蚊和螨等，叮咬后导致皮肤的过敏反应;少数由食物过敏或胃肠道消化功能障碍所引起。

本病是一种迟发型超敏反应,蚊虫叮咬皮肤时注入唾液,唾液中的某些物质作为抗原,当再次叮咬时出现皮损,有的在反复叮咬后可出现脱敏反应,故儿童经几年反复发作可自然缓解。

二、临床表现

以春、夏、秋季节容易发病,婴幼儿多见,成人较少。如流行性集体发病,常见于幼儿园、学校或集体宿舍等。皮损好发于躯干(尤以下半段)及四肢,呈散在性,为花生米大小的红色风团样丘疹,呈纺锤形,中央可有针头大小的小水疱,也可为大疱,自觉剧痒,常因抓破而引起感染及结痂。数日后皮损逐渐消退,留有色素沉着斑片。可反复发生,因此新旧皮疹常同时存在。病程较长。一般无全身症状,有感染可出现发热及淋巴结肿大。

三、诊断与鉴别诊断

根据部位、发病年龄、发病季节、皮疹特点和剧痒等,易于诊断。

本病应与水痘、荨麻疹、传染性软疣鉴别。水痘的皮损对称分布于面部、头部、躯干及四肢近端,以水疱为主,周围有红晕,但无风团,微痒,多伴有低热等全身症状。荨麻疹以风团为主要损害,突然发生,消退后不留痕迹,一日之内可发作数次,剧痒,不难鉴别。传染性软疣的皮损为散在分布、带有蜡样光泽、中心呈脐窝状的小丘疹,可挤出乳酪样软疣小体。

四、防治

(一)一般治疗

注意个人及环境卫生,消灭臭虫、蚤、虱及其他昆虫,防止昆虫叮咬,不食过敏性食物,治疗胃肠疾病。

(二)全身治疗

口服抗组胺类药物、维生素 C 及钙剂;有继发感染者,可用抗生素。

(三)局部治疗

可外用炉甘石洗剂和糖皮质激素乳剂。有渗出时可用 3% 硼酸溶液等湿敷。有大疱时,可抽吸疱液后再涂 2% 甲紫溶液。

第四节 药 疹

药疹(drug eruption)亦称药物性皮炎,是指药物通过各种途径进入机体,引起皮肤黏膜的炎性反应,严重者可累及其他系统。由药物引起的非治疗性反应,统称为不良反应,药疹是药物不良反应中的一种常见表现形式。药物进入机体的途径常见有口服、注射、吸入、灌肠或经皮肤等。由于新药品种和人们接触药物机会的增多，药疹的发病率有逐渐增高的趋势。每一位医务工作者必须对药疹有充分认识并保持高度警惕性，积极预防，及时诊治。

一、病因与发病机制

（一）病因

药疹的发病原因很复杂，但一般可分为两个方面：一方面是机体对药物的易感性，属于患者系过敏体质对药物发生的异常反应，绝大多数药物都可能在部分个体发生药疹；另一方面是药物的抗原性，这与药物的性质、化学结构、制剂中的杂质等都有密切的关系。易引起药疹的药物包括磺胺类、抗生素类、巴比妥类和解热镇痛类等。

（二）发病机制

一般认为，药疹的发生主要通过免疫反应和非免疫反应两种机制引起。

1. **免疫性药物反应** 包括变态反应、肉芽肿反应和光敏感反应。

(1) 变态反应：见于多数药疹。Ⅰ型变态反应即IgE依赖性药物反应。青霉素过敏反应是研究最为透彻的Ⅰ型变态反应，速发性反应发生在药物接触后数分钟内。IgE依赖性药物反应均有相同的发病机制。Ⅱ型变态反应即细胞毒性药物诱导反应，是最常见的药物反应。此型有3种可能的发病机制：①药物与组织发生反应而在细胞表面形成半抗原簇，使细胞易于遭受抗体或淋巴细胞介导的细胞毒性作用，例如青霉素诱发溶血性贫血和奎尼丁诱发的血小板减少是典型的例子；②形成药物－抗体复合物结合于细胞表面；③药物可诱导针对组织特异性抗原的免疫反应。Ⅲ型变态反应即免疫复合物介导的药物反应；循环免疫复合物引起的药物反应称为血清病，伴有发热、关节炎、肾炎、神经炎、水肿和荨麻疹或丘疹是其临床特征。Ⅳ型变态反应即细胞介导的药物反应，此型变态反应与Ⅰ型、Ⅱ型、Ⅲ型变态反应的不同之处在于其是一种局部反应，常为组织的保护反应，防御寄生虫、病毒感染和排斥肿瘤是其主要作用。药疹的变态反应非常复杂，某些药物所致药疹可为二种或二种以上的变态反应同时参与。

(2) 肉芽肿反应：是一种免疫反应，迄今了解甚少，多发于局部使用金属和一些生物制剂的个体。

(3) 光敏反应：某些具有光敏性的药物与日光暴露联合作用时，可使敏感个体发生药敏，可在药物首次使用时发生，发生率和严重性与剂量大小相关。

2. **非免疫性药物反应** 许多药物反应无免疫系统参与，这些反应的发生机制未明。包括某些药物的药理作用及不良反应、累积毒性、药物过量、光毒性反应和药物的相互作用等。

二、临床表现

不同药物可引起同类型药疹，而同一种药物对不同患者或不同时期也可引起不同的皮损和表现，常见类型如下。

（一）固定型药疹

是常见的类型之一。首次应用致敏药物时潜伏期为1~2周，而致敏者再次使用该药物时，皮损可在数小时内发生。皮损好发于皮肤黏膜交界处，如口唇、咽、龟头等部位。皮损为直径 1~4 cm 的圆形或椭圆形水肿性紫红斑，一个或数个，边缘清楚，其上可发生水疱或大疱（彩图 6–2）。停药 1~2 周后皮损逐渐消退，留下色素沉着斑。如再次使用该药，皮疹可在原位复发，或在他处又出现新的皮疹。一般无全身症状，局部可有瘙痒或痛感。此型药疹常由磺胺类、解热镇痛剂或巴比妥类引起。

（二）麻疹型或猩红热型药疹

发病突然，常由面颈部开始并迅速向躯干蔓延。皮损为针头大小的红色丘疹，散在或密集，对称分布，皮疹似麻疹。严重者可泛发全身，局部肿胀，皮疹可相互融合形成弥漫性红斑，类似猩红热皮疹。一般症状较轻，无麻疹或猩红热的其他特征，有时可出现全身症状如发热、头痛、乏力和白细胞计数增高等。病程 1~2 周。停药后 1 周左右皮疹逐渐消退，出现糠秕状脱屑。此型药疹若不能及时停药，可发展成重症药疹。多由解热镇痛剂、青霉素类、磺胺类、巴比妥类药物引起。

（三）荨麻疹型药疹

此型药疹的皮损与急性荨麻疹相似，为形态不一、大小不等的风团，病变范围不等，色泽红，持续时间长，可累及黏膜，并可成为致命性过敏反应的一种表现。药物诱发的荨麻疹和血管性水肿常为对称性，急性反应可伴呼吸困难等。药物若排泄缓慢或不间断接触，也可引起慢性荨麻疹，并可出现血清样反应，如发热、乏力、关节痛、淋巴结肿大或蛋白尿。此型常由青霉素、血清制剂等引起。

（四）湿疹型药疹

首次发病时潜伏期较长，再次发作潜伏期可明显缩短。好发于四肢、面部，重者可泛发全身。皮损呈多形性湿疹样损害，表现为红斑、丘疹和水疱，可相互融合成片，同时可有糜烂、渗出、鳞屑和结痂等。常有不同程度的瘙痒。病程较长。

（五）光敏型药疹

指使用光敏感性药物后暴露于阳光下达一定时间后，在皮肤发生的急性炎症反应。皮损表现为晒斑，严重者可发生大疱。常见药物有补骨脂、四环素、喹诺酮类和磺胺类等。

（六）痤疮型药疹

较常见，多发生于长期用药如糖皮质激素。皮损表现为毛囊炎性丘疹和丘疱疹，好发于面部、背部，类似于寻常痤疮。一般无全身症状，病程进展缓慢。

（七）大疱表皮松解型药疹

为药疹中最严重的一种。面部、颈部、胸壁、腹股沟处出现紫红色斑，红斑上出现大疱，疱壁松弛，尼氏征阳性，可形成大面积表皮松解坏死，类似浅Ⅱ度烫伤，可形成大面积的糜烂面，伴有大量渗液；皮损部位触痛明显；可累及呼吸道黏膜、消化道黏膜、口、鼻和眼，形成糜烂、溃疡和张口困难等。患者可有严重的全身症状，如发热、咽痛、乏力和腹泻等；严重者可因肝肾衰竭、继发感染、水电解质紊乱或内脏出血而死亡。

（八）剥脱性皮炎型药疹

是重型药疹之一，潜伏期较长，多因长期用药引起，或在已发生麻疹型猩红热型药疹的基础上继续用药而引起。病情呈进行性加重，表现为弥漫性红肿、反复脱屑，常波及全身，以手足、面部为重；3 周左右红肿消退，并出现糠秕状或落叶状脱屑，手足部呈手套或袜套状脱屑;口腔黏膜可出现水疱、糜烂和进食困难;眼结膜充血、肿胀和畏光,严重者可出现角膜溃疡;病程中可有畏寒、发热及全身淋巴结肿大、支气管肺炎、中毒性肝炎等。病程可持续数月,严重者可继发感染或全身衰竭而死亡。

(九) 多形性红斑型药疹

临床上分为轻型和重型。轻型表现为豌豆至蚕豆大小圆形、卵圆形水肿性红斑或紫红斑,典型皮损中央呈紫红色虹膜状红斑,中央可有水疱形成,边界清楚(彩图 6–3);好发于四肢和躯干,常累及皮肤黏膜交界处,如口腔、外生殖器等;可伴有轻度瘙痒。重型又称重型渗出性多形性红斑型药疹,是重型药疹之一;皮损为在广泛的红斑、丘疹、水疱的基础上形成大疱、糜烂,渗出明显;黏膜损害严重,尤其是口腔及外生殖器黏膜;患者常伴有高热、白细胞增多和肝肾功能损害,严重者可因治疗不及时而危及生命。

三、诊断与鉴别诊断

可根据服药史、潜伏期结合皮损特点作出诊断。必要时可做药物过敏试验。皮肤划痕法的敏感性差,但安全性高,现已少用。皮内试验法的准确性高,较常用,因易发生过敏性休克,有一定的风险,应谨慎;可用于青霉素、血清制剂或普鲁卡因等即刻过敏反应。对于皮肤试验阴性者,也不能完全排除过敏的可能性。皮肤试验应在过敏反应消退后半月内进行。此外,可进行药物激发试验,待药疹消退后一段时间,重复使用原来的药物,观察其反应;此法仅用于口服药物所致的轻型药疹,重型药疹患者原则上禁用,以免引起严重反应;药物使用剂量很小,一般主张从剂量的 1/8 开始或更小剂量。

药疹因皮损形态多样,临床鉴别诊断甚为复杂,有无用药史是区别于其他皮肤病的关键之处。药疹需与下列疾病鉴别:湿疹型药疹与湿疹鉴别,湿疹病程呈慢性、皮损呈现湿疹的特点、常反复发作;痤疮型药疹应与寻常痤疮鉴别,寻常痤疮好发于青春期、无特殊用药史、好发于面部和胸背部等处,伴有粉刺发生;麻疹型或猩红热型药疹应与麻疹和猩红热鉴别,麻疹型或猩红热型药疹的全身症状较轻、皮损呈鲜红色、瘙痒明显并缺少传染病应有的其他症状和体征;多形性红斑型药疹与非药物所引起的多形性红斑,包括重症多形性红斑的临床表现难以区别,但非药物所引起的多形性红斑除无用药史外,感染常是致病因素,可作为鉴别诊断的主要依据;剥脱性皮炎型药疹应与其他原因所致的剥脱性皮炎进行鉴别,后者多由一些皮肤病如毛发红糠疹、银屑病等发展而来,病程多较长,发展相对较慢。

四、防治

(一) 预防

药疹为医源性疾病,合理用药可减少其发生,临床用药应注意以下几点:详细询问病史,用药前应详细询问以往有无药物和其他过敏史,避免使用过敏药物和结构相类似的药物,合理用药;用药应有指征,严格掌握用药的适应证和禁忌证,避免长期和滥用药物;要提高警惕,对原因不明的皮损如红斑、丘疹、风团及全身瘙痒等应考虑药疹发生的可能,及时停用可疑致敏药物并给予相应处理；严格遵守药物过敏试验的规定，该做过敏试验的一定要做，如青霉素、普鲁卡因和破伤风抗毒素等易过敏的药物应按规定进行皮肤敏感试验，做皮试前应备有急救药物，已确诊的患者应将过敏药物名称写在病历首页醒目的位置，嘱患者下次就诊时主动告知医师。

（二）治疗

1. 治疗原则

⑴ 立即停用致敏药物：为治疗的首要措施。多数轻症药疹只要及时停药，药疹便可以在一定的时间内自限或消退，所以首先停药十分重要；有的患者因原发病不能随意停药，故在患者同时使用多种药物时，停药一定要准确、果断；认真分析致敏药物，详细询问过敏史及用药情况，致敏药物一旦确定立即停药。

⑵ 促进药物排泄：是治疗的重要措施之一。可让患者饮水和静脉输液，以促进药物及代谢产物的排泄，降低药物的血液浓度，必要时可适当使用利尿剂，以加快药物的排泄，但应注意电解质平衡和纠正酸碱代谢紊乱。

⑶ 防止药物的交叉过敏及多价过敏：药疹患者可往往处于高敏状态，对原来不过敏的药物或对结构相似的药物可发生过敏，称为多价过敏及交叉过敏，故治疗药疹时用药应尽量简单。

2. 全身治疗

⑴ 对轻型药疹的治疗：应及时停用致敏药物，适当给予抗组胺药和维生素 C，必要时口服糖皮质激素，皮损可很快消退。

⑵ 重症药疹：除停用致敏药物外，要采取以下措施：早期使用大剂量的皮质激素，一般给予氢化可的松 300~400 mg/d，静脉滴注，每日 1 次或分 2 次，待病情稳定后，逐渐减量、停药或改为口服，但应密切观察不良反应的发生，并及时给予处理。抗组胺药物单用或联合使用以达到抗过敏的目的。控制和预防感染及治疗并发症，如合并感染要及时选用不易致敏的抗生素，尽快控制皮肤及体内的感染。积极治疗和防止各种并发症。加强支持疗法和护理是治疗的重要环节之一，可给予高蛋白和多种维生素饮食，不能进食者应行鼻饲疗法，必要时给予能量合剂；另一方面加强护理，注意房间的消毒隔离措施，加强对皮肤、口腔、鼻腔、眼及外生殖器的清洁和护理工作。

3. 局部治疗 可根据皮损特点和变化情况选择适当的剂型和药物。用药原则是使用有保护作用而无刺激性的外用药物。

4. 中医中药 可用清热、解毒、凉血、利湿的方药，常用清热地黄汤（原名犀角地黄汤）、化斑解毒汤等加减。

过敏性休克的处理

过敏性休克是药物过敏反应中最严重的一种，其表现为发病突然，危险性很大，一旦发生应立即组织抢救。多数患者发生在药物治疗后 5 min 以内，快者可在数秒中内出现症状。患者表现为面色潮红、头晕、心悸、胸闷气急、四肢麻木，继之出现面色苍白、全身出冷汗、四肢厥冷、呼吸困难、血压下降，严重者可表现为神志不清或昏迷而造成死亡，有的可伴发血管性水肿或荨麻疹。

一旦发生过敏性休克，应就地立即组织抢救，并严密观察血压、脉搏、呼吸的变化。首先，停用一切可疑的致敏药物，立即注射肾上腺素。儿童按0.02~0.05 ml/kg体重计算，成人用0.1%溶液0.5~1 ml，做皮下或肌内注射，并且根据病情，隔15~30 min重复注射1次；若情况十分危急，可将药物加入50%葡萄糖注射液40 ml中静脉注射以提高血压，减轻呼吸道水肿及平滑肌痉挛，同时配合使用糖皮质激素静脉滴注；保持呼吸道通畅，呼吸困难者给予吸氧，严重者可行气管切开；注射抗组胺药物，如苯海拉明20 mg或异丙嗪25~50 mg肌内注射；使用血管活性药物，如间羟胺（阿拉明）50~100 mg加入5%葡萄糖注射液500 ml中静脉滴注；补充有效血容量，可用中分子或低分子右旋糖酐、5%葡萄糖氯化钠注射液、血浆等静脉滴注。此外，收缩压低于80 mmHg时给予升压药，支气管痉挛严重时静脉注射氨茶碱；呼吸心跳骤停时，可行人工呼吸和心肺复苏。

思考题

一、选择题

1. 荨麻疹的典型皮损是

   A. 丘疹　　B. 水疱
   C. 风团　　D. 糜烂
   E. 结节

2. 荨麻疹的发病机制主要是

   A. 非变态反应　　B. Ⅰ型变态反应
   C. Ⅱ型变态反应　　D. Ⅲ型变态反应
   E. Ⅳ型变态反应

3. 关于固定型药疹的描述正确的是

   A. 多伴有全身症状　　B. 边界不清的水肿性红斑
   C. 反复发生于不同的部位　　D. 多发生于皮肤黏膜交界处
   E. 消退后不遗留色素沉着斑

4. 丘疹性荨麻疹的皮疹是

   A. 丘疹　　B. 风团
   C. 梭圆形风团样丘疹　　D. 水疱
   E. 结节

5. 固定型药疹的主要皮疹是

   A. 丘疹　　B. 水肿性紫红色斑
   C. 风团　　D. 斑块
   E. 结节

6. 血管性水肿的皮疹是

A. 丘疹 B. 红斑

C. 局限性水肿 D. 水疱

E. 疱疹

二、问答题

1. 谈谈药物性皮炎的诊断和预防措施。
2. 荨麻疹的病因及诊断要点有哪些?
3. 简述丘疹性荨麻疹的诊断及鉴别诊断。

三、病案分析

患者,男,65岁,2 h前不明原因出现全身泛发性水肿性斑块,皮损散在分布,形态大小不一,皮损渐增多,部分融合,伴有全身不适。请问:

1. 初步诊断考虑何病?
2. 应如何处理?

第七单元
病毒性皮肤病

学习目标及重点内容

■ 掌握单纯疱疹的临床表现及防治方法，以及带状疱疹的病因、发病机制、临床表现及防治方法。

■ 熟悉疣的分型、各型的皮损特点及防治。

■ 了解手足口病的皮损特点。

病毒性皮肤病是由病毒感染所致以皮肤黏膜损害为主的病变。病毒种类繁多，在临床上分为脱氧核糖核酸（DNA）病毒和核糖核酸（RNA）病毒两大类。根据其所引起的疾病的表现不同，将病毒性皮肤病分成3种类型：

1. **疱疹型** 多数由疱疹病毒，少数由痘病毒引起，损害以疱疹为主。常见的有单纯疱疹、水痘、带状疱疹。

2. **新生物型** 常由乳头瘤空泡病毒引起，皮损呈疣状增生。常见的有扁平疣、寻常疣、跖疣、传染性软疣和尖锐湿疣等。

3. **红斑发疹型** 常由RNA病毒引起，皮损以红斑、斑丘疹为主，如风疹、麻疹等。

第一节 单纯疱疹

单纯疱疹（herpes simplex）是由单纯疱疹病毒感染所致的病毒性皮肤病。临床上以在皮肤或皮肤黏膜交界处发生簇集性水疱为特征，并有多种表现。本病虽有自限性，但易复发。中医称热疮。

一、病因与发病机制

单纯疱疹由DNA病毒中的单纯疱疹病毒（herpes simplex virus,HSV）感染所致。根据抗原性质不同，该病毒分为两型：HSV-Ⅰ型病毒主要引起除生殖器以外的皮肤黏膜和内脏器官（如脑）的感染，HSV-Ⅱ型主要引起新生儿及外生殖器部位的皮肤黏膜感染。近年来有研究认为HSV病毒与宫颈癌的发病有关。两型之间有交叉免疫。

人是HSV唯一的自然宿主。患者和HSV携带者可经口、鼻分泌物或粪便排出病毒，通过飞沫、唾液、接吻等方式直接接触，或经被病毒污染的用品和用具等间接接触传染。HSV经口腔、呼吸道、生殖器等处的皮肤、黏膜破损处进入体内，引起原发感染（10%）或隐性感染(90%)，此后病毒潜伏于感觉神经节(根）中，当机体抵抗力下降时(劳累、月经、妊娠、发热、应用激素或免疫制剂等)，HSV被激活而发病导致复发感染。由于HSV不产生永久免疫力，故常可复发，而反复复发的单纯疱疹患者可能存在着细胞免疫缺陷。

HSV对外界的抵抗力较弱，加热至56℃约30分钟或紫外线照射5分钟可使其灭活。

二、临床表现

分为原发感染和复发感染两种类型，前者主要发生在5岁以下（尤其是6个月~2岁）的儿童，较少见；后者发生于成年人，较多见。常见的类型及表现如下。

（一）疱疹性龈口炎

儿童多见，患儿一般在发病前2~3日内有发热、啼哭、烦躁不安、拒食、唾液增多等症状，随后在口腔的唇、牙龈、舌、腭、颊部黏膜（也可累及咽部黏膜）出现充血、水肿，迅速出现散在或群集的针头大小的水疱，水疱很快破溃形成表浅的溃疡，表面有淡黄色或灰白色假膜覆盖，伴有较明显的疼痛，局部淋巴结可有肿大。10天左右溃疡修复，不留瘢痕。

（二）口和颜面部单纯疱疹

成年人多见，包含口唇疱疹和颜面部疱疹。皮损好发于皮肤黏膜交界处，如口周、唇缘、鼻孔等处和面部，自觉局部有灼热、轻度瘙痒、紧绷感，随之在红斑的基础上出现群集性小水疱，疱液初起澄清，后转为混浊，1~2周后水疱破溃干燥结痂愈合，遗留暂时性色素沉着，再经1~2周吸收，不留瘢痕（彩图7–1)。

（三）其他表现

1. **皮肤疱疹** 可发生在任何部位的皮肤，表现为在红斑基础上出现群集性小水疱，伴有发热、淋巴结肿大等，1~2周后愈合。

2. **眼疱疹** 表现为眼睑皮肤疱疹、急性滤泡性结膜炎、假膜性结膜炎、疱疹性角膜炎等，患者有畏光、流泪、疼痛、视力下降等表现，若反复发作，则有失明的危险。

3. **生殖器疱疹** 由HSV–Ⅱ型所引起的生殖器疱疹，详见第二十一章性传播疾病。

少见的还有疱疹性脑膜炎、疱疹性湿疹、播散性单纯疱疹、接种性单纯疱疹等。

三、诊断与鉴别诊断

根据发病诱因，不同部位的表现，易复发等特点，一般不难诊断，必要时可做疱液的涂片、培养、免疫荧光检查等以明确诊断。

发生在皮肤上的单纯疱疹应与带状疱疹、脓疱疮、固定性红斑等相鉴别，发生在口腔上的单纯疱疹应与复发性口疮等鉴别。

四、防治

本病有自限性，治疗原则是缩短病程、抗病毒、防止继发感染、减少复发。

（一）一般治疗

发病期间应注意休息，注意饮食，防止受凉，防止继发感染；平时注意锻炼身体，增加机体的抵抗力，减少复发。若有发热等症状，应及时处理。

（二）全身治疗

目前尚无有效的防止单纯疱疹复发的方法，可根据情况酌情用药。抗病毒可选用阿昔洛韦0.2 g，每日5次，口服，连服1周；或泛昔洛韦0.25 g，分2次，每日口服，连服5天等。增强机体免疫力可选用左旋咪唑、转移因子等。

（三）局部治疗

保持局部创面的干燥和清洁，不要搔抓，以免继发感染。抗病毒根据情况酌情选用3%阿昔洛韦霜、1%喷昔洛韦乳膏、0.5%酞丁安搽剂等。预防继发感染可选用2%甲紫溶液、3%新霉素软膏、0.1%苯扎溴铵溶液等外用，注意不能使用皮质激素类制剂。眼部和口腔病变可用0.1%阿昔洛韦滴眼液滴眼，生理盐水或呋喃西林溶液漱口等。

第二节 带状疱疹

带状疱疹（herpes zoster）是由水痘－带状疱疹病毒（varicella-herpes zoster virus，VZV）引起的急性炎症性皮肤病。多见于成年人，其特点为簇集性水疱沿一侧周围神经单侧排列，带状分布，伴有明显的神经痛。病后可获终生免疫，绝少复发。中医称缠腰火丹。

一、病因与发病机制

人是VZV的唯一宿主。初次（主要是在儿童期）感染时，病毒主要经呼吸道黏膜进入体内，形成病毒血症，发生水痘或隐性感染，此后依据其亲神经性的特点，病毒长期潜伏在脊髓后根感觉神经节或部分脑神经的感觉神经节或神经元（主要是三叉神经节）内，当机体抵抗力下降时，如患传染病、恶性肿瘤、外伤、放射治疗、服用某些药物（如重金属类、糖皮质激素类、免疫抑制剂等）、劳累、发热、月经、妊娠等，病毒被激活并沿受侵犯的感觉神经轴突下行，引起该区域皮肤发生水疱，称为复发感染，即为带状疱疹，发病后可获终生免疫，复发率极低。

二、临床表现

本病多发生于春秋季节，好发于成年人。部分患者在典型症状出现前1~3天可有低热、全身不适、乏力、局部感觉过敏、神经痛等前驱症状，也可无前驱症状而发病。皮损依次好发于肋间神经、三叉神经、颈神经、腰骶神经所支配的区域。初起为在红斑基础上出现的簇集性粟粒或绿豆粒大小的丘疹或丘疱疹;1~2 天后迅速变成水疱,疱壁紧张发亮,疱液澄清,疱周有红晕,疱疹很少融合,疹与疹之间的皮肤完全正常;3~5 天后,疱液由澄清变得混浊,疱壁渐变松弛,而后干涸结痂;也可因摩擦、破溃、糜烂而继发感染,愈合后遗留暂时性或永久性色素沉着;皮疹沿周围神经呈带状排列,一般不超过体表正中线。神经痛为本病的特征之一,大多数患者的疼痛发生在发疹之前,一般相隔 1~3 天,少部分患者疼痛与皮疹同时发生或不发生疼痛,部分老年患者在皮疹消退后可遗留顽固性神经痛,常持续 6 个月或更久;一般老年人疼痛较重而儿童疼痛表现较轻微。病程自限,一般 2~3 周,老年人为 3–4 周,常伴局部淋巴结肿大和压痛。

当病变累及:①三叉神经第一支即眶上支者,除在额头部出现皮疹外并可累及眼部(眼睑、结膜、角膜、葡萄膜等),称眼部带状疱疹,可导致失明(彩图 7–2);②侵犯面神经与听神经,可有疼痛、耳鸣、眩晕、听力下降、味觉减退等症状,在外耳道或鼓膜上发生疱疹,严重时可有面瘫;③当同时出现耳痛、外耳道疱疹、面瘫时,称为 Ramsay-Hunt 综合征;④仅有红斑、丘疹而无典型水疱者,称不全性带状疱疹;⑤有神经痛而无皮损者称无疹型(顿挫型)带状疱疹;⑥若皮损泛发全身且症状严重者,称泛发性带状疱疹。

此外,还有大疱型、出血型、坏疽型、播散型等多种表现。

Ramsay-Hunt 综合征

带状疱疹导致膝状神经节受累,同时侵犯面神经的运动和感觉神经纤维时,可出现面瘫、耳痛及外耳道疱疹三联征,称为 Ramsay-Hunt 综合征。

三、诊断与鉴别诊断

根据簇集性水疱沿一侧周围神经单侧分布,排列成带状,伴明显神经痛或局部淋巴结肿大,绝少复发等特点,诊断不难。

有时应与水痘、单纯疱疹相鉴别。对无疹型带状疱疹还需与多种疼痛性疾病如急性胆囊炎、肋间神经痛、三叉神经痛、坐骨神经痛等相鉴别。

四、防治

本病有自限性,治疗以止痛、抗病毒、消炎、防止感染、缩短病程为原则。

(一) 一般治疗

发病期间应注意休息,注意饮食,防止受凉;局部应保持干燥,不要搔抓,以免继发感染;有较明显的疼痛、发热等症状时,应及时退热、止痛和镇静;发病期间要密切观察病情,若发生较严重的眼部带状疱疹,以及泛发性、出血型、坏疽型、播散型带状疱疹时,应积极处理,以避免发生并发症。

(二) 全身治疗

减轻疼痛可给予索米痛片、吲哚美辛、阿司匹林、布洛芬、卡马西平等药物,同时可给予镇静药。抗病毒药物根据情况可选择阿昔洛韦 0.2 g,每日 5 次,口服;或阿昔洛韦 5 mg/kg,静脉滴注,每 8 小时 1 次,疗程 5~7 日;或阿糖腺苷 15 mg/(kg·d),1 次 / 日,缓慢静脉滴注;也可配合干扰素、转移因子等免疫调节剂联合使用。糖皮质激素对于重症带状疱疹患者,特别是老年人如无禁忌证者,可尽早使用小剂量糖皮质激素,常用泼尼松 30 mg/d,口服,7~10 天为宜。其他酌情使用谷维素、维生素 B_1、维生素 B_{12}、维生素 E、维生素 C、三磷腺苷等;有感染时,应及时给予抗生素;有较严重的全身症状时,应及时给予支持疗法。

(三) 局部治疗

外用 3%阿昔洛韦霜、1%喷昔洛韦乳膏、0.5%酞丁安搽剂、1%~2%甲紫溶液、炉甘石洗剂等;如有感染,应给予 3%新霉素软膏、莫匹罗星软膏等;眼部带状疱疹可用 0.1%阿昔洛韦或 0.1%~0.5%疱疹净(碘苷)眼药滴眼,涂抗生素眼膏等。

(四) 物理疗法

紫外线照射、红外线照射、音频电疗法等可以缓解疼痛,缩短病情。

(五) 中医疗法

治疗宜清火利湿、疏肝理气、活血止痛,可用龙胆泻肝汤、柴胡疏肝饮等;板蓝根注射液、大青叶口服液或注射液等均可使用。

第三节 疣

疣(verruca,wart)是感染乳头多瘤空泡病毒中的人乳头瘤病毒(human papilloma virus,HPV)所引起的皮肤或黏膜上的良性疣样增殖。不同亚型的 HPV,可在身体的不同部位发生不同的表现。临床常见有寻常疣、扁平疣、跖疣及尖锐湿疣。

一、病因与发病机制

人是 HPV 的唯一宿主。传染源是病毒携带者和患者,主要通过皮肤破损处直接或间接接触传染,亦可经自身种植而引起。皮肤损伤是病毒感染的重要因素,细胞免疫功能低下或长期使用免疫抑制剂或糖皮质激素等容易感染本病。

HPV 进入皮肤的表皮棘细胞层,在棘细胞内进行复制、增生,从而形成上皮疣状增殖,形成表皮良性赘生物。本病有自限性,一般在 1~2 年可自行消退。

二、临床表现

潜伏期一般为 6 周至 2 年,好发于青少年。

(一) 寻常疣

寻常疣(verruca vulgaris)俗称刺瘊或千日疮,好发于手指、手背、足背、足缘等处,亦可见于身体其他部位。皮损初起为针头大的扁平丘疹，逐渐增至绿豆或黄豆粒大，其特点为近肤色，质地较硬，表面粗糙、凸凹不平如带刺状或呈乳头瘤样增殖，境界清楚，数目不定，可单发或多发。疣体若发生于甲缘，称甲周疣；发生在甲床下，称甲下疣；发生于眼睑和颈部的疣体呈细长状突起，顶端有角质，称丝状疣；疣体参差不齐呈指状突起则称指状疣（彩图 7-3），始发于头皮及趾间。

（二）扁平疣

扁平疣（verruca plana）的皮损好发于面部、手背、前臂等处，为帽针头至绿豆粒大小的圆形或椭圆形扁平坚实丘疹，呈正常肤色或黄褐色，数目较多时可融合成片（彩图 7-4）。常因搔抓而致自身接种，使损害呈串珠状排列，是本病的重要特点。患者自觉轻微瘙痒或无症状。病程慢性，多可自行消退，可数患者可复发。

（三）跖疣

跖疣（verruca plantaris）是指发生在足底的寻常疣，常与外伤、摩擦、压迫和多汗等有关。皮损为单个或多个绿豆或更大的圆形或不规则形角质块，呈淡黄色或灰褐色，中央微凹陷，边缘为较高的角质环，表面粗糙，去掉角质层后可见中央为疏松的乳白色角质软芯，常因毛细血管破裂出血而形成小的黑色出血点，多挤痛明显。

（四）尖锐湿疣

详见第二十一章性传播疾病。

组织病理学资料

主要是表皮角化过度，颗粒层及棘层上部有空泡细胞，电镜下可见核内有病毒颗粒、核深染等。

三、诊断与鉴别诊断

根据病史及表现不难诊断。

但寻常疣需与结节性痒疹鉴别，后者剧痒，好发于四肢，常有昆虫叮咬史，多见于成年女性。跖疣须与胼胝、鸡眼相鉴别（表 7-1）。

表 7-1　跖疣、胼胝、鸡眼的鉴别

	跖疣	胼胝	鸡眼
病因	HPV	机械性压迫、摩擦	机械性挤压、摩擦
好发部位	足底、趾间	足跟、足跖前部	跖、足根、趾背、足侧缘
皮损特征	圆形或不规则形，淡黄色或灰褐色角质丘疹或斑块，表面粗糙，角质软芯，黑色出血点	淡黄色或蜡黄色角质斑块，表面平滑，中央略厚，皮纹清晰，较广泛	淡黄或深黄色，圆锥状角质栓，表面平滑，周围有淡黄色角质环，中央有硬芯，局限
自觉症状	挤压痛	一般无疼痛	压痛、顶撞痛明显

四、防治

（一）一般治疗

保护皮肤，不要搔抓，防止损伤，减少感染。锻炼身体，增强机体抵抗力，不要长期使用激素和免疫抑制剂等。

（二）全身治疗

抗病毒治疗效果不确切。可给予利巴韦林、阿昔洛韦等。免疫疗法可用左旋咪唑 50 mg，每日 3 次，连服 3 天停 11 天，连服 3 个月为 1 个疗程；也可使用转移因子、卡介苗、聚肌苷酸－聚胞苷酸、干扰素等。

（三）局部治疗

1. **外用药物** 鸦胆子仁或鸡眼膏外敷；0.1%维 A 酸软膏、5%氟尿嘧啶软膏、3%酞丁安霜或搽剂、0.5%~1%鬼臼毒素液、30%冰醋酸溶液、33%三氯醋酸溶液、10%福尔马林溶液、20%水杨酸软膏等外用，注意不要腐蚀和破坏周围皮肤并要预防感染。

2. **局部注射** 盐酸异丙嗪注射液 2 ml 加入 1%普鲁卡因注射液 0.25 ml 配成溶液，在疣体基底部注入，至疣体变白为止；平阳霉素 10 mg 加入 1%普鲁卡因注射液 20 ml 配成溶液，每个疣体局部注射 0.2~0.5 ml，每周 1 次。

（四）物理疗法

皮损数目较少者，可采用刮除、液氮冷冻、电灼、CO_2 激光、手术切除等方法治疗。

（五）中医中药

治疗以清热解毒、散风平肝、散结为原则，可用板蓝根注射液、柴胡注射液等肌内注射；也可用马齿苋捣碎后外敷，中药液外湿敷，中药煎剂内服等，常有较好的效果。

第四节 传染性软疣

传染性软疣（molluscum contagiosum）是由传染性软疣病毒引起的病毒性皮肤病，俗称水瘊子，中医称鼠乳。以在皮肤上有珍珠样小丘疹并在顶端有脐窝，伴有蜡样光泽为特征。

一、病因与发病机制

传染性软疣病毒（molluscum contagiosun virus，MCV）属痘类病毒，目前发现有 4 个亚型，大多数儿童患病是由 MCV－Ⅰ型或 MCV－Ⅱ型所致。主要通过直接接触、间接接触或自体接种感染和传播，皮肤间密切接触是主要传播方式。

二、临床表现

多见于儿童及青少年，潜伏期 1~3 周。皮损好发于躯干、四肢、面颈部及阴囊等处，也可发生于舌及颊黏膜，为粟粒大小的半球形丘疹，珍珠色或灰白色，质地较软，表面有蜡样光泽，顶端有一小白点，排出乳白色干酪样物质（软疣小体）后，有凹陷如脐窝（彩图 7–5）。可有微痒或无自觉症状。损害数目不定，可散在、群集但互不融合。慢性病程，一般为 6~9 个月，愈后不留痕迹。

组织病理学资料

表皮高度增生并伸入真皮，棘层细胞内充满软疣小体。

三、诊断与鉴别诊断

根据典型的皮肤损害，诊断不难。必要时可做病理检查。

四、防治

注意卫生，不要共用浴巾等，以避免互相传染。避免搔抓，防止扩散。对小而数目多的皮疹，可用板蓝根或大青叶煎汤擦洗或用 10%碘酊、3%酞丁安液外涂。对数目较少者可用小镊子或止血钳将软疣挤破，挤出软疣小体后涂 2%~3%碘酊，压迫止血。也可用液氮冷冻。治疗过程中注意防止继发感染。

第五节 手足口病

手足口病（hand-foot-mouth disease）是由柯萨奇病毒及肠道病毒感染所引起的以手、足、口出现水疱为特征的一种病毒性皮肤病。

一、病因与发病机制

病原体为柯萨奇病毒 A5 型、A7 型、A9 型、A10 型、A16 型、B3 型、B5 型及肠道病毒 71 型，以 A16 型最常见，病毒为单链 RNA 病毒、对外界抵抗力较弱，主要通过被污染的衣物、食品等经消化道传播，也可通过空气飞沫由呼吸道直接传播，在患者的咽部分泌物、疱液和粪便中均能分离出此病毒。

二、临床表现

多见于5岁以下儿童，潜伏期2~7天。发疹前常有不同程度的头痛、低热、食欲缺乏等，重者可出现高热。1~3 天后，在口腔硬腭、颊部、舌、牙龈处出现疼痛性小水疱，水疱破溃后形成灰白色糜烂面或浅表溃疡；手、足出现米粒至豌豆粒大小的半球状或椭圆形水疱，疱壁薄、疱液澄清、疱周有红晕。病程约 1 周，愈后一般不复发。

三、诊断与鉴别诊断

根据手、足、口部位出现的典型皮损，结合流行病学特点，较易诊断。

注意与疱疹性咽炎和水痘等鉴别。

四、防治

注意隔离患儿（通常需隔离 7~10 天），防止疾病流行。加强预防，对污染的物品、衣物等要及时消毒。采用对症和支持治疗，口腔损害可用利多卡因液漱口，用口腔溃疡涂膜剂、金霉素软膏外涂以减轻疼痛。皮肤损害可用硫黄炉甘石洗剂外擦。板蓝根冲剂等中药内服有一定效果。

思 考 题

一、选择题

1. 具有嗜神经特性的皮肤病毒是

A. 单纯疱疹病毒 B. 水痘－带状疱疹病毒

C. 传染性软疣病毒 D. 人类乳头瘤病毒

E. 柯萨奇病毒

2. 以下不属于病毒性皮肤病的是

A. 手足口病 B. 单纯疱疹

C. 带状疱疹 D. 脓疱疹

E. 丝状疣

3. 以下不属于寻常疣的是

A. 甲下疣 B. 丝状疣

C. 指状疣 D. 跖疣

E. 扁平疣

二、问答题

1. 单纯疱疹的临床表现，如何处理？

2. 各型疣的特点及其主要治疗方法？

三、病案分析

患者，男，24 岁，于 3 天前在右侧背部有疼痛感和蚁走感，于今晨见疼痛部位出现群集性水疱，疼痛明显加重。查体可见簇集性水疱，互不融合，疱周有红晕，少数水疱呈串珠样排列。请回答：

1. 初步诊断是什么病？

2. 如何处理？

第八单元
细菌性皮肤病

学习目标及重点内容

- 掌握常见细菌性皮肤病(脓疱疮、毛囊炎和疖)的皮损特征。
- 熟悉常见细菌性皮肤病的防治,麻风的病因、传染方式条件。
- 了解麻风和皮肤结核病的临床类型与诊断。

第一节　脓　疱　疮

脓疱疮(impetigo)是由金黄色葡萄球菌或乙型溶血性链球菌引起的急性化脓性皮肤病,俗称黄水疮,常见于皮肤暴露部位,多发于夏秋季,易在儿童中流行。

一、病因与发病机制

金黄色葡萄球菌为主要的致病菌,其次为乙型溶血性链球菌,亦可为二者混合感染。在高温、潮湿和皮肤有浸渍现象时,细菌容易在皮肤上繁殖。患瘙痒性皮肤病如痱子、疥疮时,皮肤的屏障功能减弱,易招致病菌侵入而发病。本病可经密切接触和自身接种而传染。

葡萄球菌和链球菌

葡萄球菌和链球菌在人体皮肤黏膜广泛存在,机体防御功能能阻止细菌侵入或将侵入机体的致病菌加以抑制或消灭,只有当机体防御功能被破坏或功能下降,以及致病菌的数量增多,毒力大时才会致病。糖尿病、营养不良、免疫功能缺陷、长期应用糖皮质激素、外伤、烧伤、瘙痒性皮肤病等均能使机体的防御功能降低或被破坏。

二、临床表现

本病临床上可分为 4 种类型。

(一) 寻常型脓疱疮

寻常型脓疱疮(impetigo vulgaris)多由金葡菌或与乙型溶血性链球菌混合感染引起。传染性强,常在儿童中流行。皮损好发于面部、头皮和四肢。初发损害为点状红斑及小丘疹,迅速发展成脓疱。脓疱粟粒至黄豆大小,疱壁薄,周围有红晕,初丰满紧张,以后松弛;脓疱破裂后露出糜烂面,脓液干涸成黄褐或灰黄色厚痂,随后脱痂而愈(彩图 8-1)。本病自觉搔痒,病程约 1 周,可自身接种使皮疹蔓延,亦可融合成片。重者可伴发热和淋巴结炎等,甚至引起败血症。

(二) 大疱性脓疱疮

大疱性脓疱疮(impetigo bullosa)主要由噬菌体Ⅱ组 71 型金葡菌引起,多发于儿童。皮疹初起为米粒大小水疱或脓疱,1~2 天迅速扩展至大疱,直径 1~10 mm 或更大,疱壁薄、松弛,周围红晕不明显,疱液初为黄色,后迅速变混浊,脓液沉积于疱底呈半月形为本病的特征;数天后脓疱破裂,流出稀薄脓液,形成大片糜烂,干燥后结痂,不易剥去,痂脱即愈,遗有色素沉着。有时,痂下脓液向周围蔓延形成环形脓疱,称环状脓疱疮。本病常有搔痒,一般无全身症状。

(三) 新生儿脓疱疮和葡萄球菌性烫伤样皮肤综合征

新生儿脓疱疮(impetigo neonatorum)是大疱型脓疱疮的一种异型,发病与多汗、保暖过度和细菌毒力强有关,传染性强,易在新生儿中流行。其发病急骤,开始为豌豆至蚕豆大水疱,疱液清亮,疱壁紧张;后疱液迅速变混浊呈现脓疱,疱壁松弛易破。皮疹发展迅速,很快累及全身。常伴高热、精神委靡、呕吐和腹泻等。如不及时救治可伴发败血症而危及生命。

葡萄球菌性烫伤样皮肤综合征(staphylococcal scalded skin syndrome,SSSS)亦称新生儿剥脱性皮炎(dermatitis exfoliativa neonatorum),由噬菌体Ⅱ组 71 型金葡菌产生的表皮剥脱毒素所引起。发病突然,皮疹常始发于口周及眼周,初为红斑,1~2 日内迅速蔓延至全身,在红斑基础上出现松弛性大疱或大片表皮松解现象,呈现烫伤样伴明显触痛,稍摩擦即可致表皮脱落,呈鲜红糜烂面(Nikolsky 征阳性)。常伴严重全身中毒症状。轻者 1~2 周皮损干燥结痂痊愈,口周痂皮脱落留有放射性皲裂。重者可伴发败血症而危及生命。有人认为,新生儿脓疱疮是 SSSS 的轻型。

(四) 深脓疱疮

深脓疱疮(ecthyma)由乙型溶血性链球菌或与金葡菌混合感染引起,多见于营养不良的儿童或老年人。好发于下肢,初起为炎性水疱或脓疱,逐渐扩大并向深部发展,中心坏死,表面形成黑色痂如蛎壳状。痂脱后形成边缘陡峭的深在溃疡,周边红肿,底部附灰绿色分泌物。自觉灼痛,邻近淋巴结常肿大。2~4 周呈瘢痕愈合。

三、诊断与鉴别诊断

寻常性脓疱疮可根据发病季节、年龄、好发部位及典型脓疱作出诊断;大疱性及新生儿脓疱疮可根据壁薄松弛的大脓疱作出诊断;SSSS 可根据广泛的红斑、烫伤样外观、Nikolsky 征阳性、大面积表皮剥脱作出诊断;深脓疱疮可根据深在陡峭的溃疡作出诊断。必要时,可结合脓液细菌培养协助诊断。

本病主要需与水痘和丘疹样荨麻疹相鉴别。

四、防治

(一) 一般治疗

注意皮肤卫生,防止皮肤受损。在婴儿室、托幼机构发现患儿应立即隔离,患儿衣被、用具和周围环境及时清洗消毒,以防止接触传播。

(二) 全身治疗

根据皮损情况及全身症状轻重,酌情给予抗生素,SSSS 者应及时应用抗生素。常用有苯唑西林钠、头孢氨苄及大环内酯类抗生素。近年耐药菌株不断增多,尤其是金葡菌,最好根据药敏试验结果选用敏感的抗生素。

(三) 局部治疗

以杀菌、消炎、收敛、干燥为原则。脓疱完整时,可外搽 1% 樟脑炉甘石洗剂;脓疱较大时,可先抽去脓液,用消毒棉花吸干后再搽上述洗剂;脓疱溃破者,宜用 0.5% 新霉素溶液或 1:(5 000~10 000)高锰酸钾溶液清洗或湿敷。对新生儿脓疱疮,宜采用暴露干燥疗法。对深脓疱疮,应每日换药 1 次。SSSS 者应加强创面、眼、口腔和外阴的护理。

(四) 物理疗法

对深脓疱疮可用红外线、超短波及氦 – 氖激光照射等治疗。

第二节 毛囊炎和疖

毛囊炎(folliculitis)是发生于毛囊的化脓性炎症。疖(furuncle)是一个毛囊深部及毛囊周围组织的急性化脓性炎症。

一、病因与发病机制

毛囊炎和疖的致病菌主要为金葡菌。通常人体皮肤的毛囊存在细菌,只有在全身或局部免疫力降低时才能致病。糖尿病、长期使用免疫抑制剂、肾炎、皮肤损伤和皮肤不洁者易发本病。

二、临床表现

(一) 毛囊炎

成年男性多见。好发于头皮、项背部、臀部及会阴部等多毛部位,初起为浅在的粟粒大毛囊炎性丘疹,呈鲜红或深红色,周围有炎性红晕,数日后顶端形成脓疱,疱壁薄,中心有毛发贯穿,大多分批发生,互不融合。自觉微痛或痒。脓疱溃破后排出少量脓血,结黄褐色痂,1 周左右痂脱即愈,不留瘢痕。此为浅部毛囊炎。毛囊炎反复发作或经久不愈者,称慢性毛囊炎。发生于枕项部,愈后留瘢痕疙瘩样硬结者,称颈部硬结性毛囊炎。发生于头皮,侵犯较深而致毛发脱落,愈后形成瘢痕者,称秃发性毛囊炎。发生于头皮,形成多数脓肿,脓腔相互贯通成囊性脓肿,称穿凿性毛囊炎。发生于须部,数目较多且经久不愈者,称须疮。

面部三角区

通常指的是两侧口角至鼻根联线所形成的三角形区域。颜面部的浅静脉包括面静脉及颞浅静脉。面静脉的瓣膜发育不良,少而薄弱,同时封闭不全,通常在肌肉收缩下,可使血液转而逆行。当面部发生炎症,尤其在这三角区域内有感染时,易在面前静脉内形成血栓,影响正常静脉血回流,并逆流至眼上静脉,经眶上而通向颅内蝶鞍两侧的海绵窦,将面部炎症传播到颅内,产生海绵窦化脓性血栓性静脉炎的严重并发症,危及生命。对面部危险三角区的脓点,切勿挤压、搔抓及挑刺。

(二) 疖

好发于头面、发际、颈项和臀部。初起为毛囊炎性丘疹,逐渐肿大呈锥形红色硬结,自觉灼痛和压痛。数日后,结节中央变软,顶端出现黄白色脓栓,破溃后排出脓液,炎症逐渐消退,结痂而愈(彩图 8–2)。疖通常数目不多,仅单个或数个,若多个疖反复发作且经久不愈者,称疖病。本病多无明显全身症状,可有邻近淋巴结肿大,重者可伴畏寒、发热等全身症状,甚至引起败血症或脓毒血症。

三、诊断与鉴别诊断

毛囊炎可依据浅在的毛囊炎性丘疹或小脓疱,中心有毛发贯穿等作出诊断。疖可依据浸润较深的毛囊性结节,疼痛及压痛明显,中央有脓栓等作出诊断。

本病需与痈、痱疖及汗腺炎等疾病相鉴别。

四、防治

(一) 一般治疗

注意皮肤卫生,防止皮肤受损,特别是在盛夏。对瘙痒性皮肤病和全身性疾病积极治疗。避免滥用糖皮质激素和免疫抑制剂。

(二) 全身治疗

酌情选用磺胺类和抗生素类药。顽固性反复发作者可注射丙种球蛋白,亦可注射多价葡萄球菌疫苗。

(三) 局部治疗

毛囊炎以杀菌、止痒、清洁、干燥为原则,可外搽 2.5% 碘酊和 0.5% 新霉素软膏等。疖应着重杀菌、消炎,早期可热敷或外用 20% 鱼石脂软膏;已化脓者应切开排脓引流。忌挤捏,尤其对发生于面部“危险三角区”者更严禁挤捏。

(四) 物理疗法

本病早期可酌情选用紫外线和超短波等物理疗法。

第三节 丹 毒

丹毒(erysipelas)是由溶血性链球菌所致的皮肤、皮下网状淋巴管及其周围软组织的急性炎症,中医称流火。

一、病因与发病机制

丹毒的致病菌多为 A 族乙型溶血性链球菌。多由皮肤损伤或不易发现的细微损伤处侵入,亦可经血行感染。酗酒、营养不良或糖尿病等易促发本病。

二、临床表现

起病急,常有畏寒、发热、头痛等前驱症状,继而出现皮疹。皮疹好发于小腿和面部,表现为境界清楚的鲜红色水肿性红斑,表面紧张发亮,自觉灼热,向周围扩展迅速。有时皮疹中心区出现大、小水疱,疼痛及压痛明显。附近淋巴结常肿大、疼痛。病程多呈急性经过,多在 4~5 天达高峰,消退后局部可留轻度色素沉着及脱屑。年老体弱者可伴发皮下脓肿甚至败血症。

反复于同一部位出现皮损者,称复发性丹毒。下肢的复发性丹毒病程久者可引起慢性淋巴水肿,称象皮腿。

三、诊断与鉴别诊断

根据发病急,境界清楚的水肿性红斑,结合好发部位及全身症状,其血液白细胞及中性粒细胞增多等,不难诊断。

本病需与接触性皮炎、蜂窝织炎等疾病相鉴别。

四、防治

（一）一般治疗

注意皮肤卫生，防止皮肤受损。反复发病者应注意寻找附近有无慢性感染性病灶，积极治疗足癣、鼻炎及糖尿病等疾病。

（二）全身治疗

抗菌治疗首选青霉素，对青霉素过敏者可选用大环内酯类或磺胺类药。用药一般需持续 10~14 天。对重症患者尚应加强支持治疗。

（三）局部治疗

局部用 50% 硫酸镁溶液湿热敷或外涂 10%~20% 硫黄鱼石脂软膏。如有水疱应先抽出疱液，再用 0.1% 乳酸依沙吖啶溶液湿敷。小腿丹毒应卧床休息，抬高患肢。

（四）物理疗法

对复发性丹毒可做紫外线照射。

第四节 皮肤结核病

皮肤结核病（tuberculosis cutis）是由结核杆菌所引起的慢性炎症性皮肤病，部分患者伴有内脏结核，病程缓慢，可迁延多年不愈。

一、病因与发病机制

本病的致病菌大多（70%~80%）为人型结核杆菌，少数为牛型结核杆菌。其感染途径有二：①外源性感染，即结核杆菌通过破损的皮肤或黏膜侵入。②内源性感染，即体内其他部位结核病灶中的结核杆菌通过血行、淋巴系统或直接传播到皮肤，亦可经呼吸道或消化道传播至口腔或肛门附近的皮肤与黏膜。

我国结核病的特点

（1）高感染率：据统计，全国有近半人口曾受到过结核分枝杆菌感染，城市人群的感染率高于农村。

（2）高肺结核患病率：据统计，活动性肺结核患病率为 367/10 万。

（3）高耐药性：初始耐药率和获得性耐药率分别为 7.6% 和 17.1%。

（4）死亡率高：我国每年大约有 13 万人死于结核病。

（5）中青年患病多：15~59 岁年龄段的涂片阳性肺结核患者数占全部涂片阳性患者的 61.6%。

（6）地区患病率差异大：西部地区结核病患病率明显高于全国平均水平，而东部地区患病率低于平均水平。

二、临床表现

皮肤结核病主要有5种类型。

(一) 寻常狼疮

寻常狼疮(lupus vulgaris)最常见,占50%~70%,多为外源性感染,易侵犯儿童及青少年,80%发生于20岁以前。皮损好发于面部(尤以鼻、颊部为常见),其次是颈、臀部及四肢。初起为鲜红或褐红色粟粒至豌豆大结节(狼疮结节),质软;以后结节逐渐增大增多,相互融合成片,稍隆起呈半透明状,表面菲薄如纸;用玻片压视,结节呈浅黄或褐黄色似苹果酱,称苹果酱结节;用探针按压易穿破,称探针穿透现象。结节可自行吸收而消退,但易破溃形成边缘穿凿不齐的溃疡。溃疡愈合后形成平滑的瘢痕,在瘢痕上又可发生新的结节,再破溃形成溃疡,新旧皮损并存是本病的另一个特征。颜面部的皮损病程久者可因破溃和瘢痕收缩导致口角歪斜、眼睑外翻、耳廓缺损等畸形和功能障碍。本型病程缓慢,易复发,可迁延数年或数十年不愈。自觉症状轻微。局部淋巴结可肿大。除上述典型表现外,尚可见多种不同的特殊表现,如扁平型、增殖型、剥脱型和硬化型等。个别久病者可并发鳞状细胞癌。

(二) 疣状皮肤结核

疣状皮肤结核(tuberculosis verrucosa cutis)少见,占4%~5%,系外源性感染,成年男性多见。皮损好发于暴露部位,如手指伸侧、手背和前臂等处。初为暗红色坚硬的丘疹,逐渐增大成小结节,进而融合成斑块,其周围绕以红晕,表面粗糙不平;病程缓慢发展,隆起形成疣状或乳突状的斑块,质硬,边缘清楚,表面被有灰白色黏着性鳞屑或痂皮,挤压时有脓液外溢;结节向周围扩展,中央形成萎缩性瘢痕,边缘呈疣状隆起,外周绕以红晕,称"三廓现象"。本型病程经过缓慢,可迁延数年至数十年不愈。自觉微痒。局部淋巴结肿大。

(三) 瘰疬性皮肤结核

瘰疬性皮肤结核(scrofuloderma)占10%~15%,常由淋巴结、骨或关节等部位结核灶中的结核杆菌直接或经淋巴管蔓延至皮肤而致,多见于儿童。皮损好发于颈部,其次为腋下、腹股沟等处。初起为黄豆至花生大小、质硬、无痛、无移动的皮下结节,逐渐增多、增大并与皮肤黏着,表面皮肤呈暗红或紫红色,进而结节软化、破溃,排出带有干酪样物的稀脓液,形成溃疡及瘘管,经数月而愈,遗有条索或桥状瘢痕。

(四) 硬红斑

硬红斑(erythema induratum)已少见,常与其他内脏结核并发,多见于青年女性。皮损好发于小腿屈侧中下部,数目少,常对称分布。初起为指头大皮下硬结,微痛,后逐渐增大并与皮肤粘连,呈暗红或紫红色。结节经数月可自行消失;亦可软化破溃形成较深的溃疡,排出淡黄色带干酪样物的稀脓液,久不愈合或愈后再发,愈后遗有萎缩性瘢痕和色素沉着。本型病程缓慢,易复发。因在皮损处很难查到结核杆菌,且抗结核治疗常无效,故是否为皮肤结核尚有争议。

(五) 丘疹坏死性结核疹

丘疹坏死性结核疹(papulonecrotic tuberculid)已少见,一般认为系内源性血行播散或结核杆菌感染所致的Arthus反应及迟发性变态反应所致,多见于青年女性。皮损好发于四肢伸侧，尤以肘、膝关节附近为多，常对称分布。初起为淡红或鲜红色粟粒大丘疹，渐发展至绿豆至黄豆大丘疹，周围绕以红晕。部分丘疹自行消退，但多数丘疹中央坏死，表面结干涸的黑痂，去痂后可见小溃疡，愈后遗有萎缩性瘢痕。本型病程缓慢，易复发。常成批发生，尤以春、秋季为甚。多无自觉症状。

三、诊断与鉴别诊断

根据各型皮肤结核的皮损特点，结合性别、年龄和好发部位，必要时做组织病理检查，一般诊断不难。

各型皮肤结核需鉴别的主要疾病如下：寻常狼疮需与盘状红斑狼疮等相鉴别。疣状皮肤结核需与疣状扁平苔藓及着色真菌病等相鉴别。瘰疬性皮肤结核需与孢子丝菌病等相鉴别。硬红斑需与结节性红斑等相鉴别。丘疹坏死性结核疹需与皮肤变应性血管炎等相鉴别。

四、防治

（一）预防

做好防痨工作，普及新生儿卡介苗的接种。定期健康检查，发现结核病灶及时治疗。平时注重身体锻炼，提高机体抵抗力。

（二）全身治疗

按结核病化疗“早期、联合、适量、规律和全程”的原则进行化疗。

（三）局部治疗

1. **外用药物** 局部可涂用 1% 链霉素软膏、15% 对氨基水杨酸钠软膏、5% 异烟肼软膏等；其中可加入 10% 次没食子酸铋。

2. **局部封闭** 寻常狼疮和疣状皮肤结核，可用链霉素 0.5 g，溶于 1% 普鲁卡因注射液 2 ml 行病灶周围环状皮下注射，每日 1 次，连用 7 天，停药数日再用。

3. **物理及手术疗法** 寻常狼疮和疣状皮肤结核可行分批搔刮术，也可用电烙或冷冻治疗。

第五节 麻 风

麻风(leprosy)是由麻风杆菌感染引起的一种慢性传染病，主要侵犯皮肤和周围神经，主要流行于亚洲、非洲和拉丁美洲，在我国主要分布于东南沿海及长江流域地区。

一、病因与发病机制

麻风杆菌属分枝杆菌，呈短小棒状或稍弯曲，长 1~8 μm，宽 2~4 μm，可集簇、平行排列呈团球状或束刷状。革兰染色阳性，抗酸染色呈红色。主要寄生于人的皮肤、黏膜、淋巴结和周围神经等组织内。离体在阴暗潮湿的环境可生存数月；0℃可存活3~4周；夏日阳光直射2~3 h失去繁殖力；煮沸8分钟可灭活。麻风杆菌离体培养迄今仍未成功。

流行病学资料

传染源：麻风患者为本病唯一传染源，特别是瘤型麻风患者，其皮肤、黏膜、淋巴结和周围神经等组织内含有大量麻风杆菌。传播途径：接触传播是本病的主要传播途径，即与具传染性的麻风患者经常接触，麻风杆菌通过破损的皮肤、黏膜侵入机体。近年认为，麻风患者鼻黏膜也是排菌的重要途径，可通过飞沫、尘埃传播。易感人群：人感染麻风杆菌后发病与否主要取决于机体的免疫力；人对麻风杆菌均有不同程度的免疫力，并随年龄的增长而增强，故儿童免疫力较弱，感染后较易发病，而成年人绝大多数有较强的免疫力不易发病；麻风杆菌不能经胎传。

麻风的流行呈不均匀的集簇性和地方性分布。本病流行主要取决于传染源的存在及易感人群与传染源的密切接触。麻风主要分布于亚洲、非洲和拉丁美洲。在我国，自20世纪50年代起由于积极开展防治工作，不少地区已基本消灭或控制了麻风的流行。

二、临床表现

麻风的潜伏期短者3个月，长者达10年以上，平均2~5年。1973年第10次国际麻风会议建议采用五级分类法，即将麻风分为5种类型。本病主要累及皮肤粘膜和周围神经。

（一）结核样型（TT）

本型患者对麻风杆菌有较强的免疫力，麻风杆菌被局限于皮肤和周围神经，内脏一般不受累，病情发展缓慢。皮损好发于四肢、面部、肩部和臀部等易受摩擦部位。早期表现为边缘清楚的红色或浅色斑疹；典型皮损是大的红色斑片或由成簇丘疹形成的片状或环状损害，表面干燥，可有鳞屑，伴以毳毛脱落，不出汗和明显的浅感觉障碍。眉毛一般不脱落。周围神经在早期受累，常只累及单侧1~2根神经干，如耳大神经、尺神经和腓总神经等，神经变粗、变硬，呈梭状或结节状，有压痛；有的患者只有神经症状而无皮肤损害，称纯神经性麻风（彩图8–3）。病久者，受损神经支配区可见肌萎缩、指骨吸收及营养性溃疡等，形成的畸形难以恢复。

本型查菌为阴性，麻风菌素试验呈强阳性，细胞免疫功能检查基本正常，病理变化为结核性肉芽肿。

（二）界线类偏结核型（BT）

本型皮疹多发，分布广泛，以躯干、四肢、面部为多。表现为红色或略带浅黄色的斑疹或斑块，大小不一，边缘清楚，表面光滑或附少量鳞屑；有时在大片损害附近出现卫星状损害；浅感觉障碍出现较TT稍迟且稍轻。眉毛一般不脱落。神经粗大不如TT型。

本型查菌阳性(+~+++),麻风菌素试验阳性或阴性,细胞免疫功能检查低于正常,病理变化类似TT型,但表皮下可见狭窄的“无浸润带”。

(三) 中间界线类(BB)

本型皮疹数目较多,分布广泛。皮疹的特点为多形性和多色性。疹型有斑疹、斑块、浸润和结节等多种形态。颜色有浅色、黄、红、褐色等。边缘可一侧清楚,另一侧不清楚;有的内缘清楚,而外缘不清楚,形成中央“打洞区”;有的环状损害红白相间呈靶形。皮损表面光滑,大小不一,多不对称,触之较软;浅感觉障碍较TT轻。眉毛一般不脱落。可累及黏膜、淋巴结、睾丸、眼及内脏。

本型查菌阳性(++~++++),麻风菌素试验阴性,细胞免疫功能检查介于TT和LL之间,病理变化为组织细胞肉芽肿及表皮下“无浸润带”。

(四) 界线类偏瘤型(BL)

本型皮疹数目多,分布广,有对称倾向。皮疹主要是弥漫性浸润,常呈粉红色;可有斑疹、斑块、丘疹及结节等,颜色多样,表面光亮;浅感觉障碍出现较迟且轻。眉毛稀少或脱落。周围神经干受累数目多,粗大但质软。早期可累及黏膜,中晚期可累及淋巴结、睾丸、眼及内脏。

本型查菌强阳性(+++~++++),麻风菌素试验阴性,细胞免疫功能检查有缺陷,病理变化倾向于泡沫细胞肉芽肿。

(五) 瘤型(LL)

本型患者对麻风杆菌抵抗力很低,麻风杆菌在体内大量繁殖,并经淋巴或血液循环播散,故发展快,皮疹数目多而对称,受累组织器官范围广。该型分早、中、晚3期。早期瘤型(L1)皮损表现为浅色、浅黄或淡红色斑,边缘不清,多见于面部、四肢伸侧、躯干等处;浅感觉稍迟钝或正常,有蚁行感或微痒;眉毛外1/3稀疏。中期瘤型(L2)皮损分布更广,浸润更明显,有的形成结节;浅感觉障碍;周围神经普遍受累,四肢呈套状麻木,可产生运动障碍和畸形;眉、发脱落明显;足底可见溃疡;淋巴结、肝、脾肿大,可见睾丸萎缩。晚期瘤型(L3)皮疹呈弥漫性深在浸润,常伴暗色结节;在面部,多数结节融合成大片凹凸不平的损害,称“狮面”,双唇和耳垂肥厚,部分患者鼻梁塌陷,鼻中隔穿孔,眉发脱落;明显的浅感觉和出汗障碍;周围神经受累可见面瘫、手足运动障碍和畸形;淋巴结、眼和内脏严重受累,睾丸萎缩并引起阳痿、不育、乳房肿大等。

本型局部查菌强阳性(+++++~++++++),麻风菌素试验阴性,细胞免疫功能检查明显缺陷,病理变化为泡沫细胞肉芽肿。

(六) 未定类(I)

是麻风病的早期表现,未列入5型分类中。皮损为淡红或浅色斑,边缘清楚或不清楚,数目少,有不同程度的浅感觉障碍。本型不稳定,视机体免疫力的强弱,可自愈,亦可转为其他类型。本型查菌多为阴性,少数为弱阳性;麻风菌素试验多为阳性。

麻风反应:在麻风病的慢性病程中突然出现原有皮损或神经炎加重,同时可出现新的皮损和神经损害称麻风反应,是机体对麻风杆菌抗原的一种变态反应。常由药物、气候、精神因素、劳累、酗酒、外伤、预防接种、月经不调、妊娠等因素诱发。分Ⅰ型和Ⅱ型。Ⅰ型为细胞免疫型变态反应,主要见于TT、BT及BB型,表现为原皮损扩大、红肿和局部发热,麻木区扩大，神经干粗大疼痛，无全身症状。Ⅱ型为免疫复合物型变态反应，多见于LL及BL型，表现为发热、头痛，皮肤出现结节性红斑，重时出现多形或坏死性红斑，神经干肿大并有压痛，可有淋巴结肿大、睾丸炎、关节肿痛及急性虹膜睫状体炎等。发生麻风反应应及时处理，否则可引起畸形加重等不良后果。

实验室检查资料一

病原学检查的方法与标准判断：主要从皮损和黏膜上取材。选择活动性皮损处，局部消毒后做一5 mm长、3 mm深的切口，刮取组织液，在载玻片上做直径7 mm圆形涂片，一般同时做6处切口取材，抗酸染色后镜检。结果按以下标准判断：

0	200个油镜视野未检出麻风杆菌	
+	100个油镜视野（至少检查100个）	查见1~10条细菌
++	10个油镜视野（至少检查100个）	查见1~10条细菌
+++	平均每个油镜视野（至少检查50个）	查见1~10条细菌
++++	平均每个油镜视野（至少检查50个）	查见10~100条细菌
+++++	平均每个油镜视野（至少检查50个）	查见100~1 000条细菌
++++++	平均每个油镜视野（至少检查25个）	超过1 000条细菌，并有菌团

$$\text{细菌指数(BI)}=\frac{\text{各个涂点(+)数的总和}}{\text{查菌部位数}}$$

实验室检查资料二

麻风菌素试验：为测定机体对麻风杆菌迟发性细胞免疫反应的方法。在患者前臂屈侧皮内注射粗制麻风菌素0.1 ml，结果分早期反应和晚期反应。注射后48小时观察结果为早期反应，表示机体对麻风杆菌的敏感性；注射处红斑直径>20 mm为强阳性（+++），15~20 mm为中阳性（++），10~15 mm为弱阳性（+），5~10 mm为可疑（±），<5 mm为阴性（-）。注射后21天观察结果为晚期反应，表示机体对麻风杆菌的免疫力；注射处有红色浸润性结节并有破溃者为强阳性（+++），浸润结节直径5~10 mm为中阳性（++），3~5 mm为弱阳性（+），轻度浸润结节或<3 mm者为可疑（±），无反应者为阴性（-）。

组胺试验：适用于麻风浅色斑或白斑的确诊。分别于健康皮肤和皮损处皮内注射1∶1 000磷酸组胺水溶液0.05~0.1 ml 20 s后，正常皮肤处出现直径约10 mm的红斑（称原发性红斑）；再经30~40 s，在原红斑周围出现直径30~40 mm的红斑（称第二红斑），以后注射处出现风团。无第二红斑者为异常。

三、诊断与鉴别诊断

诊断麻风主要依据病史、临床表现、细菌检查及组织病理检查等，确诊的主要依据有：①长期存在的皮损，并有感觉障碍和汗闭；②周围神经干及皮支神经粗大；③皮损组织内查见麻风杆菌；④组织病理见到特异病变。以上除具备③即可确诊外，其他若具备 2 条或以上者可确诊。

由于麻风患者皮损形态多种多样，需与某些皮肤病和神经疾患相鉴别。一般皮肤病有皮疹，但缺乏感觉障碍和神经粗大的表现；神经疾患虽可有感觉障碍，但缺乏皮疹。

四、防治

（一）一般治疗

广泛开展宣传教育，使广大群众了解麻风病防治知识，消除对麻风病的恐惧和歧视心理。在麻风病流行区开展普查，早期发现患者并正规治疗；对查菌阳性和麻风反应者及时隔离；对密切接触者要定期检查，必要时用氨苯砜常规治疗量的半量进行预防性服药 2~3 年。

（二）联合化疗

本病以内用药物治疗为主，多数患者对联合化疗方案敏感。卫生部制定的《麻风病联合化疗（MDT）方案》如下：多菌型麻风（MB，包括 LL、BL、BB 及少数 BT，初诊时 BI ≥ ++）：利福平 600 mg，每月 1 次，看服（在医务人员看视下服下）；氯法齐明 300 mg，每月 1 次，看服；氨苯砜 100 mg，每日 1 次，自服。疗程至少 2 年。少菌型麻风（PB，包括 I、TT 及大多数 BT，初诊时 BI < ++）：利福平 600 mg，每月 1 次，看服；氨苯砜 100 mg，每日 1 次，自服。疗程至少 6 个月。少菌型麻风患者若皮损多于 5 处或 3 条以上神经受累，按多菌型麻风治疗。

（三）麻风反应的处理

发现后及时处理，以减轻疼痛，防止畸形。尽快去除诱因。常用药物有糖皮质激素、反应停、氯法齐明和抗组胺类药等；亦可用普鲁卡因局部封闭治疗。药物治疗无效可考虑神经鞘膜松解剥离术。

思考题

一、选择题

1. 脓疱疮最常见的致病菌是
   - A. 白色念珠菌
   - B. 乙型溶血性链球菌
   - C. 金黄色葡萄球菌
   - D. 大肠杆菌
   - E. 表皮葡萄球菌

2. 关于细菌性毛囊炎的描述，正确的是
   A. 主要由葡萄球菌引起
   B. 脓疱相互融合
   C. 愈后留有瘢痕
   D. 常有局部淋巴结肿大
   E. 常伴随有全身症状
3. 寻常狼疮最常见发病部位
   A. 手部
   B. 面部
   C. 小腿
   D. 颈部
   E. 臀部
4. 苹果酱现象见于哪种皮肤结核
   A. 疣状皮肤结核
   B. 瘰疬性皮肤结核
   C. 丘疹坏死性结核
   D. 寻常狼疮
   E. 硬红斑
5. 麻风易感人群主要是
   A. 密切接触者
   B. 从事该病防治人员
   C. 老人
   D. 儿童
   E. 细胞免疫缺陷者
6. 下列疾病中首选糖皮质激素的是
   A. 麻风
   B. 麻风反应
   C. 脓疱疮
   D. 类丹毒
   E. 以上都不是
7. 脓疱疮的主要传播途径
   A. 接触传播
   B. 飞沫传播
   C. 消化道传播
   D. 自体传播
   E. 呼吸道传染
8. 毛囊炎、疖的主要病原菌
   A. 类大肠杆菌
   B. 链球菌
   C. 凝固酶阳性金黄色葡萄球菌
   D. 表皮葡萄球菌
   E. 铜绿假单胞菌

问题 9~12
   A. 毛囊炎
   B. 带状疱疹
   C. 疖
   D. 寻常性脓疱疮
   E. 单纯性疱疹

9. 局部簇集性分布的小水疱
10. 局部毛囊性丘疹，顶端可有小脓疱，中间有毛发穿过
11. 口鼻周围散在性脓疱及脓痂
12. 易发生于肋间神经分布区

二、问答题

1. 发生于面部“危险三角区”的毛囊炎应如何处理？

2. 试述皮肤结核的感染途径。

三、病案分析

患者，男，16岁，3天前左侧面部发生局限性鲜红色水肿性红斑，境界清楚，伴局部淋巴结肿大，T39.3℃。请问：

1. 初步诊断考虑什么病？
2. 应进一步做何检查？

第九单元 真菌性皮肤病

学习目标及重点内容

- 掌握各型真菌性皮肤病的临床表现和防治。
- 熟悉真菌性皮肤病的病因和诊断。
- 了解皮肤念珠菌病的病因分类和临床表现。

真菌性皮肤病是由真菌感染所引起的感染性皮肤病。真菌在自然界中广泛存在,但致病的真菌仅数十种。真菌是真核生物,有细胞核和细胞器,没有叶绿素。基本形态为菌丝和(或)孢子。真菌喜温暖潮湿环境,最适生长温度 22~36℃,相对湿度 95%~100%,最适 pH5.0~6.5。真菌细胞壁含有甲壳质和(或)纤维素,对外界环境变化有较强的抵抗力,紫外线和射线均不能杀灭真菌,但在 100℃左右时大部分真菌较短时间可以死亡,因此可用煮沸消毒法。少数真菌可使正常人致病,大部分为条件致病菌,多侵犯体弱患者。目前广谱抗生素、糖皮质激素、免疫抑制剂、抗肿瘤药物等使用增多,器官移植、烧伤抢救、各种导管和插管技术、静脉高营养的应用等,虽延长了患者的生命,但使机体抵抗力下降,条件致病性真菌的感染明显增加。

临床根据致病真菌侵犯人体的部位和菌种不同,可分为浅部真菌病(占 90%以上)和深部真菌病两大类。浅部真菌病的病原菌有皮肤癣菌、酵母菌、霉菌 3 种,可单独感染,亦可混合感染。侵犯皮肤角质层、毛发及甲板。深部真菌病的病原菌有念珠菌、隐球菌、孢子丝菌等,可侵犯真皮、皮下组织、内脏及中枢神经系统。

浅部真菌病的诊断主要是根据临床表现和真菌学检查,其中以真菌直接镜检和培养最有价值。在光学显微镜下,真菌的形态为菌丝及孢子。深部真菌病的诊断除上述条件外,尚需要组织病理学检查,做真菌培养可确定真菌种类。

第一节 头　癣

头癣(tinea capitis)由小孢子菌或毛癣菌引起的头皮和头发的皮肤癣菌感染。根据致病真菌和临床表现的不同,可将头癣分为黄癣、白癣、黑点癣 3 种,它们均可转变为脓癣。

头癣在我国多数地区已被控制或基本消灭，但近年由于家庭中饲养宠物增多，本病在某些地区有所增加。

一、病因与发病机制

黄癣的病原菌是许兰黄癣菌；白癣的致病菌主要是犬小孢子菌和石膏样小孢子菌；黑点癣的致病菌是紫色癣菌和断发毛癣菌。头癣的传染方式主要是通过与头癣患者直接、间接接触而后传染，如理发工具、共用梳子、枕套、帽子等。其次，家庭内接触病猫、病狗等也是重要的传播途径。

二、临床表现

（一）黄癣

黄癣（favus）俗称“瘌痢头”。本病多在儿童时期发病；散发，偶可流行，农村居多；自觉剧痒；病程缓慢，无静止期；以黄癣痂、脱发和瘢痕为特点。黄癣痂是由癣菌的密集菌丝、表皮细胞及干燥皮脂堆成的带黄色的碟形厚痂构成。黄癣痂的形成开始于毛囊口，为炎症性丘疹或小脓疱，脓疱干涸后变成黄色痂皮，形状为圆形或不规则形，逐渐变厚呈碟状，直径可达 1 cm 左右，患处有鼠尿或谷仓样臭味。黄癣中央有头发贯穿，头发干燥，失去光泽，变脆易折断，形成长短不齐的脱发区。由于黄癣痂长期压迫或黄癣菌毒素的影响，头皮可发生萎缩性瘢痕。如到成年仍不能治愈，可形成永久性脱发（彩图 9-1）。黄癣菌亦可侵犯皮肤和甲板而并发体黄癣和甲黄癣。

（二）白癣

白癣（tinea alba）又称小孢子菌头癣，较常见，传染性强。本病主要见于城市学龄儿童。病程头一个月发展快，以后静止，青春期常可自愈。本病症状以白色鳞屑斑和病发周围有白色菌鞘为特征。损害开始为群集的毛囊性丘疹，很快扩展成片，直径约 1 cm，境界清楚，表面有白色鳞屑；继续扩大，四周可出现小的卫星状损害，以后又可互相融合成更大斑片，病发失去光泽，发周有灰白色套状鳞屑包绕，称为菌鞘。病发常在长出头皮 5 mm 左右就比较均一地折断，残发易拔出，拔时无痛。基本无炎症反应，感觉有不同程度的瘙痒，病程慢性。

（三）黑点癣

黑点癣（black-dotted ringworm）简称黑癣。本病多见于城市儿童。病程呈慢性，无静止期，亦可延长到成人期而不愈。由于本病病原菌为发内型，开始感染的毛囊和毛发的发展是一致的，每一片上只有三四根毛发被感染。头发被真菌侵入后变脆，刚露出头皮即折断呈黑点状，典型损害为散在性斑片，炎症较明显，边缘可有小水疱及少量痂皮。皮损无明显自愈倾向。

上述 3 种头癣病情发展严重者头发广泛受累，产生弥漫性脱发及脓癣，其特征为皮损炎症剧烈而形成暗红色脓肿。

实验室检查资料

显微镜检查：用镊子将病发拔下放置在有一滴的10%~20%KOH溶液的玻片上，覆以盖玻片，在酒精灯火焰上过几次，将气泡趋出，轻压盖玻片，用吸水纸吸去多余的液体，放在显微镜下检查。这些发外型小孢子菌，由菌丝分节而成，沿头发周围或恰恰在角层以内并将角层破坏，形成围绕病发的一层关节孢子，具有特异性；如系黑点癣，则菌丝在发内断裂形成关节孢子与发干平行排列；如系黄癣，则只有粗菌丝和气泡。

培养检查：采取损害边缘部分的病发（活动的边缘阳性率高些），如系黑点癣，用小镊子将断发的残根（小黑头）拔出，培养于葡萄糖蛋白胨琼脂培养基上，放在25~28℃的室温中，1~3周内即可长出菌落，取出进行检查以确定真菌的种类。

三、诊断及鉴别诊断

儿童有脱发时都要考虑感染头癣的可能，多数头癣可根据临床特点作出诊断，但确诊必须从皮损区拔取病发直接镜检发现真菌的菌丝或孢子，一次检查阴性不能除外诊断。培养可确定菌种。

鉴别诊断见表9-1。

表9-1 各型头癣的鉴别

	黄癣	白癣	黑点癣
发病率	少见	多见	少见
皮损特征	黄癣痂	白色菌鞘	散在性斑片
真菌镜检	可见菌丝及孢子	圆形小孢子堆集在发周	圆形孢子链状排列充满发内

其他需与头皮的脂溢性皮炎、银屑病、头皮的脓疱疮相鉴别。

四、防治

（一）一般治疗

单纯外用药物治疗效果不佳，应采用综合治疗方法，包括消毒、剪发、洗发、擦药、服药5个方面，一般疗程2个月至数月。预防头癣主要是消灭传染源，早发现、早治疗、早隔离；切断传染途径，对幼儿园、理发店等加强卫生宣传和管理，对患者使用过的毛巾、帽子等卫生用品及理发工具应消毒。

（二）全身治疗

灰黄霉素10~20 mg/（kg·d）口服，每日3次，连服2~3周，应注意毒副作用。伊曲康唑3~5 mg/（kg·d）进餐时服用，连服30天；或5 mg/（kg·d），连服7天为1个疗程，必要时2周后再重复1个疗程。酮康唑亦可选用，但因肝毒性而少用。两药为脂溶性，服药期间多食油脂食物可促进吸收。特比萘芬 250 mg/d 口服，儿童 62.5~125 mg/d 口服，疗程 4~6 周。肝功能不良者以上 3 种药物应慎用，使用时定期复查肝功能。泼尼松 10~15 mg/d，可作为严重脓癣患者的辅助用药，要短期使用。抗生素为脓癣患者的辅助用药，炎症控制后即可停药。

（三）局部治疗

1. **外用药物** 5%~10% 硫黄软膏、1% 联苯苄唑霜、达克宁霜、康特霜、10% 特比萘芬霜或 1% 萘替芬霜等外用，任选一种，每日 1 次，连用 2 个月。

2. **洗头** 用热水硫黄皂或采乐洗剂洗头，每日 1 次，连续 2 个月。

3. **剪发** 在治疗开始时应剃光头发，以后每周 1 次，连续 8 次，每次剃下的头发应烧掉。

第二节 体癣和股癣

由毛癣菌属、小孢子菌属或表皮癣菌感染头皮、毛发、甲、掌、跖以外平滑皮肤引起的皮肤真菌病称为体癣（tinea corporis）。会阴、臀部和股内侧的体癣称为股癣（tinea cruris）。本病在温暖、潮湿地区多见。在公共浴池、幼儿园本病易于传播。

一、病因与发病机制

由患者的足癣传染而发生的体癣，病原菌与足癣相同；由家庭内养猫、狗而传染的多为羊毛状小孢子菌。由接触体癣患者及其生活用具而传染的病原菌主要为红色毛癣菌(约 52%)、石膏样毛癣菌、絮状表皮癣菌。发病与抵抗力有关。

二、临床表现

（一）体癣

多见于男性。典型的皮损开始为针头至绿豆大小红色丘疹，逐渐向四周离心性扩展而成为环状、半环状或多环状，故又称为“金钱癣”或“圆癣”。皮损有活动性边缘，边缘上有丘疹或丘疱疹。表面有鳞屑，中心炎症逐渐减轻而自愈，可遗留色素沉着（彩图 9-2）。本病夏重冬轻，可引起剧烈的瘙痒，常因搔抓而继发感染。体癣多见于颜面、颈部，亦可发于躯干、四肢屈侧。若因误诊而使用皮质激素制剂，常造成皮损迅速扩展。

（二）股癣

为最常见的皮肤癣菌病。皮损位于腹股沟等皱褶部位，男性多见。开始为鳞屑性红斑，边界清楚，呈弧形或不规则形。由于发病部位温暖潮湿、易受摩擦，故皮损发展较快，瘙痒剧烈，常引起糜烂或湿疹样变，由于反复搔抓致皮损呈苔藓样变。有时皮损可扩展到会阴部、臀部、下腹部。夏季症状往往加重。

三、诊断及鉴别诊断

根据好发部位及境界清楚的鳞屑性环状红斑，鳞屑直接镜检找到菌丝或孢子可确诊。

本病需与玫瑰糠疹、银屑病、接触性皮炎、湿疹、疥疮等鉴别（表 9-2）。

表 9-2　股癣与湿疹和疥疮的鉴别

	股癣	湿疹	疥疮
病因	皮肤癣菌	非感染性刺激引起变态反应	疥螨
皮损特征	鳞屑红斑可湿疹样变	红斑、渗出、苔藓样变	以结节为主
实验室检查	鳞屑镜检可见菌丝	通常无病原菌	水疱可见螨虫或虫卵

四、防治

（一）一般治疗

以局部用药为主，同时防治手足癣、甲癣，贴身衣服要消毒，避免滥用皮质激素、免疫抑制剂。

（二）全身治疗

全身泛发，炎症剧烈者或继发感染者，可口服伊曲康唑、特比萘芬、氟康唑等，并加用抗生素。伊曲康唑采用短程疗法，每天午餐后服用 200 mg，共服 7 天；或氟康唑 150 mg，每周 1 次，连服 2~3 周。

（三）局部治疗

本病以外用药物为主，一般采用温和的外用抗真菌药，可用达克宁霜、1％联苯苄唑霜、1％特比萘芬霜。每日用药 1~2 次，疗程 2 周以上，如继发感染或炎症剧烈者可用复方达克宁、复方康纳乐霜或皮康霜等。

（四）中医中药

桑皮汁、百癣净等治体癣、股癣有效。

第三节　手癣、足癣和甲真菌病

指（趾）间及掌、跖皮肤的浅部癣菌感染称为手癣（tinea manum）和足癣（tinea pedis）。甲真菌病（onychomycosis）是皮肤癣菌、酵母样菌和非皮肤癣菌性丝状真菌（霉菌）所致的甲感染。足癣在浅部真菌病中发病率最高，易继发感染，传染性大，是产生手癣、体癣、股癣和甲真菌病的主要根源直接或间接接触是本病的主要传播途径。

一、病因与发病机制

手癣、足癣的致病真菌主要为红色毛癣菌，其次为石膏样毛癣菌、絮状表皮癣菌。由于红色毛癣菌抵抗力强，不易控制，其已成为手癣、足癣的主要病原菌。掌跖皮肤角质层厚及足部多汗、无皮脂均有利于真菌感染；穿不透气的鞋和潮湿环境是发病和病情加重的重要因素。足癣多为间接传染。甲真菌病主要是异常的甲受手癣和足癣的感染而发病。

二、临床表现

（一）手癣和足癣

手癣和足癣多见于成年人，南方发病率高，冬轻夏重。临床上分 3 型，但常同时混合存在而以某一型为主。

1. **水疱型**　水疱常位于指（趾）间或足底，疱壁厚而不容易破溃，内容透明，成群或散在分布，水疱周围皮肤正常，数日后疱液吸收而干燥脱屑。如继发细菌感染则成为脓疱。本型常有瘙痒。

2. **浸渍糜烂型**　皮损处皮肤由于潮湿、浸软变白，擦去表皮后露出红色糜烂面，好发于第 4~5 或第 3~4 指（趾）间，常有剧烈的瘙痒，常因搔抓而继发感染，如淋巴管炎、淋巴结炎、丹毒或蜂窝织炎等。

3. **鳞屑角化型**　皮损由于角化过度而致皮肤增厚、粗糙和脱屑，冬天常发生皲裂而疼痛。

（二）甲真菌病

本病俗称“灰指甲”。常继发于手癣和足癣，手足癣患者中约 50% 伴有甲真菌病。患病甲板失去光泽、呈灰白或污黄色，增厚、变形和变脆，有时甲板与甲床分离。根据真菌侵犯甲的部位及程度不同，临床表现略有差异。开始为甲板的浅表感染，发展到最后，真菌侵入整个甲板，甲结构完全丧失，甲母质和甲床呈乳头瘤样改变，其上覆盖不规则角化物（彩图 9-3）。本病病程缓慢，可终生不愈。有时可继发甲沟炎，使局部红肿、化脓和疼痛，严重者可妨碍手指的精细动作。病变的甲外观还影响患者的社交和自信心。

实验室检查资料

将刮下鳞屑或剪下疱顶置于玻片上，进行常规镜检；还可做真菌培养。

组织病理学资料

急性期可见表皮细胞内水肿，伴白细胞浸润，水疱位于角质层下；慢性期可见角化过度，棘层肥厚和慢性炎症细胞浸润。

三、诊断与鉴别诊断

指(趾)甲变形变色,甲屑镜检真菌阳性,多次培养为同一种或相同几种真菌生长,甲病理或溶甲涂片查见真菌可以确诊。

本病需与银屑病、扁平苔藓、湿疹所致的甲病等鉴别,一般以 1~2 个指(趾)甲开始发病,重者全部指(趾)甲均患病,病程呈慢性,可多年不愈。

四、防治

(一) 一般治疗

常洗足,保持足部干燥,不共用洗澡巾、鞋袜,防止交叉感染。

(二) 全身治疗

单纯外用药效果不佳者,可口服抗真菌药物,伊曲康唑 0.4 g/d 口服,连服 1 周为 1 个疗程,停药 21 天。指甲癣连用 2 个疗程,趾甲癣需连用 3 个疗程。疗程结束后,可继续每周服药 1 次 200 mg,共 3 个月左右,以防复发。其他可用特比萘芬等。合并感染可酌情使用抗生素。

(三) 局部治疗

手癣、足癣和甲真菌病以外用药为主,可根据不同类型而选用不同剂型的抗真菌药,如唑类溶液或霜剂。①水疱型:可用酊剂如复方苯甲酸酒精、复方土槿皮酊。②浸渍糜烂型:如渗出液不多可选用霜剂如 1%联苯苄唑霜、1%特比萘芬霜或达克宁霜等;合并细菌感染者用皮康霜或复方达克宁霜等。如渗出液多或红肿显著继发感染者宜用 1∶5 000~1∶8 000 高锰酸钾溶液或 0.1% 依沙吖啶溶液浸泡患足,每日 1~2 次,皮损干燥后再用上述霜剂。③鳞屑角化型:可用软膏如复方苯甲酸软膏、华佗膏等。

(四) 中医中药

愈癣洗剂、鸦胆子或百部浸剂等治疗手癣和足癣有效。甲真菌病可酌情选用川楝子膏等。

第四节 花 斑 癣

花斑癣(tinea versicolor)俗称汗斑,是由糠秕马拉色菌侵犯皮肤角质层引起的一种慢性浅表性皮肤真菌感染。

一、病因与发病机制

糠秕马拉色菌寄生于正常人皮肤角质层内,一般不引起炎症。其发病与个体易感性以及一些特殊条件有关,如多汗或多脂型皮肤的人,或患有慢性病、营养不良以及接受皮质激素治疗时。

二、临床表现

热带地区易发病。青壮年多见,男性多于女性。好发于多汗的部位如躯干部和腋窝,婴幼儿则好发于颜面部。皮损为以毛孔为中心无炎症的、境界清楚的点状或小片状色素沉着或减退斑,上覆少许细糠状鳞屑,可相互融合成不规则的大的斑片,斑的颜色可为正常皮色、白色、褐色或淡棕色,夏季日晒后皮损呈淡红色微隆起(彩图 9-4)。通常初期无自觉症状,日久可有微痒。病程呈慢性,如不治疗可持续多年。传染性极小。

实验室检查资料

真菌镜检和培养:鳞屑在镜下可见呈葡萄状簇集分布的孢子和菌丝。孢子为圆形至卵圆形,厚壁,芽颈较宽,常成簇分布;菌丝粗短,呈腊肠样,有分隔。此特征有别于皮肤癣菌或念珠菌的镜下所见。

三、诊断与鉴别诊断

根据典型皮疹形态、好发部位及无炎症反应,皮屑直接镜检可见成群圆形葡萄状孢子及粗短微弯的香蕉状菌丝即可确诊。

本病应与白癜风、玫瑰糠疹、脂溢性皮炎等鉴别。

四、防治

(一)一般治疗

勤洗澡、勤换衣服,内衣及被单宜煮沸消毒,经常用采乐洗剂洗涤患处可预防复发。

(二)全身治疗

皮疹顽固且广泛者需口服抗真菌药:①酮康唑:能从汗液排至体表而抑制真菌,每周服 1 天,一天 2 次,每次 200 mg,餐后服,连续 2 周为 1 个疗程。肝功能异常者忌用。②伊曲康唑:每天午餐后服 200 mg,连服 7 天;或氟康唑 150 mg,每周 1 次,连用 2 周。

(三)局部治疗

2%酮康唑洗剂,洗澡时将药物涂于患处,10 min 后冲洗干净,连续 5 天为 1 个疗程。1% 特比萘芬霜,每天早、晚(洗澡后)各 1 次,连用 1 周。二硫化硒洗剂(希尔生)、孚琪乳膏、达克宁、康特霜也可使用。

(四)中医中药

可选用颠倒散、密陀僧散等用食醋调和后外擦患处。

第五节 念珠菌病

念珠菌病(candidiasis)是由念珠菌感染引起的一种皮肤黏膜及内脏器官的急性、亚急性或慢性感染。

一、病因与发病机制

念珠菌广泛存在于自然界,是人体正常寄生菌群之一。念珠菌可通过外源或内源途径引起皮肤、黏膜和内脏、骨骼、脑的感染,甚至通过血行播散引起菌血症和败血症。念珠菌病大多是由白色念珠菌引起,其次为光滑念珠菌、克柔念珠菌等。在正常情况下白色念珠菌与人体处于共生状态,并不致病。当共生状态被破坏时可导致感染,故又称条件性感染,因此念珠菌为一种条件致病菌。致病的条件主要有长期使用抗生素、免疫抑制剂、抗肿瘤药或皮质激素等药物,以及内镜检查、手术创伤、器官移植、某些慢性病、白血病及恶性肿瘤、机体免疫功能低下和老年人等。新生儿对念珠菌缺乏抗体,易感染而发生鹅口疮、尿布皮炎。本病发病率近年来明显增加,应引起重视。

二、临床表现

(一) 皮肤念珠菌病

本型绝大多数属外源感染,由白色念珠菌侵入表皮引起炎症反应。一般不伴有黏膜或内脏感染。有以下几种类型。

1. **念珠菌性间擦疹** 多见于肥胖妇女及隐性糖尿病患者,其他可见于厨师等。皮损好发于臀沟、肛周、腹股沟、腋下、颈部和乳房皱襞等处。常因温暖、潮湿和皮肤浸渍而受感染。皮损为红斑,边界清楚,四周常有卫星状分布的丘疹、水疱,继而脱屑、糜烂、渗液及结痂。病程缓慢,易复发。

2. **指(趾)间擦烂** 多见于持续浸水的工人及家庭主妇,好发于中指及无名指之间,指间表皮浸渍发白,擦去表皮后露出糜烂面。

3. **念珠菌性甲沟炎** 多见于糖尿病患者及长期浸水者。表现为甲周皮肤红肿、疼痛,用力压迫有淡白色渗出液;继而甲皱襞皮肤变薄,有光泽;指甲变硬增厚,呈褐色,有波浪式沟纹。可继发化脓性指头炎。病程呈慢性。常并发念珠菌性甲癣。

4. **念珠菌性尿布疹** 好发于新生儿,生后一天即可发病。皮损特征为臀部及外生殖器部位可见边界清晰的鲜红色斑,周围有呈卫星状分布的丘疹和脓疱。丘疹表面有领圈状鳞屑。有的患儿同时患有鹅口疮。

(二) 黏膜念珠菌病

1. **口腔念珠菌病** 又称鹅口疮(thrush)。本病较常见,多发生于营养不良的婴儿,成人多为核黄素缺乏、晚期肿瘤免疫功能低下和糖尿病等。好发于牙龈、舌侧缘、口腔和咽部黏膜。皮损为轻度红斑,其上覆盖白色凝乳状伪膜,易擦去,露出糜烂面。本病若蔓延到食管或气管,引起吞咽障碍。HIV 感染者约 80% 发生鹅口疮,常为首发症状,是艾滋病的早期临床体征之一。

2. **念珠菌性阴道炎** 本病的诱因为妊娠、糖尿病和长期使用抗生素。混合细菌感染者亦不少见。其症状为白带增多,会阴瘙痒及烧灼感。白带呈凝乳状。阴道黏膜及外阴皮肤表现为红斑,表面有灰白色乳酪状伪膜。

3. **念珠菌性龟头炎** 包皮过长者易发本病。患者往往与患有念珠菌性阴道炎的患者性交而发病。表现为红斑,伴有浅表糜烂,其上有白色鳞屑,可出现卫星状小丘疹、脓疱。常有瘙痒及烧灼感。少数患者合并念珠菌性尿道炎、前列腺炎。

(三)内脏念珠菌病

根据念珠菌侵犯的器官不同而有不同的临床表现。肺念珠菌病可由口腔念珠菌病或支气管念珠菌病直接蔓延,或血行播散,或继发于其他肺部疾病,症状为低热、咳嗽和白色稠痰,X 线胸片无特异性,临床易漏诊,诊断依靠真菌检查。消化道念珠菌病临床上可见食管炎、口角炎、结肠炎和肛周炎,可引起腹泻及豆渣样便。此外念珠菌性心内膜炎、脑膜炎和败血症有时可见。

三、诊断与鉴别诊断

皮肤及黏膜念珠菌病根据临床表现,真菌镜检或培养阳性可确诊。内脏念珠菌病的临床表现复杂而且缺少特异性,需综合分析慎重诊断;若血液、密闭部位体液和深部组织标本培养出念珠菌可确诊为深部感染。本病应与湿疹、尿布皮炎和细菌性阴道炎等相鉴别。

四、防治

(一)一般治疗

积极防治原发病,合理使用抗生素和皮质激素,提高细胞免疫功能,增强机体免疫力。

(二)全身治疗

黏膜念珠菌病既往以局部用药为主,但治疗效果不佳,现采用口服抗真菌药。急性念珠菌性阴道炎:伊曲康唑一日疗法,每天 2 次,每次 200 mg 餐后服,总量 400 mg;或 200 mg,每日 1 次,连服 3 天;或氟康唑 150 mg 服 1 次。慢性复发性念珠菌性阴道炎:氟康唑 150 mg/d,连服 3~5 天;以后每次月经期来时再服 150 mg,连用数月。念珠菌性包皮龟头炎:伊曲康唑每日 200 mg,连服 7 天;或氟康唑 150 mg 口服,隔日 1 次,2 次为 1 个疗程。念珠菌性尿道炎:伊曲康唑 100 mg,每日 2 次,餐后服,连续服 7 天。如合并念珠菌性前列腺炎者:氟康唑 150 mg,1 次顿服。因 30% 念珠菌性阴道炎是无症状的,故凡念珠菌性包皮龟头炎患者,无论配偶是否有症状,需同时服药。

内脏念珠菌病采用口服抗真菌药。两性霉素 B 每日 0.1~0.7 mg/kg 静脉滴注。氟胞嘧啶成人每日 8 g,儿童按 150 mg/(kg·d)。酮康唑 200 mg,口服,每日 2 次。氟康唑与伊曲康唑亦可选用，剂量与疗程视病情而定。

（三）局部治疗

皮肤念珠菌病较易治愈，以外用抗真菌药为主，治疗和体癣相同。念珠菌性包皮龟头炎用1%联苯苄唑霜或1%特比萘芬霜于每日清洗患处后外涂1次。

（四）中医中药

宜清热解毒泻火，方用清热泻脾散加减；或滋阴潜阳，方用六味地黄汤加肉桂。

第六节　孢子丝菌病

孢子丝菌病（sporotrichosis）是由于外伤后感染申克孢子丝菌而引起皮肤、皮下组织及附近淋巴系统的慢性肉芽肿性炎症。

一、病因与发病机制

孢子丝菌属双相型真菌。该菌作为腐物寄生菌广泛生存于自然界中的土壤、腐木或枯草中。潮湿而高温环境有利于发病。本菌可感染动物和人类。其传染途径多数通过皮肤接触传染，少数通过呼吸道传染引起内脏病变。患者主要是从事体力劳动的农民和工人。在劳动时由于皮肤受树枝、生锈铁钉损伤后致病。

二、临床表现

本病在我国南方多见，多累及矿工和造纸工人。其症状按传染途径可分以下几型。

（一）淋巴管型

本型最常见。好发于单侧上、下肢，尤以右上肢，特别是右手多见。面部皮疹有时可见于儿童及妇女。其症状首先在外伤处出现皮下结节，不红不痛，对抗生素无效。皮下结节出现1~2周后，沿淋巴管向心性出现新的损害，呈条状分布。淋巴管红肿粗大，但淋巴结很少肿大。皮损逐步破溃，有少量脓液，很难愈合。溃疡日久呈菜花样和疣状增生。

（二）固定型

皮疹仅发生于孢子丝菌侵入部位，而不沿淋巴管扩散。好发于四肢末端部位，也可见于面部。皮疹呈多形性，表现为结节、溃疡、疣状增生、浸润斑块、囊肿、痤疮样皮损或红斑鳞屑等。有些患者同时有两种类型皮损。少数皮损呈卫星状分布，中央为结节，周围绕以数个小丘疹。

（三）内脏型

此型少见。伴有基础疾病的患者或易感素质者，如糖尿病、酗酒者、长期用糖皮质激素者或艾滋病患者可发病。可侵犯骨关节、肾、肺和中枢神经系统，产生相应的症状如脑膜脑炎、肾盂肾炎等。预后差。

三、诊断与鉴别诊断

本病根据外伤史、职业、皮损特征、真菌培养及组织病理检查可确诊。最近应用免疫荧光技术，可快速诊断本病。

鉴别诊断见表 9-3。

表 9-3 孢子丝菌病与皮肤结核和着色真菌病的鉴别

	孢子丝菌病	皮肤结核	着色真菌病
病因	申克孢子丝菌	结核杆菌	一组致病性着色真菌
组织病理	卵形或雪茄形孢子丝菌	结核肉芽肿	棕色分隔厚壁孢子
真菌培养	不同温度下菌丝相与酵母相相互转化	阴性	致病性暗色真菌生长

四、防治

（一）一般治疗

改善劳动条件，外伤后立即用碘酒外涂伤口可防止发病。

（二）全身治疗

1. **碘化钾** 碘化钾为首选药物，仅对皮肤型有效。常用 10% 碘化钾溶液口服，成人从每次 5 ml 开始，渐增至每次 20 ml，每日 3 次，皮损消退后再继续服药 4 周，可避免复发。儿童用量酌减。孕妇及肺结核患者或对碘过敏者禁用。出现不良反应后应减量或停止服用。注意治疗时不要中途停药，停药后再用效果较差。

2. **抗真菌药** 伊曲康唑 100 mg/ d 餐后服，每周连服 3 天，停药 4 天，共服 6 周。酮康唑 200 mg 餐后服，每日 2 次，连服 2~3 个月，本药长期服用时应注意肝毒性，需定期检查肝功能。

3. **抗生素** 合并细菌感染时可酌情使用。

（三）物理疗法

可作为辅助治疗。温热疗法，温度应达到 43~45℃。液氮冷冻，每次 30~60 s，自然复温后，再重复冷冻 1 次，间隔 15 天治疗 1 次。

思 考 题

一、选择题

1. 头癣的主要传染方式

A. 与患者直接或间接接触　　B. 与病猫、狗接触

C. 理发　　D. 互相抵头

E. 戴帽子

2. 浅部真菌病中发病率最高的是

A. 手癣
B. 足癣
C. 甲真菌病
D. 头癣
E. 体癣

3. 手足癣的主要致病菌是

A. 红色毛癣菌
B. 石膏样毛癣菌
C. 絮状表皮癣菌
D. 须癣毛癣菌
E. 小孢子菌

4. 皮肤癣菌病中发病率最高的是

A. 股癣
B. 体癣
C. 甲癣
D. 足癣
E. 手癣

5. 念珠菌病中最常见的致病菌是

A. 白色念珠菌
B. 热带念珠菌
C. 伪热带念珠菌
D. 星形念珠菌
E. 吉利蒙念珠菌

6. 黄癣的致病真菌是

A. 石膏样小孢子菌
B. 犬小孢子菌
C. 断发毛癣菌
D. 许兰毛癣菌
E. 铁锈色小孢子菌

7. 头癣中青春期可自愈的类型是

A. 黄癣
B. 白癣
C. 黑点癣
D. 脓癣
E. 以上都不能自愈

8. 引起皮肤癣菌病最常见的致病菌是

A. 犬小孢子菌
B. 石膏样小孢子菌
C. 断发毛癣菌
D. 红色毛癣菌
E. 黄癣菌

9. 手足癣的主要致病菌是

A. 红色毛癣菌
B. 石膏样毛癣菌
C. 絮状表皮癣菌
D. 须癣毛癣菌
E. 小孢子菌

10. 皮肤真菌病主要侵犯

A. 真皮
B. 角质层
C. 棘层
D. 皮下组织
E. 基底层

二、问答题

1. 体癣和股癣的皮损特征有哪些?
2. 孢子丝菌病的病因、诊断及治疗方法是什么?
3. 念珠菌病的病因及临床表现是什么?

三、病案分析

患者,女,35岁,农民,以发热(38.6℃)伴右小腿红肿就诊。体检:右小腿红肿明显,右足趾缝间糜烂,基底潮红湿润,部分有裂口。请回答:

1. 初步诊断及诊断依据是什么?
2. 需进一步做何种检查以明确诊断?
3. 试拟定治疗方案。

第十单元
动物性皮肤病

学习目标及重点内容

- 掌握常见动物性皮肤病(疥疮、隐翅虫皮炎、螨虫皮炎和虱病)的皮损特征。
- 了解常见动物性皮肤病的防治。
- 熟悉常见动物性皮肤病的病原及致病特点。

第一节 疥 疮

疥疮(scabies)是由疥螨(俗称疥虫)所致的传染性皮肤病,以好发于皮肤薄嫩部位的粟粒大丘疹、丘疱疹、疱疹及隧道,伴奇痒为特征,多见于冬季,极易在集体或家庭中流行。

一、病因与发病机制

疥螨是一种表皮内寄生虫,属蛛形纲、螨目,种类很多,根据不同宿主而定为不同的亚种或种。人的疥疮主要由人型疥螨引起;动物疥螨偶可使人产生类似疥疮的感染,但病情多较轻,不能造成流行。疥螨的生活史分卵、幼虫、若虫、成虫四阶段。成虫很小,肉眼刚可见(雌螨长 0.3~0.45 mm,雄螨长 0.2~0.25 mm),呈短椭圆形,乳黄色(彩图 10–1)。雄螨常在表皮上与雌螨交配后不久死亡;雌螨受精后异常活跃,钻入皮肤角质层形成隧道,在隧道内经 1~2 个月排卵 40~50 个后死亡。卵经 3~4 天孵化为幼虫,再经 2~3 天变为若虫,若虫经两次蜕皮后变为成虫,由卵变为成虫需 10~14 天。

受精后的雌螨为最易感染新宿主的时期,其离开人体后可存活 2~3 天,故疥疮既可通过人与人的直接接触(如握手)感染,亦可通过使用患者的床铺、衣物和毛巾等间接接触感染。

二、临床表现

疥螨常侵犯皮肤薄嫩部位，故皮疹好发于指缝及两侧、腕部屈侧、肘窝、下腹部、腹股沟、股内侧和外生殖器等部位，重者累及其他部位，但成人一般不累及头面和掌跖部。多呈对称分布。皮损为针头大小丘疹、丘疱疹及疱疹，疏散分布，开始呈正常肤色，继而呈微红色，一般无红晕（彩图 10–2）。自觉剧痒，以夜间为甚。在丘疱疹和疱疹邻近有时可见疥螨穿掘的隧道，长约数毫米，此为疥疮所特有，但常因搔抓、清洗而不易查见。病程久者常见搔抓而出现抓痕、血痂、湿疹样变或继发性化脓性皮肤病、淋巴结炎，甚至并发肾炎。婴幼儿偶见以大疱为主的大疱型疥疮。部分患者在阴囊、阴茎、大阴唇处可见淡红或红褐色、绿豆至黄豆大半球性炎性硬结，直径 3~5 mm，即"疥疮结节"，是疥螨引起皮肤良性淋巴细胞的增生性反应，常有剧痒，疥虫杀死后，可经久不退。

三、诊断与鉴别诊断

根据有接触传染史，常在同一家庭或集体生活人群中有类似病例；特殊的好发部位，尤其是指缝；特有的皮疹；奇痒，尤以夜间为甚等，一般诊断不难。必要时，直接从皮疹处检查疥螨以协助确诊。

疥螨检查法

指间皮肤消毒后，用针刺入隧道盲端，挑出灰白色小点置放大镜下观察；也可用蘸有矿物油的手术刀刃轻刮皮疹 6~7 次，移至载玻片，如此重复刮 4~5 个皮疹置同一玻片上，镜下观察疥螨或虫卵。

需与本病相鉴别的有瘙痒症、痒疹、湿疹、虱病和丘疹性荨麻疹等皮肤病。

四、防治

（一）一般治疗

本病主要为注意个人卫生，勤洗澡、勤更衣。家庭及集体生活人群中发现患者应立即隔离治疗，密切接触者也要及时检查治疗；患者用过的衣服、被褥等，需煮沸或曝晒灭虫。

（二）局部治疗

本病以局部外用药物治疗为主，常用药物有：10%~25% 硫黄软膏（婴幼儿用 5% 浓度），先用热水和肥皂洗澡，然后外搽，除头面部外必须搽遍全身，每日早、晚各 1 次，连续 3 天，其间不洗澡、不更衣、不换被褥，第 4 天洗澡、更衣，被污染的衣服、被褥等煮沸消毒，不能煮烫的物品用塑料包扎放置 1 周，待疥螨死亡后清洗；1% 林旦霜剂（即疥得治）有较强的杀疥螨作用，但有较大毒性，故大面积皮损、糜烂、儿童、孕妇和哺乳期者禁用。每日洗澡后外搽 1 次（成人剂量不超过 30 g）并更衣，大多 2~3 次可愈。治疗完毕后观察 2 周，若无新皮疹出现可视为治愈；若出现新的皮疹，再重复治疗 1 次。

（三）“疥疮结节”的治疗

局部治疗杀灭疥螨后，疥疮结节可采用液氮冷冻（接触法，冻溶 2 次，每次数秒），或用确炎舒松 A 混悬液（或泼尼松）皮损内注射，每周 1~2 次。

第二节　隐翅虫皮炎

隐翅虫皮炎（paederus dermatitis）是由于接触隐翅虫体液引起的毒性皮炎，好发于夏秋季节。

一、病因与发病机制

隐翅虫属昆虫纲、鞘翅目，有多种，其中毒隐翅虫可引起皮炎。虫体长 0.6~0.8 cm，头黑色，胸橘黄色，有一对薄翅，足 3 对，附尾刺 2 个，有趋光性，夏秋季活跃。若停附于人的皮肤被打破或压碎后，其体内强酸性（pH1~2）毒液数小时内可致皮肤炎症反应。

二、临床表现

本病多见于夏秋季，皮损好发于面、颈等暴露部位，呈条状、片状或点簇状水肿性红斑，其上密集有针头大小水疱或脓疱。自觉痒、灼热和灼痛。附近淋巴结常肿大。皮疹严重者可伴发热头痛、头晕、恶心和浅表淋巴结肿大等全身症状。发生于眼睑或外阴部可呈明显肿胀。本病病程约 1 周，愈后常有色素沉着。

三、诊断与鉴别诊断

根据接触部位的典型皮损，自觉痒和灼痛，夏秋季节发生可诊断。需与本病相鉴别的有急性湿疹等皮肤病。

四、防治

预防本病重在避免接触，遇虫落皮肤，切勿在皮肤上拍打或碾压。

出现皮炎者，尽早用肥皂水清洗皮肤，外用炉甘石洗剂或糖皮质激素类药物对症治疗。红肿明显或有糜烂面者，用明矾溶液或高锰酸钾溶液冷湿敷。继发感染者酌用抗生素类。

第三节 螨虫皮炎

螨虫皮炎(mite dermatitis)是因螨叮咬或由于接触其分泌物和蜕皮而引起的急性皮肤炎症,多发生在夏秋温暖、潮湿季节,为农村常见的皮肤病。

一、病因与发病机制

螨类属蛛形纲,为肉眼刚可见的微小昆虫,广泛存在于自然界中,种类繁多。在我国引起皮炎的螨类主要是袋形虱螨(又称蒲螨),栖居于谷物上,不附着于皮肤,仅暂叮咬人的皮肤而致皮炎,因多发生于接触谷物者,故又名"谷痒症";其次是粉螨,栖居于谷物、面粉及白糖内,人可因接触粉螨的分泌物(如唾液)或蜕皮引起皮肤过敏反应而致皮炎。

二、临床表现

本病多见于夏秋温暖潮湿季节,皮损好发于身体接触或暴露部位,以后侵及衣服被覆部位,严重者泛发全身。主要为水肿性红斑、米粒至黄豆大红色丘疹和丘疱疹、荨麻疹,被咬处皮疹中央常见针头大虫咬的瘀点。自觉奇痒难忍,夜间为甚。常因搔抓而见抓痕、血痂或继发感染。粉螨皮炎尚可见湿疹样皮炎损害。本病一般无全身症状,个别有发热、头痛、胸闷和恶心等全身症状。约 1 周自行消退。

三、诊断与鉴别诊断

根据皮损常发生于身体接触或暴露部位,典型皮损,自觉奇痒、夜间为甚等特点可诊断。需与本病相鉴别的有湿疹等皮肤病。

四、防治

预防螨虫皮炎主要是加强个人防护:收割、搬运稻谷等物品时应扎紧袖口和裤口,并带手套、穿袜子等,必要时暴露皮肤涂搽 5%~7% 茶酚软膏。粮仓、货栈经常通风,保持干燥,若已被病原虫污染则采取日晒及撒布杀虫剂。

本病的治疗主要为对症处理,如外用炉甘石洗剂止痒等;皮疹广泛或瘙痒严重者可予抗组胺类或糖皮质激素类药。

第四节 虱 病

虱病(pediculosis)是由寄生于人体的吸虱吸血时的机械刺激和唾液内的毒性分泌物所致的传染性皮肤病。以局部皮肤搔痒和皮疹为特征。

一、病因与发病机制

吸虱是体外寄生虫,属昆虫纲、吸虱目,种类很多,寄生于人体的有头虱、体虱和阴虱 3 种。头虱雌者长 2.7~3.0 mm,雄者长 1.5~2.5 mm,寄生于头部致头虱病。体虱雌者长 2.7~3.4 mm,雄者长 1.2~2.7 mm,多隐藏于内衣皱褶处,除致体虱病外,尚可传播流行性斑疹伤寒、回归热等病。阴虱雌者长 1.5~2.0 mm,雄者长 0.8~1.2 mm,寄生于阴毛及肛周体毛上致阴虱病。头虱和体虱离体存活时间至少为 1 周,经人与人之间的直接接触或衣、帽等间接接触传播;阴虱离体寿命不超过 24 h,主要经性接触传播,属性传播疾病。

二、临床表现

(一) 头虱病

多见于卫生不良的妇女和儿童。寄生于头部,在头皮上常可见成虫,发干上常可见针头大小的白色虱卵。虱咬处(头皮,尤其是枕部和发际处)自觉剧痒,可见红斑和丘疹,抓破后常有渗液、血痂等,以至头发粘连,散发异味。

(二) 体虱病

寄生于人体贴身内衣裤上。虱咬处(常在腋下、背、腰和大腿内侧等处)自觉瘙痒,发生红斑、丘疹和风团,常见抓痕和血痂,日久皮肤粗糙、增厚,有色素沉着。

(三) 阴虱病

寄生于阴毛。虱咬处(阴毛处和肛周)自觉瘙痒,出现丘疹,搔抓后引起血痂并常继发湿疹或感染。患处附近有时出现豌豆至蚕豆大小的深灰色斑。

三、诊断与鉴别诊断

根据其临床特点和在患处(头虱和阴虱)或衣服皱褶处(体虱)找到虱或虫卵即可确诊。需与本病相鉴别的有丘疹性荨麻疹等皮肤病。

四、防治

预防虱病主要为注意个人卫生,经常洗澡、理发和更衣。体虱病者应将衣服脱下煮沸。

头虱和阴虱病者应剃去毛发，对拒剃毛发者可外用50%百部酊或1%林旦霜剂每日2次，第3日用大量热水肥皂洗头，用密篦子将虱及卵篦净，所用过的梳篦、帽子和枕套等物要进行彻底消毒。

第五节 其他虫咬皮炎

一、毛虫皮炎

毛虫皮炎（caterpillar dermatitis）系由毛虫（常见有桑毛虫、松毛虫和刺毛虫）的毒毛或刺毛刺伤皮肤后所引起的皮肤病，发生于夏秋季野外活动的人群。皮损主要为水肿性红斑和斑丘疹，顶端常有一毒毛刺伤痕迹。自觉剧痒。治疗可用胶布贴去皮疹处的毒毛；外搽消炎止痒剂（如炉甘石洗剂），皮损严重者内服抗组胺药。

二、蜂螫伤

蜂螫伤（bee sting）系由蜜蜂、黄蜂等尾部毒刺刺伤皮肤体内毒腺中，毒素经毒刺注入皮肤引起。蜂螫局部很快红肿中央有一瘀点，自觉灼痛和瘙痒。重者发热、乏力，甚至休克、抽搐、心肺衰竭。治疗为拔除毒刺，外涂10%氨水（蜜蜂螫伤）或5%醋酸（黄蜂螫伤），损伤周围可注射普鲁卡因或依米丁止痛，必要时内服抗组胺药和止痛药。全身症状重者酌用糖皮质激素或蛇药片，出现休克者积极抢救。

三、蜈蚣螫伤

蜈蚣螫伤（centipede sting）系由蜈蚣前方的毒爪刺入皮肤时释出的毒液引起。被螫处有2个小出血点，周围红肿，伴剧痛。重者可伴头痛、恶心等全身症状。治疗可外涂氨水，其余治疗同蜂螫伤。

四、蝎螫伤

蝎螫伤（scorpion sting）系由蝎尾部毒刺刺入皮肤，腹部毒腺中毒液经毒刺注入皮肤引起。被螫处即感疼痛难忍，继之潮红肿胀，可有瘀斑，甚至发生坏死。严重者伴有程度不一的全身症状。治疗应尽快扎紧被螫肢体近端，尽可能吸出毒液，必要时扩创手术。其余治疗同蜂螫伤。

思 考 题

一、选择题

1. 疥螨从卵到成虫约需

A. 7 天　　B. 8 天
C. 9 天　　D. 10 天
E. 15 天

2. 易于发生疥疮结节的部位是

A. 腋窝　　B. 乳房下
C. 腹部　　D. 阴茎及阴囊
E. 腕部

3. 头虱和体虱离体后可存活

A. 3 天　　B. 4 天
C. 5 天　　D. 6 天
E. 7 天

二、问答题

1. 简述疥疮的局部治疗。
2. 简述隐翅虫皮炎的临床表现特点。

第十一单元
瘙痒性皮肤病

学习目标及重点内容

- 掌握神经性皮炎、痒疹和结节性痒疹的皮损特征和诊断。
- 熟悉瘙痒症的临床分型与临床表现，妊娠痒疹的临床表现。
- 了解常见瘙痒性皮肤病的防治原则。

瘙痒性皮肤病种类较多，病因复杂，病情顽固难愈。发病机制至今尚未完全明确，但认为与神经精神因素及某方面功能失调有关，特别是瘙痒症和神经性皮炎可在情绪紧张、焦虑时加重。对这类疾病的治疗除以对症处理为主外，还要重视心理治疗。

第一节　神经性皮炎

神经性皮炎（neurodermatitis）又名慢性单纯性苔藓，是一种以阵发性剧烈瘙痒和皮肤苔藓样变为特征的慢性皮肤神经功能障碍性皮肤病。

一、病因与发病机制

发病原因不十分明确，一般认为与大脑皮质抑制和兴奋功能紊乱有关，精神紧张、焦虑、过度疲劳及反复局部刺激（摩擦、日晒、多汗）或饮酒、辛辣食物等因素均可诱发或加重本病。发病过程中形成的瘙痒伴随搔抓是导致本病发展和皮肤苔癣样变的主要原因。

二、临床表现

本病主要见于青壮年。临床上分为局限型和播散型两种。自觉阵发性剧烈瘙痒，夜间为甚，不同程度地影响睡眠和工作。慢性病程，时轻时重，治愈后易反复发作。

（一）局限型神经性皮炎

较常见。皮疹大小形状不一，常局限于一处或两侧对称，主要发生于颈项、眼睑、肘后、骶尾及外阴等处。起初局部只有瘙痒而无皮疹，经不断搔抓、摩擦后出现成片的粟粒大圆形或多角形扁平小丘疹，呈皮色或淡红、浅褐色，稍带光泽。皮疹渐增多并融合扩大形成典型的苔藓样变，即局部皮纹加深，皮嵴隆起，上覆以少许鳞屑，边界清楚，干燥粗厚，状如皮革，可伴有色素沉着或色素脱失（彩图 11–1，彩图 11–2）。自觉阵发性瘙痒，夜间明显。由于搔抓而有抓痕，血痂，也可继发感染，有时因外用药刺激可呈湿疹样变。

（二）播散型神经性皮炎

较少见。皮疹特征与局限型相似，但皮疹广泛，对称分布，多从颈部或某处开始，以后波及眼睑、头皮、四肢伸侧及躯干。

三、诊断与鉴别诊断

根据多角形扁平丘疹及苔藓样皮损、好发部位、剧烈瘙痒和慢性病程，诊断不难。但有时需与下列疾病鉴别，见表 11–1。

表 11–1　神经性皮炎的鉴别诊断

	神经性皮炎	慢性湿疹	扁平苔藓	淀粉样皮炎
病因	神经精神因素和局部刺激等	复杂，体内外多种因素	精神紧张、病毒感染和免疫异常等	不明
好发部位	颈、眼睑、四肢伸侧	任何部位，对称分布	任何部位，好发于四肢屈侧、胫前、腕、踝、口腔黏膜	胫前、臂外侧和背部，对称分布
皮损特征	先痒，搔抓后呈苔藓样变	多有糜烂、渗出等急性过程，浸润肥厚，色素沉着	紫红色多角形中央略凹陷的扁平丘疹，放大镜下见 Wickham 纹，可见口腔黏膜损害	绿豆大的半球形丘疹，质硬密集而不融合
组织病理	表皮角化过度，棘层肥厚，表皮突延长，真皮成纤维细胞增生	无特征性	表皮角化过度，棘层肥厚，表皮突延长呈锯齿状，基底层液化变性	淀粉样蛋白沉积于皮肤组织，刚果红试验阳性

四、防治

（一）一般治疗

消除精神紧张，生活规律，避免搔抓、洗烫和外用刺激性药物，忌食辛辣食物、饮酒、饮浓茶及咖啡等。

（二）全身治疗

根据情况可选择各种镇静剂和抗组胺药物口服，如地西泮 2.5 mg，每日 2~3 次；氯苯那敏 4 mg，每日 3 次，也可以每晚睡前顿服。同时服用维生素 B_6、维生素 B_1 等调节自主神经功能药物。病情较重或播散型，可选择静脉封闭疗法，即在 0.9% 氯化钠注射液或

5% 葡萄糖注射液 250~300 ml 中加入普鲁卡因 250~300 mg 和维生素 C 2.0~3.0 g 静脉滴注，每日 1 次，10 天为 1 个疗程；也可用 10% 葡萄糖酸钙注射液 10 ml、维生素 C 1 g 加入 50% 高渗糖液中缓慢静脉推注，每日 1 次。

（三）局部治疗

1. **外用药物** ①根据不同皮损选用各种糖皮质激素制剂外涂，如皮康霜、皮炎平、氯氟舒松霜、适确得霜、恩肤霜、乐肤液、复方醋酸曲安奈得溶液，面部宜用 1% 氢化可的松霜、丙酸倍氯美松霜或尤卓尔霜外涂；②焦油类制剂有较好的角质促成及止痒效果，如 10% 黑豆馏油等；③角质剥脱剂具有软化和溶解角质使其松解脱落的作用，如尿素软膏、10% 水杨酸软膏、皮炎灵酊等；④肤疾宁、皮炎灵硬膏与糖皮质激素制剂，两者交替使用（如贴 3 天硬膏涂 1 天药膏），对苔藓化明显的皮损有良效。

2. **局部封闭** 对顽固不愈的局限性皮损封闭疗法常能收到较好的效果，常用药物有：去炎松（曲安西龙）或确炎舒松 A 5~10 mg，加入适量的 2% 利多卡因注射液混合后病灶基底部注射，每周 1~2 次；2% 苯甲醇加入 0.5% 普鲁卡因注射液，病灶基底部注射，每周 1~2 次，一般做 3~4 次效果亦好。局部封闭应注意局部色素沉着及皮肤萎缩等不良反应。

（四）物理疗法

对顽固性、局限性神经性皮炎还可选择：

1. **冷冻疗法** 利用液氮或二氧化碳雪释放而产生的深低温促进病理组织坏死，以达到治疗目的。最简便的方法是用棉签浸蘸液氮进行冷冻。冷冻时，局部组织冰冻发白，数分钟后解冻肿胀，1~2 天内局部出现红肿和水疱，然后干燥结痂，1~2 周自然脱痂而愈。

2. **浅层 X 线照射、同位素 ^{32}P 或 ^{90}Sr 局部敷贴** 应严格掌握适应证与禁忌证。

（五）中医中药

病程短，皮损以丘疹为主，苔藓化轻者，治宜清热祛风，方用消风散加减。病程长，皮损苔藓化明显者，治以养血润燥祛风为主，方用养血润肤汤加减。局部采用艾灸可起到意想不到的效果，每日灸 2 次，每次 15 min，10 天 1 个疗程。

第二节 瘙 痒 症

瘙痒症（pruritus）是指无原发性皮肤损害，以皮肤明显瘙痒为主要表现的皮肤病。

一、病因与发病机制

比较复杂，目前尚未完全明了，多种内外因素可引起发病。

（一）内因

全身性瘙痒症的内因多与某种内脏疾病有关。如尿毒症患者瘙痒与血液中尿素等代谢产物有关；糖尿病患者瘙痒可能与失水皮肤干燥有关；肝胆疾患阻塞性黄疸引起皮肤瘙痒则与血清中胆酸含量增高有关，其剧烈程度常与皮肤中所含的胆盐浓度成正比。还有恶性肿瘤、贫血、肠寄生虫病、妊娠、药物反应、慢性便秘以及神经衰弱等，都可能成为全身性瘙痒症的致病因素。老年性瘙痒则与内分泌失调性激素水平低下及围绝经期自主神经功能紊乱导致皮肤腺体功能减退、皮肤萎缩等有关。这类患者常伴有失眠、多汗及情绪不稳定等症状。

(二) 外因

全身性瘙痒症多与如下因素有关:①气候变化(冬季寒冷干燥,夏季炎热多汗);②接触皮毛、化纤或化学性物品;③洗浴过勤或使用碱性过强的洗涤剂;④饮酒或进食辛辣食物等。局限性瘙痒症常由局部刺激引起,如局部摩擦、潮湿、白带、寄生虫、真菌、痔或瘘等。

二、临床表现

根据瘙痒范围可分为全身性瘙痒症和局限性瘙痒症两种。

(一) 全身性瘙痒症

以中老年人多见,冬夏季多发。通常无原发性皮损,一般于睡时脱衣、浴后、酒后或情绪变化时诱发。瘙痒为阵发性,以夜间为甚,多自一处开始,然后波及他处乃至全身,一经搔抓则越抓越痒,越痒越抓,直到皮破血流为止。有时还有烧灼或蚁行等异常感觉。由于经常搔抓,往往引起皮肤继发性损害,如条状抓痕和血痂,日久皮损色素沉着、苔藓样变或湿疹样变甚至继发感染,但无原发性皮肤损害。部分患者由于瘙痒剧烈,长期不得安眠,可伴有失眠、头昏、精神忧郁等神经衰弱症状。老年人因皮脂分泌减少,皮肤萎缩、干燥,易泛发全身性瘙痒,称为老年性瘙痒症。发病与季节关系明显者,称为季节性瘙痒症,如每逢夏季瘙痒,秋凉自愈;或冬季气候寒冷干燥时发病,春暖缓解。

(二) 局限性瘙痒症

好发于肛门、阴囊、外阴、头皮、外耳道及小腿等处。瘙痒仅限于局部,由于不断搔抓,局部常有抓痕血痂或红肿;也可致局部水肿糜烂,继发感染。日久局部浸润肥厚,苔藓化,并伴有色素沉着。

三、诊断与鉴别诊断

根据皮肤只有瘙痒和继发性损害而无原发皮损,易于诊断。

本病有时须与湿疹、神经性皮炎、疥疮等疾病相鉴别(表 11-2,表 11-3)。对长期顽固性全身性瘙痒或老年性瘙痒,要注意有无内脏性疾病或恶性肿瘤存在。必要时做全面的体格检查和实验室检查。

表 11-2 全身性瘙痒症与疥疮的鉴别

	全身性瘙痒症	疥疮
病因	复杂,与季节、系统疾病等有关	疥螨,多有明确接触传染史
好发部位	任何部位	皮肤薄嫩皱褶处
皮损特征	抓痕、血痂,无原发性损害	丘疹、小水疱、隧道、结节,间有抓痕、点状血痂
病原学	无	皮损处可找到疥螨

表 11-3 局限性瘙痒症与慢性湿疹和神经性皮炎的鉴别

	局限性瘙痒症	神经性皮炎	慢性湿疹
病因	复杂,与系统疾病有关	神经精神因素、局部刺激	复杂,体内外多种因素
病史	以剧痒为特征,无原发损害	先痒,搔抓后呈苔藓样变	多由急性转变,易复发
部位	肛周、外阴、头皮、小腿	颈、眼睑、四肢伸侧等	任何部位,对称分布
皮损	抓痕、血痂	苔藓样变,有扁平丘疹	浸润、肥厚、粗糙等

四、防治

(一) 一般治疗

积极寻找病因并治疗内脏疾病,必要时给予心理治疗,使生活有规律,注意皮肤卫生,禁止抽烟,忌食辛辣食物及饮酒、浓茶和咖啡等,避免过度搔抓洗烫,洗浴适当。

(二) 全身治疗

1. **抗组胺药及镇静剂** 选择一至两种抗组胺药物合用,如氯苯那敏、赛庚啶、异丙嗪、羟嗪、酮替芬等,每日 3 次或每晚睡前服用;有精神因素或影响睡眠者可选用适量镇静剂,如地西泮 5 mg、每晚 1 次口服,或多塞平 25 mg、每日 3 次口服;有严重心脏病、青光眼及前列腺肥大者禁用。

2. **维生素类药物** 可选择维生素 A、维生素 E、维生素 C 及复合维生素 B 口服。

3. **性激素制剂** 适用于老年人。男性用丙酸睾酮 25 mg,肌内注射,每周 1~2 次;或甲睾酮 5 mg,每日 2 次,口服。女性用己烯雌酚 0.5 mg,每日 1~2 次,口服。注意不良反应。可同时服用维生素 A、维生素 E、维生素 B 及谷维素。

4. **静脉封闭** 对全身性瘙痒剧烈者,可静脉注射葡萄糖酸钙,或硫代硫酸钠等,亦可用普鲁卡因做静脉封闭。

5. **阿片受体拮抗剂** 文献报道,新药阿片受体拮抗剂(纳洛酮与纳曲酮)对胆汁淤积性和尿毒症性瘙痒有良好效果。

(三) 局部治疗

1. **外用药物** 以止痒及润肤为主。可选择 1% 达克罗宁霜、1% 石炭酸炉甘石洗剂、2% 樟脑霜、5% 苯唑卡因软膏或各种糖皮质激素制剂外用。

2. **局部封闭** 适合顽固性局限性瘙痒症。

(四) 物理治疗

1. **浴疗** 如矿泉浴或糠浴。淀粉浴亦有较好的止痒效果。

2. **放射治疗** 局限性特别顽固者可行浅层 X 线放射治疗,但阴囊部位除外。

(五) 中医中药

冬季或老年性瘙痒可选用养血润肤汤(生地黄、熟地黄、当归、黄芪、天冬、麦冬、五味子、升麻、黄芩、桃仁、红花)加减;夏季瘙痒可选用荆防四物汤或消风散(荆芥、防风、牛蒡子、蝉蜕、生地黄、当归、苦参、苍术、木通、石膏、知母、胡麻仁、甘草）加减；肛门、阴囊及外阴瘙痒症多以湿热下注论治，选用龙胆泻肝汤（龙胆、黄芩、栀子、柴胡、车前子、木通、泽泻、生地黄、当归、生甘草）加减。局限性瘙痒者可用苦参、蛇床子、地肤子、艾叶、花椒、防风、荆芥等各 10 g 水煎熏洗。

第三节 痒 疹

痒疹（prurigo）是一组以小风团样丘疹、结节为主，伴剧烈瘙痒为特征的炎症性皮肤病。

一、病因与发病机制

病因尚不明确。可能与过敏性体质、变态反应、神经精神因素等有关。部分患者可伴发荨麻疹、肠寄生虫病、哮喘等，皮肤划痕反应阳性。此外，蚊虫叮咬或药物、食物过敏也可致本病；营养不良及卫生条件较差易罹患本病，在营养及卫生状况改善后，会自行痊愈。临床上常见小儿痒疹与成人痒疹两种类型。

二、临床表现

（一）小儿痒疹

小儿多自 1~3 岁发病，皮疹好发于四肢伸侧，以双下肢显著，重者可遍及全身，散在或密集，但很少累及腘窝和掌跖。早期损害类似于丘疹性荨麻疹样皮损，以后风团消退留有米粒至高粱米大小的坚实性小丘疹，即所谓痒疹小结节，呈淡红、肤色或褐黄色。自觉剧烈瘙痒，因长期搔抓易形成抓痕、血痂及色素沉着，也可以继发苔藓样变或湿疹样变。常伴有无痛性腹股沟淋巴结肿大。病程呈慢性，反复发作，一般青春期可缓解自愈，少数持续至成人期。

（二）成人痒疹

又称单纯性痒疹，以成年女性多见。皮疹好发于四肢伸侧、躯干及臀部，对称分布。初发为米粒至高粱米大小的淡红、肤色坚实性丘疹，剧烈瘙痒，搔抓后周围出现红色风团晕。皮疹可分批出现，因搔抓而有抓痕、血痂，色素沉着，苔藓样变等改变（彩图 11–3）。病程呈慢性，可持续数月或数年。

三、诊断与鉴别诊断

根据发病年龄，皮疹特征，剧烈瘙痒，浅表淋巴结肿大等，诊断不难。

但有时须与丘疹性荨麻疹、疥疮相鉴别（表 11–4）。

表 11-4 痒疹与丘疹性荨麻疹和疥疮的鉴别

	痒疹	丘疹性荨麻疹	疥疮
病因	与过敏、蚊虫叮咬等有关	蚊虫叮咬	疥螨
病史	病程长,反复发生,常有无痛性浅表淋巴结肿大	病程短,春秋季节发病,多见于儿童	病程短,有明确接触传染史,痒以夜间为甚
皮损	风团样小丘疹,坚硬小结节	风团样丘疹,顶端有小疱	丘疹,水疱,隧道,结节
部位	四肢伸侧	腰、腹、臀、小腿	皮肤薄嫩皱褶处

四、防治

(一) 一般治疗

寻找病因,对症治疗。防虫叮咬,改善营养及卫生状况。

(二) 全身治疗

给予抗组胺制剂,维生素 A、维生素 C 及复合维生素 B 等口服。小儿可肌内注射维丁胶性钙,成人可静脉注射葡萄糖酸钙。对症状严重、皮疹广泛者,可考虑短期系统使用皮质类固醇激素治疗,以缓解症状。

(三) 局部治疗

可用各种止痒剂,如炉甘石洗剂、糖皮质激素类软膏及焦油类软膏等外涂。有条件者可行矿泉浴、糠浴及淀粉浴等。

(四) 中医中药

以祛风清热、活血化瘀为治则。痒疹方加减:荆芥、防风、生地黄、金银花、土茯苓、红花、赤芍药、三棱、刺蒺藜等,煎服,每日 1 剂。

第四节 结节性痒疹

结节性痒疹(prurigo nodularis)是一种好发于四肢,伴有剧烈瘙痒的慢性结节性皮肤病。

一、病因与发病机制

不明确,可能与体质、虫咬、胃肠功能紊乱或内分泌障碍有关。亦有人认为它是一种不典型的结节性局限性神经性皮炎。

二、临床表现

多见于成年女性。最初常在虫咬处发生风团样丘疹,以后丘疹逐渐变为坚实的半球形结节，黄豆至蚕豆大小，呈红褐色或灰褐色，表面角化粗糙呈疣状；结节数目多少不定，孤立散在，数目由数个到上百个，偶见密集成群，触之有坚实感（彩图 11-4）。好发于四肢，尤以双小腿伸侧多见。自觉剧烈瘙痒，因搔抓可发生表皮剥脱、出血及血痂，日久有色素沉着及苔藓样变。慢性病程，常数年不愈。

三、诊断与鉴别诊断

根据皮损好发于四肢，豆大疣状结节，散在分布，剧烈瘙痒，可以诊断。

本病有时临床上易与寻常疣混淆，鉴别见表 11-5。

表 11-5　结节性痒疹与寻常疣的鉴别

	结节性痒疹	寻常疣
病因	可能与体质、虫咬有关	人类乳头瘤病毒
好发部位	四肢伸侧	手背、手指、足缘、甲周
瘙痒	剧痒	不痒
皮损特征	坚实结节，表面粗糙	硬质结节，表面粗糙呈丝状或乳头状，角化明显
组织病理	表皮角化过度，棘层肥厚，真皮内有炎性细胞浸润	表皮角化过度、角化不全，棘层肥厚乳头瘤样增生，颗粒层内有大的空泡化细胞

四、防治

（一）一般治疗

寻找病因，对症治疗，防止虫咬。可酌情用抗组胺药。

（二）局部治疗

1. **外用药**　可选择多种糖皮质激素（如去炎松尿素软膏、复方醋酸曲安奈得溶液）制剂外涂、肤疾宁或皮炎灵硬膏外贴，两者可交替使用（见神经性皮炎）。

2. **局部封闭**　苯海拉明或皮质类固醇激素皮损内注射，有时能获得良效，注射方法是用苯海拉明 25 mg 或强的松龙（泼尼松）25 mg 加入适量 0.5% 的普鲁卡因溶液，皮损处皮下浸润注射，每周 2 次。

3. **腐蚀剂**　用 30%~50% 的石炭酸或三氯醋酸溶液涂于结节处，可对皮疹起到腐蚀作用，使其坏死脱落。

（三）物理疗法

皮损数目少者，可采用液氮冷冻、激光烧灼等方法。

第五节　妊娠性痒疹

妊娠性痒疹是在妊娠中出现的一种瘙痒性皮肤病。

一、病因与发病机制

病因不明，可能与体内代谢产物或自身变应性因素有关。约有2%的孕妇患有此病，分娩以后皮疹自行消退。

二、临床表现

初次妊娠者一般不患此病，多出现于妊娠2次以上的孕妇。根据皮疹出现的时期不同，可分为两型。

（一）早发型

常发生在妊娠的25周左右。皮疹表现为绿豆大小的淡红色或正常肤色的丘疹，散在、对称分布，好发于躯干上部和四肢近端等处，伸侧较多。自觉剧烈瘙痒，夜间为甚。

（二）迟发型

见于妊娠39周左右。最早出现的皮疹在腹壁妊娠纹处，可扩展到躯干和四肢、臀部或蔓延至全身。皮疹除与早发型相似之外，尚有水疱或丘疱疹、风团样皮疹或多形红斑样皮疹。因剧烈瘙痒而搔抓，常引起抓痕、血痂等继发性皮疹。严重者可致死胎，死胎率约2.5%。

本病一般在分娩3~4周内自行消退，遗留暂时性色素沉着。

三、诊断与鉴别诊断

根据妊娠期间发生的瘙痒性丘疹、夜间为甚，排除其他瘙痒性皮肤病后可诊断。

四、防治

防治方法与痒疹相同。可酌情试用皮质类固醇激素，对缓解症状有一定的作用。

思考题

一、选择题

1. 四肢伸侧伴剧烈瘙痒的黄豆至蚕豆大小的红褐色半球形结节，可考虑为

A. 结节性痒疹　　B. 痒疹

C. 硬红斑　　D. 神经性皮炎

E. 慢性湿疹

2. 患者剧烈瘙痒影响睡眠，如何减轻瘙痒

A. 搔抓　　B. 热水洗烫

C. 盐水洗泡　　D. 碱性肥皂

E. 抗组胺药

3. 只有瘙痒而无原发损害的皮肤病是

A. 痒疹　　B. 疥疮

C. 瘙痒症　　D. 神经性皮炎

E. 结节性痒疹

4. 神经性皮炎早期皮疹为

A. 斑块　　B. 圆形丘疹

C. 扁平丘疹　　D. 半球形丘疹

E. 结节

5. 下列除哪一项外，均为局限性瘙痒症的好发部位

A. 小腿　　B. 肛门

C. 外生殖器　　D. 头皮

E. 手背

二、问答题

1. 简述局限性神经性皮炎的诊断依据和治疗方案。

2. 瘙痒症的临床特点有哪些？

三、病例分析

患者，女性，30岁，肛门及会阴瘙痒半年余，尤以月经期为重。检查局部皮肤稍粗厚，臀有抓痕，无其他皮肤损害。请问：

1. 诊断为何病？

2. 制订治疗方案。

第十二单元
红斑鳞屑性皮肤病

学习目标及重点内容

■ 掌握多形红斑的皮损特征、分型和防治措施，以及银屑病的临床分型及其表现。

■ 熟悉玫瑰糠疹的皮损特征及发展规律，以及红斑磷屑性皮肤病的基本概念。

■ 了解红皮病的发生原因及防治要点。

红斑鳞屑性皮肤病是一组皮损以红斑、丘疹、鳞屑为主要表现的常见皮肤病。这类疾病病因多不明确。

第一节　多形性红斑

多形性红斑（erythema multiforme）又名多形渗出性红斑，是一种原因比较复杂的急性自限性炎症性皮肤病。临床上以皮疹多形性，具有靶形或虹膜状红斑为特征，严重时可伴有全身症状。本病春秋季节好发，女性多于男性，以10~30岁年龄组发病率最高。

一、病因与发病机制

尚未完全清楚。多认为是机体对多种变应原产生的皮肤小血管的变态反应。在皮损处的真皮浅层血管及真皮与表皮交界处有颗粒状IgM或C3沉积；在部分患者血液中检查出循环免疫复合物（CIC）。近年研究发现细胞介导的免疫反应在多形红斑的发病中起了重要作用，多形红斑皮损中有激活的T细胞。病毒、细菌、真菌、支原体等感染可诱发本病。某些药物如磺胺类、巴比妥类、水杨酸类、苯妥英钠、青霉素或血清制品、疫苗等，可引起多形性红斑样药疹。某些疾病如恶性淋巴瘤、骨髓瘤、红斑狼疮、妊娠、日光、放射线及寒冷等也可诱发本病。

二、临床表现

发病较急，多数患者有前驱症状，如低热、头痛、肌肉关节痛、食欲缺乏等；部分患者有扁桃体炎和上呼吸道感染。皮疹多形性，按其特点，大致可分为以下 3 种类型。

(一) 红斑 – 丘疹型

最常见。皮疹多对称分布于手背、足背、前臂、踝部、耳郭等处。初起为 0.5~1 cm 的圆形水肿性红斑或淡红扁平丘疹，1~2 天内皮疹呈离心性扩大，直径可达 1~2 cm；充分发展后的红斑，中央略凹陷，颜色较深，暗红或紫红，有时中央为一水疱或紫癜，边缘为轻度水肿环，周围绕以鲜红色晕，形成特征性损害，即所谓靶形或虹膜状红斑（彩图 12–1）。自觉轻度痒感。黏膜损害轻或无。2~4 周皮疹消退，遗留暂时性色素沉着。

(二) 水疱 – 大疱型

本型可由红斑 – 丘疹型发展而来，也可在红斑基础上直接发生水疱、大疱或血疱。皮疹分布较广泛，除四肢远端外，躯干、口、鼻、眼及生殖器等处亦可受累。患者常伴有发热、头痛、关节痛、咽喉炎等全身症状。

(三) 重症型

又称斯 – 约综合征（Stevens-Johnson syndrome），起病急骤。患者高热、畏寒、周身不适等。皮疹出现迅速，呈水肿性鲜红色或紫红色斑，其上很快出现水疱、大疱或血疱。皮疹泛发全身，口鼻黏膜均可受累，有红肿、水疱、糜烂、溃疡及出血，自觉疼痛。眼部损害常见而且严重，轻则结膜炎等，重则全眼球炎，甚至失明。口腔、尿道、肛门处损害，可影响进食、排尿及排便。呼吸道、消化道亦可受累。肝肾受累可出现蛋白尿、血尿及肝肾功能异常。加之大面积皮损、糜烂渗出广泛和继发感染等，患者可在短期内进入衰竭状态，死亡率为 5%~15%。此型儿童多见，病程 3~6 周，甚至更长。

三、诊断与鉴别诊断

根据皮疹特征及其多形性，好发部位，好发季节，重症者易累及黏膜及严重的全身症状等，诊断不难。

但有时应与下列疾病相鉴别。

(一) 红斑 – 丘疹型需与玫瑰糠疹、体癣、冻疮鉴别

1. **玫瑰糠疹**　为椭圆形红色、黄红色斑，边缘不清，斑的长轴与皮纹方向一致，皮疹数目多，好发于躯干和四肢近端，无黏膜损害，病程呈慢性。

2. **体癣**　皮疹为环状，形态不规则，边缘有丘疹、小水疱和鳞屑。鳞屑真菌检查阳性。抗真菌治疗有效。

3. **冻疮**　见于冬季。皮损为局限性暗紫红色隆起的水肿性红斑，边界不清，表面紧张有光泽，痒感明显，遇热加重。患者常有末梢循环不良，肢端发凉、发绀或多汗，无黏膜损害。本病有自限性，气候转暖后自愈，易复发。

(二) 水疱－大疱型需与大疱性类天疱疮鉴别

后者好发于老年人，全身泛发性紧张性大疱，不易破裂，黏膜损害很少且轻微。反复发作，经过慢性。

(三) 重症型需与 Lyell 中毒性表皮坏死松解症鉴别

后者皮损初期见于面、颈及胸部，迅速波及全身，表皮大片松解坏死，呈棕红色烫伤样，尼氏征阳性。

四、治疗

(一) 一般治疗

寻找并去除病因，对症治疗，消除感染灶，停用可疑药物等。对于重症者应加强护理，加强营养；注意皮肤卫生及眼、口腔和外阴的护理，防治继发感染。

(二) 全身治疗

轻症者可给予抗组胺药物、维生素 C 等内服，或静脉注射葡萄糖酸钙。

重症者应及时给予足量糖皮质激素，静脉输液，用至无新疹出现、原有皮疹消退、体温恢复正常后逐渐递减。同时选用适当抗生素预防和控制感染。注意维持水、电解质平衡。

(三) 局部治疗

以消炎、收敛、止痒、防止继发感染为原则。红斑丘疹可外用炉甘石洗剂或糖皮质激素霜剂。水疱、大疱及糜烂渗出者可用 3% 硼酸溶液或 0.1% 依沙吖啶溶液湿敷。注意保持眼及口腔卫生，及时用生理盐水清理分泌物。

第二节 银 屑 病

银屑病（psoriasis）俗称牛皮癣，是一种比较常见的容易复发的慢性炎症性皮肤病。其皮损特征为红色丘疹或斑块上覆有多层银白色鳞屑。本病已被 WHO 列为四大皮肤顽症之一。

流行病学资料

有报道在北美及北欧白人中约有 2% 的人患病，有的地区自然人群患病率高达 3%，但在日本及北美、南美的黑人中患者相对较少。一般来说，白种人发病率较高，其次为黄种人，黑种人最低。我国 1984 年的调查统计显示，总患病率为 0.123%，男性多于女性，北方多于南方，春冬季易发或加重，而夏秋季多缓解。近年来发病率有上升趋势，认为与环境因素有关。

一、病因与发病机制

银屑病病因与发病机制复杂，目前认为是由多种因素通过多种途径引起的表皮细胞增殖加速，角化不全及炎症反应。其病理生理有一个重要证据，就是表皮细胞增殖周期从正常的28天缩短至3~5天。有关病因与发病机制至今尚未完全肯定。

（一）遗传因素

银屑病的家族史国外报道10%~80%，国内调查约占32%，单卵双生中的发病率较双卵双生中为高。多认为银屑病属多基因遗传，同时受环境因素影响。

（二）细胞动力学变化

细胞增生和分化受环腺苷酸（cAMP）和环鸟苷酸（cGMP）的控制。cAMP可促进细胞分化而抑制增殖，cGMP正相反，二者保持平衡并调节细胞的增殖和分化。银屑病皮损处的cAMP明显降低而cGMP升高，加速了表皮细胞的增殖，使其更换周期由正常的28天缩短为3~5天。

（三）免疫功能异常

一般认为银屑病患者的细胞免疫功能低下，T淋巴细胞亚群Th/Ts比率失调；体液免疫功能亢进，即IgA和IgE含量高，IgM降低，血清中有抗IgG抗体，抗角质层抗体和循环免疫复合物，故有自身免疫之说。近年来的研究认为银屑病是一种T细胞介导的免疫性疾病，寻常型银屑病皮损处T淋巴细胞真皮侵润明显，推测其活化后释放细胞因子刺激角质细胞增生，参与银屑病的发病。

（四）感染

临床上常见到银屑病的发病与链球菌感染有一定的关系（常有扁桃体炎或上呼吸道感染史），尤其是儿童急性点滴状银屑病，推测本病是对细菌毒素的变态反应。所以，链球菌是激发因素之一

（五）诱发因素

神经精神因素、皮肤外伤、手术、季节变化、潮湿、放射线、内分泌变化、妊娠、刺激性食物、某些药物及免疫功能紊乱等均可诱发或加重本病。

二、临床表现

一般将银屑病分为4型，即寻常型、脓疱型、关节型和红皮病型。

（一）寻常型银屑病

为本病最常见的类型，可发生于任何年龄，但以青壮年多见，病程长，愈后容易复发。

1. **好发部位** 皮损可发生于全身各处皮肤，以头皮和四肢伸侧多见，对称分布。可累及指（趾）甲。少数患者如口唇、龟头、包皮内侧面等处也可受累。

2. **皮损特征** 皮疹初起为粟粒至黄豆大小的红色斑丘疹，境界清楚，有轻度红晕，表面覆有干燥的银色鳞屑。皮疹逐渐增多、扩大或融合成斑块，鳞屑增厚，呈云母状，用钝器容易刮除，刮除后露出红色发亮的薄膜，称为薄膜现象；继续刮去薄膜即见针头大小的出

血点，称点状出血或 Auspitz 征。皮损可形成多种形态，如点滴状、钱币状、地图状、脑回状等。指(趾)甲病变，一般甲板呈“顶针样”凹陷，失去光泽，重者甲板增厚，可出现纵嵴、横沟，甚至破坏脱落。发生于头皮时，损害分散或呈片状，表面厚积鳞屑使头发呈束状，但无脱发及断发现象，皮损境界清楚，常超出发际呈带状，称为银屑病冠。少见的口唇及龟头部银屑病为边界清楚的淡红色或灰白色浸润斑，表面干燥，鳞屑不明显，刮之亦有点状出血(彩图 12-2，彩图 12-3)。

3. **病程**　慢性、易复发。多数患者在冬季加重，夏季减轻或消退。在慢性经过中，根据皮损活动情况可分为：①进展期：此阶段皮损发展较快，浸润明显，周围有红晕，鳞屑较厚，瘙痒较剧。注射、外伤、搔抓等刺激后，可在受刺激部位出现新的皮损，称为同形反应。②静止期：病情稳定，皮损暂停发展，无新疹出现。③退行期：皮损缩小变平，鳞屑变薄，皮损逐渐消退，遗留浅色斑。

同形反应

某些皮肤病如银屑病的进展期，当患者的局部皮肤受到搔抓、注射或划伤、日晒等刺激后，可在受刺激的部位出现新的皮损，这种现象称为同形反应。

(二) 脓疱型银屑病

1. **泛发性脓疱型银屑病**　较少见，常急性发病。可因感染、疲劳或寻常型银屑病长期服用皮质类固醇后，突然停药或在进展期外用药物的刺激而诱发。皮损分布广泛，以四肢屈侧及皱襞部多见。基本损害为针头大、粟粒大或更大一些的表浅性无菌性脓疱，表面覆有鳞屑，部分融合或增大成“脓糊”。一般 1~2 周后脓疱干涸结痂，以后又在其下出现新的脓疱，如此反复。自觉瘙痒或疼痛，常伴有高热、关节痛及白细胞增多等全身症状。

2. **局限性脓疱型银屑病**　局限性主要在掌跖发生炎性红斑的基础上，发生密集小脓疱，疱壁较厚不易破裂，1~2 周后自行干涸结褐色痂，脱落后出现小片鳞屑，以后在鳞屑下又出现成群的新脓疱，如此反复。指(趾)甲常被侵犯而变形、混浊、肥厚甚至甲下积脓。

(三) 关节型银屑病

少见，又称银屑病性关节炎。好发于女性。往往在银屑病久病之后，也可经反复发作、症状恶化后造成。患者除了有寻常型银屑病皮损外，并发生非对称性外周多关节炎，其症状类似类风湿关节炎，主要表现为手、足、腕及踝等关节的肿胀、疼痛、僵硬、活动受限，重者可出现关节畸形，并伴有发热、贫血等全身症状。关节症状与皮肤症状同时加重或减轻。实验室检查血沉增快，类风湿因子阴性；X 线检查：受累关节边缘呈虫蚀样骨质毁损及骨质疏松，重者可有骨质吸收。

(四) 红皮病型银屑病

多由于寻常型银屑病治疗不当而引起。全身皮肤弥漫性潮红、肿胀，表面覆有大量麸样鳞屑，不断脱落，其间可有片状正常“皮岛”。红肿消退后重现寻常型银屑病皮损。常伴发热、畏寒、头痛、全身不适、浅表淋巴结肿大、白细胞增多等表现。

组织病理学资料

寻常型以表皮角化不全为主，角质层内可见微脓疡(Munro脓疡)，棘层增厚，表皮突下延，颗粒层变薄或消失，真皮乳头上升呈杵状，血管扭曲扩张充血，真皮上部有炎性细胞浸润。脓疱型、关节型及红皮病型的病理改变与寻常型基本相同，但脓疱型在棘层上部有较大的Kogoj海绵状脓疱；红皮病型炎症显著，真皮上部有明显的水肿。

三、诊断与鉴别诊断

根据慢性经过，好发部位，皮疹特征及特征性组织病理改变，诊断不难。

寻常型银屑病应与玫瑰糠疹、扁平苔藓等鉴别。前者为向心性分布的椭圆形红斑，长轴与皮纹一致，有自限性；后者为紫红色多角形扁平丘疹，表面有蜡样光泽，可见Wickham纹，鳞屑细薄，组织病理有特征。

关节型应与类风湿关节炎鉴别。后者常侵犯近心性小关节，类风湿因子阳性。

头部银屑病应与头癣、脂溢性皮炎鉴别。头癣为灰白色糠状皮屑，有断发及脱发，易查见真菌，多见于儿童。头部脂溢性皮炎损害边缘不清，鳞屑细薄，毛发不呈束状。

四、防治

(一) 一般治疗

目前尚无理想的防治药物。首先应解除患者思想顾虑，生活规律，劳逸结合；防治呼吸道感染，避免各种刺激性食物及疗法，尽量减少外伤及情绪波动，保持心情愉快，忌搔抓及热水洗烫。多数患者病情轻，皮疹数目少，宜以局部治疗为主，结合中药以调节和提高机体抗病能力来控制发病。每个病例的诱发因素、病情轻重有很大差异，故治疗应个体化。

(二) 全身治疗

1. **维生素类** 可口服维生素A、维生素E、维生素C、B族维生素等；维生素B_{12}肌内注射，每次0.5 mg，一日1次；维生素D_2口服，每次1万~2万U，一日3次，或肌内注射每次1 ml(含40万U)，用药时需同时补充钙剂并防止肾脏损害，对急性进展期和脓疱性效果较好；维生素K_4 4~8 mg，每日3次，用药1个月以上；维生素C，每日2~4 g，静脉滴注，1个月为1个疗程。

2. **维A酸类** 以阿维A酯和依曲替酸效果较好，这类药物能使皮肤角化过程正常化并调节表皮增生和分化，调整炎症反应和免疫反应。适用于脓疱型、关节型及红皮病型银屑病。如果能与光化学疗法(PUVA)联合使用，可提高疗效，减少PUVA的治疗总量。亦可与免疫抑制剂联用。

3. **复方丹参注射液** 将6~10 ml的复方丹参注射液加入5%葡萄糖注射液500 ml中

静脉滴注，每日 1 次，连用 2 周。用于寻常型银屑病。

4. **普鲁卡因静脉封闭** 将 0.1% 的普鲁卡因溶液 300 ml 加维生素 C 3 g，每日 1 次静脉滴注，连用 2 周。用于急性进展期和红皮病型银屑病。

5. **糖皮质激素** 仅用于后三型银屑病。开始用量宜充足，病情控制后逐渐减量，直至维持量或停用。

6. **免疫抑制剂** 这类药物用时有效，但停药后易复发，且不良反应较大，故应严格掌握适应证。仅用于后三型及重症寻常型银屑病。用药前及用药期间应定期检查白细胞计数及肝肾功能等。如甲氨蝶呤（MTX）为细胞毒抗肿瘤药，常用方法为 2.5~5.0 mg，每周连服 3 次，每次间隔 12 h，2 周后见效，疗程 6~8 周，凡肝肾功能不全、贫血、妊娠及哺乳期妇女禁用。雷公藤总苷片有抗炎和免疫抑制作用，每次 10~20 mg，每日 3 次；环孢素为选择性 T 细胞免疫抑制剂，用小剂量 4~5 mg/（kg·d），6~12 周见效，皮疹消退后仍需 1~2 mg/（kg·d），维持 6~8 周。用于维 A 酸或 MTX 无效或有禁忌的患者，孕妇禁用。

7. **其他** 可用蝮蛇抗酸酶 0.5~0.75 g 加入 5%~10% 的葡萄糖注射液 250~500 ml 中静脉滴注，每日 1 次，30 天为 1 个疗程。对伴有上呼吸道感染或扁桃体炎等的患者，可选择青霉素；泛发性脓疱型可使用甲砜霉素等。瘙痒者可加用抗组胺类及镇静剂。常规方法治疗无效的严重银屑病，可选用环孢素。

（三）局部治疗

急性期宜用温和安抚保护剂，如氧化锌软膏、糖皮质激素软膏等。静止期、退行期可用作用较强的药物，如角质促成剂和免疫抑制剂，但应从低浓度开始。

1. **皮质激素类** 激素类制剂品种多，应用方便，疗效明显，在治疗中应用最广泛。

2. **钙泊三醇软膏** 可单独使用或与皮质激素类合用，每周用 5 天，停 2 天（每周总量不应超过 100 g，以免引起高钙血症），早晚各 1 次，6 周为 1 个疗程。

3. **角质促成剂** 这类外用药可以改善局部微循环，抑制 RNA 合成和有丝分裂。可选用 5%~10% 黑豆馏油、白降汞（氧化氨基汞）软膏，0.1%~0.5% 地蒽酚软膏等。有些复方制剂如皮炎灵酊亦有较好疗效。泽它洗液（1% 纯煤焦油制剂）用于头部皮损，每周 2 次，疗程 4 周。

4. **维 A 酸霜剂** 常用浓度为 0.025%~0.1%，可与强效糖皮质激素制剂合用，提高疗效，如治疗中出现刺激现象应立即停药。

（四）物理疗法

1. **浴疗** 如硫黄浴、糠浴、矿泉浴、中药浴等。

2. **光化学疗法（PUVA）** 主要是口服或外用 8- 甲氧补骨脂素（8-MOP），2 h 后用长波或中波紫外线照射。具体方法参见总论。适用于其他疗法无效的顽固性病例，治疗面积不宜过大，一般治疗 20 次左右。治疗时患者要带防护眼罩，预防白内障的发生，同时应警惕皮肤癌的发生。

（五）中医中药

在银屑病的治疗中中医学可以充分发挥中药整体调节的长处，以调整阴阳、扶正固本、活血化瘀为主要治则，辅以清热解毒、凉血祛风、调和冲任等药物辨证施治。常用的药物有：乌蛇粉，每日 2 次，口服，每次 9 g，儿童酌减，对儿童进展期效果较好；复方青黛丸，每日 2 次，口服，每次 6 g，30 天为 1 个疗程。此外，克银丸、消银片、六味地黄丸，或单味药如雷公藤、昆明山海棠、丹参等也有疗效。

第三节 玫瑰糠疹

玫瑰糠疹(pityriasis rosea)是一种急性自限性炎症性皮肤病，以椭圆形玫瑰红色斑、覆有糠状鳞屑、好发于躯干和四肢近端为特征。

一、病因与发病机制

尚不清楚。多认为与病毒感染所致的变态反应有关。

二、临床表现

患者以青、中年多见，易发于春、秋季节。皮疹出现前部分患者有全身不适，低热、头痛、咽痛及浅表淋巴结肿大等前驱症状。继而在躯干某处先出现一个圆形或椭圆形的黄红色鳞屑斑，直径可迅速扩至 2~3 cm，称为母斑，但常被忽视。1~2 周后，躯干及四肢近心端相继出现与母斑类似的泛发性皮疹，称为子斑。子斑直径 0.2~1 cm，长轴与皮纹一致，呈玫瑰红色或黄红色、鲜红色，边界清楚，中央呈皱纹纸样，附有少量糠状鳞屑。散在分布，多不融合。自觉瘙痒或不痒。经过 6~8 周多可自行消退，很少复发。

三、诊断与鉴别诊断

根据典型皮疹、好发部位、自限性及不易复发等特点，不难诊断。

本病需要与下列疾病相鉴别：体癣好发于躯干或面部，环状损害，边缘有丘疹、水疱，数目少，鳞屑中可找到真菌；外用抗真菌药物有效。二期梅毒疹好发于胸、腹及躯干侧部，为指甲大圆形或椭圆形蔷薇色斑，压之不褪色，皮疹数目较多，对称分布，缺乏自觉症状；有一期梅毒史，梅毒血清反应呈阳性等，可以鉴别。药疹可呈玫瑰糠疹样，但有服药史，病程短，停药及适当处理易于消退。

四、防治

本病有自限性，治疗目的是减轻症状，缩短病程。

(一) 全身治疗

可内服抗组胺药及 B 族维生素、维生素 C 等，亦可肌内注射维生素 B_{12}；静脉注射葡萄糖酸钙或 10% 硫代硫酸钠溶液等。重症者或病程长期迁延者，可酌情使用糖皮质激素。

有上呼吸道感染症状者可选用抗生素。

(二) 局部治疗

可选用炉甘石或白色洗剂，5% 硫黄乳剂或皮质类固醇霜外涂。

(三) 治疗

如糠浴或矿泉浴。

(四) 中医中药

凉血消风散加减，或单味药紫草、板蓝根煎服，均有较好效果。

第四节 红 皮 病

红皮病(erythroderma)又称剥脱性皮炎，是一种严重的全身性炎症性皮肤病。临床上以全身皮肤弥漫性潮红、浸润、肿胀、脱屑为特征。

一、病因与发病机制

(一) 药物

能引起红皮病的药物较多，常见的有磺胺类、青霉素、链霉素、抗疟药、苯妥英钠、巴比妥类和重金属制剂等。由于药物种类不断增多及广泛应用，药物诱发趋向增加。

(二) 继发于其他皮肤病

某些炎症性皮肤病如银屑病，处理不当或贻误治疗可发展成红皮病。其他还有湿疹、异位性皮炎、接触性皮炎、毛发红糠疹和脂溢性皮炎等。

(三) 恶性肿瘤

8%~20% 的红皮病患者可先后或同时伴发恶性肿瘤。如恶性淋巴瘤、蕈样肉芽肿、霍奇金病、白血病及 Sézary 综合征等。

(四) 特发型

少见，病因暂不清楚，可能是潜在内因尚未暴露出来。

二、临床表现

(一) 急性型红皮病

多由于药物过敏、银屑病或接触性皮炎等发展而来。发病快速，全身症状明显。一般先为猩红热样或麻疹样皮疹，而后发展成全身性剥脱性皮炎。这时全身皮肤呈弥漫性潮红、肿胀、渗出，以皱襞处显著，有时伴有出血性皮疹。黏膜损害较为明显，可出现口唇及口腔黏膜红肿、糜烂，眼结膜充血、分泌物增多，严重时可致角膜溃疡；外阴及肛门亦糜烂。自觉疼痛，约 2 周水肿逐渐消退，全身出现大量脱屑，呈大片状或糠秕状鳞屑，手足可呈套式剥脱。此时感瘙痒。平均病程 1~2 个月，愈后可遗留色素沉着。

(二) 慢性型红皮病

多继发于恶性肿瘤。起病较缓慢,全身症状相对较轻,黏膜损害轻或无,而以皮肤弥漫性潮红、肿胀为主要表现。皮损程度不一,一般躯干重于四肢,肢体屈侧重于伸侧。明显瘙痒,常见抓痕血痂,可继发感染,患者可有浅表淋巴结肿大。病程中症状时轻时重,反复发作,反复脱屑可因蛋白质大量丢失而导致低蛋白血症和酮症酸中毒等。

本病是一种严重的疾病,除皮肤黏膜损害外,机体各系统、各器官均可受影响。患者易发生水、电解质紊乱,代谢紊乱,继发感染,全身衰竭等并发症,重者可致死亡。死因包括肺炎、败血症、心力衰竭、肝肾损害及恶性肿瘤等。

三、诊断与鉴别诊断

根据病史、皮疹特征及其他临床表现,诊断不难。重要的是找出病因。药物过敏引起者,有用药史,起病急,早期皮损呈麻疹样或猩红热样,病程短。银屑病性红皮病有银屑病史,多于治疗过程中处理不当而引起,有时可找到残存银屑病性皮损。恶性淋巴瘤伴发的红皮病,皮肤浸润明显,瘙痒顽固,淋巴结肿大显著,其组织病理具有原发病的特征性改变。对原因不明者,更应该详细询问病史,全面检查,力求找出病因。

四、防治

(一) 一般治疗

严密观察病情,及时去除已知病因,如立即停用过敏药或刺激性治疗,及时处理原发病,避免接触可疑的诱发因素。患者应卧床休息,注意保暖,加强皮肤黏膜的护理,预防继发感染,保持环境安静。

(二) 全身治疗

1. **支持疗法** 给予高蛋白饮食,补充多种维生素,维持水、电解质平衡,输液不宜过多过快,防止心力衰竭的发生。定期检测电解质,一旦发现电解质紊乱应及时纠正;有感染时,应及时使用有效的抗生素。

2. **激素治疗** 及时而正确的激素治疗,可以缩短病程,提高治愈率。一般采用泼尼松口服,每日 40~60 mg。病情严重者可采用地塞米松 10~20 mg 或氢化可的松 200~500 mg 静脉滴注,每日 1 次,病情控制后,逐渐减量或改为泼尼松口服。递减速度的快慢,维持量的大小及时间长短,视具体情况而定。用激素期间注意补钾补钙。

3. **抗组胺制剂** 瘙痒或烦躁、睡眠不佳者可用抗组胺类药物或适量镇静剂。

(三) 局部治疗

原则是安抚止痒、保护皮肤和防止感染。潮湿或皱褶部位可用粉剂、洗剂或霜剂;渗出、糜烂或红肿明显,可用 3% 硼酸溶液湿敷;皮肤干燥脱屑时,应给予对皮肤无刺激的油剂,如氧化锌油等。眼、口腔及外阴部损害应给予相应处理。

思考题

一、选择题

1. 糖皮质激素一般不用于
   A. 关节型银屑病
   B. 脓疱型银屑病
   C. 寻常型银屑病
   D. 红皮病型银屑病
   E. 重病型多形性红斑
2. 银屑病皮损好发部位哪项除外
   A. 头皮
   B. 四肢伸侧
   C. 躯干
   D. 面部
   E. 龟头
3. 银屑病皮损中哪项是错误的
   A. 多层银白色银屑
   B. 边缘清楚
   C. 红色风团
   D. 点状出血
   E. 甲板点状凹痕
4. 玫瑰糠疹与银屑病的鉴别要点是
   A. 分布在躯干
   B. 轻度瘙痒
   C. 青壮年
   D. 春秋季发病
   E. 糠状鳞屑
5. Auspitz 征可见于
   A. 银屑病
   B. 多形性红斑
   C. 扁平苔藓
   D. 玫瑰糠疹
   E. 红皮病
6. 多形性红斑的特征性损害是
   A. 虹膜状或靶形损害
   B. 圆形或环形红斑
   C. 鳞屑性红斑
   D. 结节性红斑
   E. 盘状红斑

二、问答题

1. 叙述银屑病外用药的疗法及其注意事项。
2. 简述玫瑰糠疹的临床表现及治疗。
3. 试述红皮病的发生原因及临床特征。

三、病案分析

患者，女，29 岁，1 年来全身泛发点滴状鳞屑性红斑。该患者自妊娠以来，多食海产品，每天不断，于妊娠 4~5 个月时，全身出现少量散在“小红点”并有“脱皮”现象，因不痛不痒而未在意。分娩后 1 年余，感皮疹增多扩大即到医院就诊。检查全身散在点滴状鳞屑斑，淡红色，鳞屑易刮除，有薄膜现象。请问：

1. 诊断何病？属于何型？并列出诊断依据。
2. 制订治疗方案。

第十三单元
物理性皮肤病

学习目标及重点内容

- 掌握多形性日光疹的临床表现。
- 熟悉鸡眼与胼胝的鉴别，以及痱子、冻疮、手足皲裂、摩擦红斑和多形性日光疹的临床表现。
- 了解各型物理性皮肤病的病因和防治。

第一节　多形性日光疹

多形性日光疹(polymorphic sun light eruption)是一种慢性、反复发作的光感性皮肤病，其皮疹具有多形性，反复发作于暴露部位。

一、病因与发病机制

可能是一种由日光诱发与T细胞介导的迟发型光变态反应，其致病光谱一般认为主要是中、长波紫外线(波长290~480 nm)。与任何已知的生化、遗传、代谢及光敏感物质等机制无关。

二、临床表现

本病发病有明显的季节性，常于春末夏初发作，在暴晒太阳之后数小时或数日后，于暴露部位出现瘙痒和皮疹。若不再暴露则在7~10天后逐渐消退。皮疹呈多形性，可为针头大、粟粒大至绿豆大的丘疹、风团、丘疱疹、水疱，亦可为毛细血管扩张性红斑、结节、糜烂、结痂、落屑或苔藓样变。临床表现可呈湿疹样、神经性皮炎样、痒疹样，亦可呈多形性红斑、荨麻疹样或盘状红斑狼疮样改变。皮疹虽为多形性，但常以某一类型为主。病情变化与日光照射有密切关系，暴晒太阳可使皮疹增多、瘙痒加重，阴雨天或避免暴晒则皮疹可减轻或消退，春夏日照时间延长可发作或加剧，秋冬之后则减轻或消退。可反复发作，持续数年，有些患者也可随着时间的推移，机体对日光的敏感性逐渐降低而使病情逐渐减轻。自觉症状以瘙痒为主,一般无全身症状。好发于面、颈、胸前"V"形区、手背、前臂等暴露部位,对称分布。本病多见于青年女性。呈慢性经过。

三、诊断及鉴别诊断

明确发病与日光的关系,发病的季节性,结合暴露部位的小片状分布的皮损来确诊。本病有时需与湿疹、神经性皮炎、痒疹等鉴别(表 13-1)。

表 13-1 多形性日光疹与湿疹和痒疹的鉴别

	多形性日光疹	湿疹	痒疹
病因	与日光照射关系密切	与日光无密切关系	与日光无密切关系
皮损特征	多形,以某一形态为主	多种形态,以渗出为主	风团、结节为主
季节性	春末夏初	无	无
好发部位	暴露部位	多见外露部位,全身可发	四肢伸侧

四、防治

(一) 一般治疗

加强个人防护,避免烈日暴晒,外出时撑伞、戴宽边帽、穿长袖衣服,涂皮肤遮光剂如5%奎宁乳剂或软膏、5%二氧化钛乳剂、5%~10%对氨基苯甲酸乳剂等。可小剂量紫外线照射皮肤,提高机体对光线的耐受力。避免内服或外用光感性药物。

(二) 全身治疗

内服抗疟药物如氯喹0.125~0.25 g,每日2次,1~2周;见效后以0.125 g,每日1次维持;注意对眼的不良反应。内服抗组胺药、复合维生素 B、维生素 C 等。严重者短期服用小剂量皮质激素。注意避免服用地西泮、异丙嗪等可引起光敏感的药物。

(三) 局部治疗

局部涂安抚止痒剂如炉甘石洗剂、皮质激素类乳剂如氢化可的松乳剂(勿用含氟者),忌用具有潜在光敏物质的焦馏油制剂。

第二节 痱 子

痱子(miliaria)亦称粟粒疹。是高温潮湿环境下,汗液大量分泌而排出不畅引起的疱疹和丘疹性皮肤病。

一、病因与发病机制

在炎热、潮湿季节,汗液大量分泌而不能及时蒸发,过多的汗液使汗腺开口处角质层浸渍，表皮细胞肿胀，堵塞汗腺开口处或汗腺导管，而其下方汗液不断分泌，以致汗管膨胀破裂，汗液渗入周围组织，潴留于皮内，产生刺激，导致小丘疹、小水疱的发生。此外，高温潮湿环境下，皮肤上的球菌大量繁殖、感染，损伤汗管的细胞而加重发病。身体肥胖、衣着较厚、高热患者易发病。

二、临床表现

根据皮疹形态和发病部位，可分为下列几种类型：

（一）白痱

白痱又称晶形粟粒疹（miliaria crystallina），系位于角质层内或角质层下的汗管破裂和汗液溢出而成。皮损多数为 1~2 mm 针尖大小的半透明浅表性小疱，壁很薄，内容清澄，疱周无红晕，形如露珠，轻擦易破，干后有很薄的细小鳞屑。通常无自觉症状。多在 1~2 日内吸收。轻擦皮损易破裂。常集中于颈、胸、腰部两侧等某个部位。多见于高热并有大量出汗、长期卧床、过度衰弱的患者，尤见于婴幼儿和老年人。

（二）红痱

红痱又称红色粟粒疹（miliaria rubra），系表皮内稍深处的汗管破裂和汗液溢出而成。皮损多数为针头至粟粒大小的丘疹、丘疱疹或水疱，周围有红晕，密集而不融合。当高温潮湿出汗不畅时，皮疹成批出现；天气转凉时，皮疹在数日内很快吸收消退，留下细薄鳞屑。好发于额、颈、胸、腰、背、肘及儿童头面部。有瘙痒和灼热感。太阳暴晒后、食热食可使症状加剧。搔抓后皮肤破损继发感染，可引起毛囊炎、脓疱病、疖或脓肿。

此外，尚有脓痱，又称脓疱性粟粒疹（miliaria pustulosa），在痱子顶端有针头大小的浅表性小脓疱。脓疱内容常无菌或为非致病性球菌。常发生于皱襞部位。深部粟粒疹（miliaria profunda）系真皮上部特别是表皮与真皮交界处的汗管破裂和汗液溢出所致，形成密集的与汗孔一致的非炎症性的同皮肤颜色一样的水疱，常见于热带或反复发生红色粟粒疹的患者。好发于躯干，亦可波及肢体和面部。

当皮损累及头面部范围较广时，可出现中暑症状，如头痛、头晕、发热甚至虚脱等全身症状。

三、诊断与鉴别诊断

根据发病季节、典型皮损可诊断，需与本病相鉴别的有急性湿疹和夏季皮炎等皮肤病。

四、防治

（一）一般治疗

加强防护，保持室内通风凉爽；保持皮肤清洁干燥，勤用凉水或温水洗澡，擦干后撒上痱子粉，避免用热水肥皂及日光过度刺激；避免搔抓，以免继发感染；衣着轻薄宽松，经常换洗。

（二）局部治疗

外用清凉、止痒药物，局部外用痱子粉、炉甘石洗剂。上述洗剂中加入 1% 薄荷有增强止痒作用，加入 5% 硫黄或 2% 鱼石脂有消炎抗感染作用。

（三）中医中药

治疗以清热、解毒、利湿为主，可选用清暑汤等；也可用绿豆、金银花、杭菊花、夏枯草，任选一种煎水放入食糖少许调味，每日数次代茶饮；也可外搽中药三黄洗剂。

第三节 冻 疮

冻疮（chilblain）是因寒冷引起的局限性皮肤红斑和肿胀，严重者可出现水疱和溃疡。本病在 10℃以下的冷湿环境中易发病。

一、病因及发病机制

长期暴露于寒冷、潮湿环境，加之末梢血液循环较差是主要原因。由于寒冷刺激，引起手足等暴露部位皮肤毛细血管和小动脉反射性收缩，造成局部血液停滞，组织缺氧，细胞受损。受损细胞释放组胺类物质刺激血管，使血管扩张、充血，内皮细胞肿胀，渗透性增高，血浆渗入组织间隙，形成水肿性红斑，严重者出现水疱、组织坏死。潮湿环境、手足多汗使体表散热加速，另外，肢端血液循环不良、靴鞋紧窄、营养不良、缺少运动、贫血、自主神经功能紊乱、某些慢性消耗性疾病等，是本病的诱因。

二、临床表现

皮损为局限性水肿性淤血性的红色或紫红色斑，境界不清，表面紧张，质地柔软，触之冰凉，压之可褪色。去除压力后，红色复原缓慢。若受冻较久，组织缺氧及细胞损伤严重时，皮肤显著红肿，并可发生水疱、糜烂或溃疡，严重时可致坏死，愈后遗留色素沉着或萎缩性瘢痕。有时冻疮可呈现多形红斑样，皮疹常对称分布于手足背面，呈圆形或椭圆形，黄豆至指甲大或更大，其中央部颜色更深或稍隆起形成水疱。局部常有肿胀感和麻木感，每当气温回升、遇热或活动时，由于患处温度突然升高，引起皮肤充血发红、瘙痒灼痛或针刺感。本病好发于手指及足趾的背侧面、手背、足跟、耳郭、鼻尖、面颊等暴露部位（彩图 13-1）。多见于儿童、青年女性和周围血液循环不良的人。好发于寒冷又潮湿的季节，春暖消退，寒冬易复发。

三、诊断及鉴别诊断

根据受寒病因及局部表现可确诊。鉴别诊断见表 13-2。

表 13-2 冻疮与多形性红斑的鉴别

	冻疮	多形性红斑
病因	寒冷	感染、药物等
好发季节	冬季	春秋两季
好发部位	末梢部位	四肢远端
皮损特征	局限性水肿性淤血性红斑	以水肿性丘疹为主,呈多形性

四、防治

(一) 一般治疗

增强体质,加强体育锻炼,促进血液循环,提高身体对寒冷的适应力,去除有关诱因。加强对冷环境适应性的锻炼,从夏季开始,每日将手足泡于冷水中,早晚各 1 次,泡的时间逐渐延长,从几分钟到半小时以上,并可加冰逐渐降低水温,宜持之以恒。寒冷季节注意保暖,手足保持干燥,鞋袜要宽松温暖,受冻部位不宜立即烘烤或用热水浸泡。受冻处可涂搽凡士林或其他油脂类以保护皮肤。

(二) 全身治疗

改善血管功能,内服末梢血管扩张剂如烟酰胺 0.1 g,每日 3 次;维生素 E 0.1 g,每日 3 次,以及维生素 C 等。有继发感染者予抗感染处理。

(三) 局部治疗

1. **外用药物** 局部治疗为消炎收敛、滋润保护、止痒及促进血液循环。如 10% 樟脑酒精或软膏、冻疮膏、山莨菪碱注射液、十滴水、松节油、辣椒酊涂搽。已破溃者可按一般溃疡处理。

2. **物理疗法** 音频电疗每日 1 次,10 次为 1 个疗程。宜及早治疗多次。每年复发者,在复发前治疗有一定的预防作用。

(四) 中医中药

中医疗法以温经散寒、活血通络和调和营卫为原则,方剂如当归四逆汤加减。

第四节 鸡 眼

鸡眼(clavus)系足部受过度的挤压和长期机械摩擦而引起的局限性尖端向内的圆锥形角质增生性损害。

一、病因与发病机制

鞋靴紧窄、足骨畸形,使足部受到过度的挤压和摩擦,久而角质逐渐增生向内发展,成为尖端向内的圆锥形角质栓。长期走路或久站的人易发病。

二、临床表现

病变为圆形或椭圆形,淡黄色或深黄色,绿豆至黄豆大小,表面光滑而略透明,皮纹存在,境界清楚,与周围皮面平高或稍高,尖端向内的锥形角质栓,其下方有时可见一层灰白色薄膜(即鸡眼滑膜)。由于走路时尖硬的顶端抵压真皮乳头层的感觉神经而引起疼痛。当鸡眼发生于趾间时,由于趾间潮湿温暖,可使损害浸渍变软,呈灰白色,有恶臭。本病好发于经常受摩擦和压迫的部位如小趾外侧、踇趾内侧缘、足底前部着力点等处,偶见于手部,多见于男性青年。慢性病程。

三、诊断与鉴别诊断

根据好发部位,圆锥形角质栓伴压痛,诊断不难。

本病须与胼胝(彩图 13–2)和跖疣等相鉴别(表 13–3)。

表 13–3 鸡眼与跖疣和胼胝的鉴别

	跖疣	鸡眼	胼胝
病因	病毒	长期挤压、摩擦、外伤	长期摩擦、压迫
压痛	捏挤痛甚于压痛	压痛甚于捏挤痛	不明显
形态	稍凹下,无正常皮纹,削去中央皮质后见丝状突起,易出血	与皮面齐平或稍高起,皮纹清楚,削去表面可见楔形角质栓,外围有透亮淡黄色环,形似鸡眼	中央厚、周边较薄的角质板,皮纹清楚
境界	清楚	清楚	不清
颜色	灰褐	黄	蜡黄

四、防治

(一) 一般治疗

鞋靴要适度而柔软,可用有孔或有小块海绵者保护局部免受压迫,有足骨畸形或外生骨疣者宜及时治疗。

(二) 局部治疗

先用热水将患处泡软,削去表面角质层后,保护周围皮肤,露出鸡眼,然后外敷各种强角质剥脱剂,如市售鸡眼膏等,每隔数天重复 1 次,直到将尖端剔出为止。

(三) 手术治疗

鸡眼若无感染,可手术切除。常规消毒,在鸡眼周围及根部用 1% 普鲁卡因注射液麻醉,然后在鸡眼增厚的硬皮和正常皮肤交界处行圆形切口,切开皮肤及皮下组织,将切开的半圆形鸡眼硬皮翻起，可见鸡眼体和深入皮下的根。先用尖刀将鸡眼体部切下，然后切除根部，止血后，将翻起的鸡眼硬皮复位，间断缝合，适当加压包扎。注意换药，2周拆线。

第五节 手足皲裂

手足皲裂（rhagadia manus et pedis）系由于各种原因引起的手足部皮肤弹性减弱致干燥和开裂，是体力劳动者的冬季常见皮肤病。本病既是一种独立的疾病，也可以是某些皮肤病的伴随症状。

一、病因与发病机制

掌跖、足跟处皮肤角质层较厚，又没有皮脂腺存在，缺乏皮脂的滋润保护，在冬季低温、干燥、风吹及汗腺分泌减少情况下，加上酸碱和有机溶媒等物质刺激、过度摩擦牵拉以及某些慢性皮肤病（如角化过度型手足癣、接触性皮炎、慢性湿疹、鱼鳞病）等物理、化学和生物学因素的作用，可致皮肤皲裂。

二、临床表现

本病多发生在寒冷的冬季，初发时，手指尖、手指屈侧、手掌、足跟、足缘外侧等处皮肤干燥、粗糙、厚硬，久而出现与皮纹方向一致的裂隙，一般 2~3 mm 长，也可更长。按裂隙的深浅一般可分 3 度：Ⅰ度为皮肤干燥而龟裂，裂口仅达表皮，故无疼痛、无出血；Ⅱ度为皮肤干燥，裂口深达真皮，可有轻度疼痛、无出血；Ⅲ度为皮肤干燥，裂口深达真皮和皮下组织，常引起疼痛和出血。本病多见于从事体力劳动的工人、农民，发病年龄多为成年人和老年人。病程呈慢性，常在天暖之后自愈或好转。

三、诊断与鉴别诊断

本病可根据典型体征确定诊断。

本病尚需与手足癣、手足湿疹、鱼鳞病（有遗传史，四肢伸侧常干燥，有鱼鳞样脱屑，与季节相关）、掌跖角化病（常年发病，为先天性疾病）等鉴别。

四、防治

（一）一般治疗

加强劳动防护，改善劳动条件，避免接触酸碱、有机溶媒等刺激性物质，劳动后及时洗手、擦干，并涂搽保护性动物油、凡士林、护肤霜等。尤以冬天更为重要。冬天每日用热水浸泡手足，注意保暖。同时应治疗原发疾病，及时治疗手足部皮肤病如接触性皮炎、湿疹、癣等。

（二）局部治疗

可选用以下药物外搽：10%~20% 尿素乳剂或软膏、1% 尿囊素脂、0.05%~0.1% 维 A 酸软膏、3%~5% 水杨酸软膏、紫草油、蛤蜊油等。也可用以下硬膏贴封，2~3 天更换 1 次：普通氧化锌橡皮膏、肤疾宁贴膏、愈裂贴膏等。治疗前先用热水浸泡，使角质软化后用小刀削薄，然后用药，效果较好。

思 考 题

一、选择题

1. 下述哪个不符合多形性日光疹的皮损类型
   - A. 皲裂
   - B. 丘疱疹
   - C. 风团
   - D. 水疱
   - E. 苔藓样变
2. 痱子的主要病因是
   - A. 细菌感染
   - B. 汗孔堵塞
   - C. 皮脂腺堵塞
   - D. 搔抓
   - E. 真菌感染
3. 与冻疮有关的说法哪项不正确
   - A. 好发末梢部位
   - B. 是皮肤血管收缩后缺血缺氧引起的损伤
   - C. 潮湿环境中发病率更高
   - D. 愈后常有色素沉着
   - E. 末梢循环良好者易发病
4. 红痱是因哪一处汗管破裂而引起
   - A. 角质层汗管
   - B. 表皮与真皮交界处汗管
   - C. 表皮螺旋形的汗管
   - D. 角质层下汗管
   - E. 真皮处汗管

二、问答题

1. 鸡眼与胼胝如何鉴别？
2. 如何预防冻疮和痱子？

三、病案分析

患者，女，30 岁，去年夏天去深圳海滩游泳，回家后颈部及前臂灼痛，并出现红斑、风团和少量水疱，1 周后缓解。今年夏天轻微日晒后再次发作，症状同前。请回答：

1. 初步诊断及诊断依据是什么？
2. 试拟订治疗方案。

第十四单元
皮肤血管炎

学习目标及重点内容

- 掌握过敏性紫癜、变应性皮肤血管炎和结节性红斑的临床表现及鉴别诊断。
- 熟悉过敏性紫癜和变应性皮肤血管炎的防治。
- 了解皮肤结节性血管炎的病因和发病机制。

血管炎(vasculitis)是以血管壁的炎症和坏死为特征的一种皮肤病,共同的组织病理特征为血管内皮细胞肿胀、血管壁纤维蛋白样变性及管周炎性细胞浸润或肉芽肿形成。一般情况下,小血管的病变可引起荨麻疹样皮损和可触及的紫癜,小动脉的病变皮损常表现为结节,中等大小动脉的病变常可引起网状青斑、脏器的坏死、结节性多动脉炎和肉芽肿性血管炎等。

第一节　过敏性紫癜

过敏性紫癜(anaphylactoid purpura)又称变应性紫癜,病理改变常局限于真皮浅层的小血管,由中性粒细胞浸润而产生炎症反应,并且这种中性粒细胞浸润的炎症反应同时还可以发生在内脏,从而引起关节、胃肠和肾等系统表现症状。

一、病因与发病机制

病因尚未十分明确,可能是一种感染后的变态反应,部分患者发病前曾有细菌和病毒感染的病史。

本病的发病属Ⅲ型变态反应。抗原抗体反应而形成的免疫复合物沉积在真皮浅层的小血管壁上,激活补体,在补体参与下,引起小血管壁及其周围产生炎症,导致小血管壁的通透性增高,从而产生紫癜等各种表现。此外,食物、药物和化学制剂等也可诱发本病。

二、临床表现

本病多见于儿童和青少年，成年人亦有发生，男性多于女性。皮损多见于手足背和小腿伸侧，重者可泛发至大腿、上肢和躯干等，一般不侵犯颜面、外阴和口腔黏膜。发病之前可有上呼吸道感染、低热和全身不适等前驱症状。继之皮肤黏膜在红斑的基础上出现散在的瘀点和瘀斑，可稍隆起成斑丘疹状的紫斑，病情加重时可出现水疱、糜烂和溃疡等。皮损常成批出现，对称分布（彩图 14–1，彩图 14–2）。病程长短不一，大部分患者经过 3~4 周后紫斑逐渐消退而遗留色素沉着，但也有患者可再发。

本病不仅可见紫癜，也可伴有消化道、关节和肾等系统器官表现。并发消化道表现时，患者可有腹痛、恶心、呕吐和便血等腹部症状；并发关节症状时，多见于膝肘和踝关节，患者可出现关节痛及关节部位红肿等，称关节型；并发肾损害时，被称为紫癜性肾炎，可出现蛋白尿和血尿等，多在皮损发生后 1.5~3 个月内发生，临床尿检是重要监测手段。本病的肾损害程度影响预后结果，通常 1~2 个月后痊愈，无论有无肾损害的情况下，随诊尿检应在 1 年以上。

实验室检查资料

可有轻度白细胞计数升高，嗜酸性粒细胞增多，毛细血管脆性试验阳性，血沉加快；血小板和凝血系统检查无异常。

组织病理学资料

可见真皮浅层血管小血管壁内皮细胞肿胀，管腔闭塞，血管壁可见中性粒细胞浸润，伴核尘，有红细胞外渗，并可见嗜酸性粒细胞。早期皮损的直接免疫荧光显示，在真皮浅层小血管壁上有免疫球蛋白 IgA 和补体 C3 沉积。

三、诊断与鉴别诊断

根据好发季节、年龄、部位和皮损特征，诊断不难。

本病应与变应性皮肤血管炎相鉴别，见表 14–1。

表 14–1 过敏性紫癜和变应性皮肤血管炎的鉴别

	过敏性紫癜	变应性皮肤血管炎
好发年龄	多见于儿童	多见于青壮年
皮损特征	对称分布，多见于足背和小腿伸侧。皮损为红斑之上的瘀点、瘀斑，加重时可出现水疱、糜烂和溃疡	皮损多形性，可见丘疹、红斑、风团、紫癜、结节、水疱、脓疱、糜烂和溃疡等
系统损害	多见肾损害如蛋白尿和血尿等	偶有内脏损害

四、防治

（一）一般治疗

注意休息，积极防治上呼吸道感染，对可疑药物所致者应立即停用可疑药物。

（二）全身治疗

单纯型首选抗组胺药物，如氯苯那敏 4 mg，口服，每日 3 次；或维生素 C、10% 葡萄糖酸钙注射液等。症状较重者可用糖皮质激素或免疫抑制剂，如泼尼松小儿 1~2 mg/(kg·d)，成人 60 mg/d，连续服用 2~3 周，症状控制后逐渐减量。

第二节 变应性皮肤血管炎

变应性皮肤血管炎（allergic cutaneous vasculitis）为发生于真皮乳头或网状层内毛细血管和小血管的炎症性皮肤病。

一、病因与发病机制

病因未明，感染、恶性肿瘤和自身免疫性疾病等均可诱发本病。

本病的发病属Ⅲ型变态反应即免疫复合物型。上述各种原因在体内诱导形成抗原抗体复合物，沉积于血管壁的基底膜，激活补体，产生白细胞趋化因子，引起中性粒细胞聚集，并释放多种蛋白酶破坏血管壁而导致发病。此外，单核细胞、巨噬细胞的吞噬作用，以及各种细胞因子和炎症介质也参与了血管炎的发生。

二、临床表现

多见于青壮年，女性多见，多为急性发作。皮损对称分布，好发于小腿及踝部，也可累及大腿及上肢。皮损呈多形性，可见丘疹、红斑、紫癜、风团和皮下结节，以及水疱、血疱、脓疱、糜烂和溃疡等，急性经过者常以水疱、糜烂和溃疡为主，慢性经过者常以丘疹、红斑和紫癜为主（彩图 14–3，彩图 14–4）。自觉疼痛。可有轻度的发热、乏力和关节酸痛等。偶有内脏损害，导致腹痛、便血等。本病常反复发作，一般预后良好。

免疫复合物致组织损伤

Ⅲ型超敏反应又称免疫复合物型或血管炎型超敏反应。抗原抗体结合形成的免疫复合物沉积在微小血管基底膜：①激活补体，产生细胞趋化因子，吸引中性粒细胞聚集，释放多种溶酶体酶，导致局部组织损伤；②激活的补体尚可作用于肥大细胞、嗜碱性粒细胞脱颗粒，释放组胺等活性介质形成组织水肿；③激活血小板聚集并释放血管活性介质，导致局部淤血、出血、坏死。

实验室检查资料

可有血沉加快、血小板减少、贫血、中性粒细胞百分率升高、嗜酸性粒细胞增多、补体水平下降和高球蛋白血症等。

组织病理学资料

真皮小血管和毛细血管炎症，毛细血管内皮细胞肿胀、管壁水肿、纤维蛋白样变性或坏死，管壁有中性粒细胞浸润，可见白细胞破碎及核尘，可有红细胞外渗，严重时可见表皮坏死和水疱形成。直接免疫荧光显示早期皮损部位血管壁有以 IgG 为主的免疫球蛋白和补体 C3 沉积。

三、诊断与鉴别诊断

根据皮损多形性的表现，结合组织病理改变可以确诊。

本病应与过敏性紫癜相鉴别：过敏性紫癜的病变以真皮浅层为主，多不累及皮下组织，且皮损较单一，主要为瘀点、瘀斑；而变异性皮肤血管炎的病变多深达真皮深层和皮下组织，且皮损呈多形性，可见丘疹、红斑、紫癜、风团和皮下结节，以及水疱、血疱、脓疱、糜烂和溃疡等。（参见本单元第一节）

四、防治

（一）一般治疗

抬高患肢，注意休息，积极去除原发感染病灶和停服可疑药物。

（二）全身治疗

可口服抗组胺药物、吲哚美辛和氨苯砜等，有重要脏器损害者给予糖皮质激素与环磷酰胺联合用药可提高疗效，还可用维生素 C、维生素 E、双嘧达莫和雷公藤多甙等。

第三节　结节性红斑

结节性红斑（erythema nodosum）为发生于真皮深层和皮下脂肪小叶间隔内中、小血管的炎性结节性皮肤病，起病较急，其典型皮损为疼痛性的红色结节和斑块，愈后不留瘢痕和萎缩。

一、病因及发病机制

本病病因不明，一般认为是链球菌或结核菌、病毒、真菌、衣原体或药物（磺胺类、避孕药、溴剂、碘剂)等因素引起的血管迟发性变态反应。某些免疫异常性疾病(如结节病、溃疡性结肠炎、白塞病、红斑狼疮、恶性肿瘤、妊娠等)可诱发或伴发本病。

二、临床表现

患者多为青年或中年女性。春秋季节好发。发病前可有发热、乏力、肌肉酸痛等前驱症状。皮损好发于小腿伸侧、大腿及前臂。前驱症状后数天双小腿伸侧出现皮下疼痛 性结节,对称分布,呈鲜红色圆形或近似圆形,直径约 1 cm,为稍隆起的鲜红色疼痛性结节或斑快,皮损表面可有水肿发热,境界清楚,有明显的压痛。皮疹的数目为数个至数十个不等,少数患者可发生于大腿和上肢。结节颜色逐渐由鲜红色变为紫红色或黄褐色,不化脓、不破溃,结节经数周可自行消退,消退后遗留暂时性色素沉着,但可复发,一般病程 6~8 周。慢性结节性红斑或迁延性结节性红斑的结节可持续存在,炎症及疼痛症状相对较轻,结节不破溃,病程可迁延 1~2 年。

组织病理学资料

真皮全层及皮下组织水肿,真皮深层血管周围可见慢性炎性细胞浸润,皮下脂肪小叶间隔的炎症反应较为明显。早期浸润以中性粒细胞为主,晚期则以单核细胞和淋巴细胞为主,可见红细胞外渗,小叶间隔中的小血管壁内膜增生,管壁增厚,但不会发生管腔完全堵塞或血栓形成。

三、诊断与鉴别诊断

根据典型的临床表现(反复好发于小腿伸侧的痛性结节,不破溃),发病前有感染史等,结合组织病理改变可确诊。

本病应与变应性皮肤血管炎相鉴别,见表 14-2。

表 14-2 结节性红斑与变应性皮肤血管炎的鉴别

	结节性红斑	变应性皮肤血管炎
好发季节	春秋好发	不明显
皮损特征	小腿伸侧的红色痛性结节,不破溃	皮损多形性,以紫癜、小结节、坏死、溃疡为主要特征
病理特点	以皮下脂肪小叶间隔的炎症反应为主	以真皮乳头下及网状层的小血管炎和毛细血管炎为主

四、防治

(一) 一般治疗

急性期应卧床休息,可抬高患肢以减轻局部水肿。积极寻找病因和治疗原发疾病,是治疗和防止复发的有效手段。

（二）全身治疗

可用羟氯喹、沙利度胺等药物。有原发感染时可选用抗生素，结核杆菌引起者可选用抗结核药。疼痛明显者服用非糖皮质激素类抗炎剂，如布洛芬、阿司匹林等。结节数目较多、疼痛明显时，可服用泼尼松 20~30 mg/d，症状缓解后逐渐减量停药。

（三）中医中药

以清热利湿、活血化瘀为治则，可口服复方丹参片。

第四节 皮肤结节性血管炎

皮肤结节性血管炎（cutaneous nodular vasculitis）常见于中年女性，是发生在皮下和真皮深部中、小血管的血管炎，表现为疼痛性皮下结节。

一、病因与发病机制

尚不明确。可能与变态反应有关，致敏原可来自慢性感染灶（如结核灶、咽喉炎和扁桃体炎等）。由于组织病理可见肉芽肿和凝固性干酪样坏死，曾认为本病与结核病有关，但局部皮损未培养出结核杆菌，抗结核治疗亦未显示出疗效，此学说尚缺少依据支持。

二、临床表现

本病多见于中年女性。皮损好发于小腿屈侧，可波及臀部，一般不累及躯干。皮损为散在的结节，大小数目不一，炎症反应明显。当累及臀部时，损害常较深，呈大片斑块状。可有不同程度的疼痛和压痛。结节一般不破溃，2~6 周后可消退，常留色素沉着斑。本病一般不侵犯内脏器官，可伴有低热、乏力和关节酸痛等。本病多发于春夏季节，秋冬可缓解，常反复发作，病程慢性，迁延可长达数年之久。

实验室检查资料

部分患者可有血沉加快和抗链球菌溶血素“O”滴度升高等。

组织病理学资料

主要为真皮深层和皮下组织中的中、小血管炎，管壁有纤维蛋白样变性和局灶性坏死，管壁及其周围可见中性粒细胞、淋巴细胞和组织细胞浸润，也可见到脂肪间隔和脂肪小叶中有纤维组织增生和肉芽组织形成。免疫荧光检查显示血管壁及其周围有免疫球蛋白 IgG 和免疫复合物沉积。

三、诊断与鉴别诊断

主要根据多见于中年女性，好发于小腿屈侧的结节和斑块，呈慢性反复发作，结合组织病理可以诊断。

本病应与结节性红斑相鉴别（表14–3）。

表14–3 皮肤结节性血管炎和结节性红斑的鉴别

	皮肤结节性血管炎	结节性红斑
好发部位	小腿屈侧	小腿伸侧
好发季节	春夏	春秋
皮损特征	结节及较大的斑块	直径1 cm大小的结节
病程	病程较长，迁延可长达数年	病程较短，可在数周内消退

四、防治

病情较重者应卧床休息。可用非激素类抗炎药、抗凝药和纤维蛋白溶解药（如吲哚美辛、阿司匹林和双嘧达莫等）。也可用氨苯砜、环磷酰胺或抗结核药等。严重者可口服泼尼松。中药以活血化瘀、清热利湿为治则，可用桂枝茯苓汤加减或复方丹参片等。

思 考 题

一、选择题

1. 过敏性紫癜的临床特点是

A. 多见于青壮年　　B. 皮疹多见于足背和小腿伸侧

C. 常侵犯颜面　　D. 多见于儿童

E. 皮损为红斑上的瘀点和瘀斑

2. 变应性皮肤血管炎的临床特点是

A. 化验可见血沉加快、中性粒细胞百分率升高、补体水平下降

B. 化验可见血沉加快、中性粒细胞降低、补体水平升高

C. 皮损呈多形性

D. 皮损以紫癜、结节、坏死、溃疡为特征

E. 病程呈急性经过

3. 与皮肤血管炎发病机制较为密切的是

A. Ⅰ型变态反应　　B. Ⅱ型变态反应

C. Ⅲ型变态反应　　D. Ⅳ型变态反应

E. 非变态反应

4. 对变应性皮肤血管炎描述错误的是

A. 结节 B. 溃疡

C. 坏死 D. 水疱和血疱

E. 愈后不留瘢痕

二、问答题

1. 简述结节性红斑的临床表现特点。

2. 变应性皮肤血管炎的发病机制如何?

三、病案分析

患儿,男,7岁,1周前因上呼吸道感染住院治疗,近2天发现双侧下肢有对称分布的红色瘀点、瘀斑,伴腹痛。请回答:

1. 初步诊断考虑为何病?

2. 诊断依据是什么?

第十五单元 结缔组织病

学习目标及重点内容

- 掌握红斑狼疮的病因、分型，以及各型的临床表现、诊断和防治方法。
- 熟悉皮肌炎的皮肤和肌肉损害特点及诊断，以及硬皮病的主要临床表现。
- 了解结缔组织病的基本概念及范畴。

结缔组织包括疏松结缔组织(细胞、纤维、基质)、致密结缔组织、脂肪组织、软骨组织、骨组织和网状组织等。结缔组织广泛分布在机体的各组织、各系统之间，特别是在皮肤、血管壁、肺、肾、关节和浆膜中。结缔组织在体内具有营养、运输、免疫、连接和支持等作用。

结缔组织病(connective tissue disease)有广义和狭义两类。①广义的是一组由遗传因素决定的原发性侵犯结缔组织的疾病。②狭义的仅包括一组由明显的免疫性和炎症反应决定的，只侵犯疏松结缔组织的疾病，这组疾病的共同病理改变为组织内有淋巴细胞浸润、黏液水肿、纤维蛋白样变性和坏死性血管炎；临床上的共同点为有关节、浆膜、小血管的炎症，多伴有内脏组织受损，应用糖皮质激素和免疫制剂治疗有效等；血清中可检测出多种自身抗体；主要包括红斑狼疮、皮肌炎、硬皮病、类风湿关节炎、干燥综合征、混合结缔组织病等。

第一节 红斑狼疮

红斑狼疮(lupus erythematosus，LE)是一组多见于15~40岁女性，临床上有多种表现的，侵犯机体多系统、多脏器的病谱性自身免疫性结缔组织病。可分为盘状红斑狼疮、亚急性皮肤型红斑狼疮和系统性红斑狼疮等亚型。

一、病因与发病机制

病因尚未完全明确，可能与下列因素有关。

（一）遗传因素

本病在患者的一级或二级亲属中的发病率比一般人群高数百倍，单卵双生子的共患率（24%~69%）比异卵双生子（2%~9%）的共患率明显增高，HLA抗原的表达率比正常人高；本病还可能为多基因疾病，近年来研究发现几十个位点与SLE易感性有关。

（二）性激素

由于本病多见于育龄期女性，被认为与雌激素有关。动物实验也证实雌激素能使病情加剧，而雄激素则可缓解病情。妊娠可能诱发和加重疾病，一旦终止妊娠则可能使病情减轻。

（三）其他因素

诱发和加重红斑狼疮的因素可能还有：①某些感染，如链球菌、EB病毒、风疹病毒和麻疹病毒等；②某些药物，如异烟肼、普鲁卡因胺、肼屈嗪和甲基多巴等；③物理因素，如紫外线，寒冷、外伤等；④精神创伤、高脂高热饮食、妊娠、环境污染、地区和人种等。

本病的发病机制至今仍未完全阐明。可能是在上述多方面因素的作用下，引起机体免疫功能紊乱，免疫系统调节失常，免疫细胞发生突变，T淋巴细胞功能减弱，B淋巴细胞功能亢进，而产生过量的自身抗体，促使机体发生Ⅱ型、Ⅲ型、Ⅳ型变态反应，发生细胞损伤、免疫复合物沉积、淋巴细胞浸润等病理改变，从而导致机体各系统出现相应的多种异常表现。

二、临床表现

（一）盘状红斑狼疮

盘状红斑狼疮（discoid lupus erythematosus，DLE）发病率为0.4%~0.5%，男女之比约为1∶3，好发年龄在20~40岁；主要累及皮肤和黏膜，分为局限型和播散型两种类型。

1. **局限型DLE** 皮损好发于暴露部位，如面部，特别是两颊、鼻部、耳廓、头皮和口唇等处。初发时为一处或多处持久性紫红色丘疹或斑块，逐渐扩大，上附黏着性鳞屑，剥去鳞屑其下有毛囊角栓（类似按钉状），久之皮损中央萎缩，有毛细血管扩张和色素减退，周围略隆起并有色素沉着，境界清楚，故有盘状红斑狼疮之称（彩图15-1）。两颊和鼻部的皮损常融合在一起呈典型的蝶形；耳郭损害时类似冻疮样皮损和萎缩；口唇黏膜损害时有糜烂和萎缩，并可能发生继发性癌变；头部的损害可致局限性永久性脱发。本型病程慢性，少数病例皮损可自行消退，有的遗留色素减退的萎缩性瘢痕。一般无明显自觉症状。

2. **播散型DLE** 部分患者可能有乏力、低热、关节酸痛等全身症状。皮损超出头面部，多累及手背、前臂、胸背及趾背，呈对称性（彩图15-2）。其中约5%的播散型DLE有可能转变为SLE。

（二）亚急性皮肤型红斑狼疮

亚急性皮肤型红斑狼疮（subacute cutaneous lupus erythematosus，SCLE）占LE总发病率的10%~15%，其临床表现、实验室检查、预后等均介于DLE与SLE之间。患者常有不同程度的低热、乏力、肌痛和关节酸痛，多数对光敏感，肾和中枢神经系统等极少受损。皮疹主要分布在暴露部位，如颜面、颈部、耳、上胸背部、肩和手背等处，可分为两型：①丘疹鳞屑型：皮损为红色小丘疹或斑疹，逐渐扩大成斑块，附有少许鳞屑，愈后不留瘢痕，可有毛细血管扩张和色素沉着；②环形红斑型：皮损为水肿性浸润性红斑并逐渐扩大呈环形、多环形或不规则形，以后中央消退，表面平滑或覆有少许鳞屑，但无明显毛囊角栓。

（三）系统性红斑狼疮

系统性红斑狼疮（systemic lupus erythematosus，SLE）是 LE 中最严重的类型，临床表现多样，可累及全身多器官、多系统。主要见于育龄期女性，男女之比约为 1∶9。

1. **全身症状** 不明原因的长期低热或高热、乏力、关节酸痛和体重减轻，部分患者长期患荨麻疹、过敏性紫癜、结节性红斑等病。

2. **皮肤黏膜损害** 70%~80% 的患者有皮损，典型表现为：①蝶形红斑：鼻及两颊的鲜红或紫红色水肿性红斑，稍高出皮面；②皮肤血管炎：手足末端的紫红色斑点、瘀点、弧形斑，指尖的点状萎缩等；③ DLE 皮损；④脱发：局限性或弥漫性的脱发或毛发枯萎、变细和易断等（狼疮发）；⑤光敏感；⑥其他：常有雷诺现象、荨麻疹样血管炎、网状青斑、大疱样损害等（彩图 15–3）。

3. **骨关节、肌肉损害** 90% 以上的患者有不同程度的关节肿胀和疼痛，肌炎和肌痛，好发于四肢大小关节，但少见关节畸形。

4. **呼吸系统损害** 50% ~70% 的患者有干性胸膜炎、间质性肺炎或肺间质纤维化等，甚或有少量或中等量胸腔积液，表现为咳嗽、咳痰、呼吸困难等。

5. **心血管系统损害** 70% 的患者有心包炎或心肌炎，少数有心内膜炎、心律失常等，心电图有相应改变。50% 的患者有动、静脉炎或周围血管病变等。

6. **肾损害** 75% 的患者有类似肾炎和肾病综合征的损害，称为狼疮性肾炎。表现为蛋白尿、血尿、氮质血症、高胆固醇血症等，后期出现尿毒症，是 SLE 致死的主要原因。还有约 50% 的患者有肾间质和肾小管的病变等。

7. **消化系统损害病** 有恶心、呕吐、腹痛、腹泻等症状。若累及肝则有肝大和肝功能异常。

8. **血液系统损害** 白细胞减少最常见，还可发生血小板减少、溶血性贫血等。

9. **精神、神经症状** 多见于急性期或终末期，有多种精神异常，如幻觉、妄想、躁动、强迫观念等；也可出现各种神经系统症状，如偏头痛、记忆力减退、颅内压增高、脑膜炎、脑炎、脑瘫、失语和癫痫样抽搐等，其中癫痫样抽搐是狼疮性脑病的典型表现。

10. **其他表现** 患者可有表浅淋巴结肿大、视网膜病变、唾液腺病变等。

实验室检查资料

DLE：局限型多无异常发现，播散型可有白细胞减少，血沉加快，丙种球蛋白含量增高，类风湿因子阳性等，抗核抗体（ANA）阳性率约 30%。

SCLE：各项检查的阳性率、异常程度略高于播散型 DLE，ANA 阳性率约 50%。

SLE：血液检查：红细胞、血小板、淋巴细胞、白细胞减少，血沉加快。尿液检查：蛋白尿、血尿和管型尿。血清学检查：清蛋白／球蛋白比例倒置。脑脊液检查：蛋白、细胞可增多。免疫学检查是诊断SLE的重要依据:血清中可检测出多种自身抗体,其中抗核抗体(ANA)阳性率约90%,抗dsDNA抗体、抗Sm抗体水平升高对SLE有重要的诊断意义,血清总补体、C3、C4下降,循环免疫复合物水平升高。X线、心电图、超声、磁共振检查,心、肺、脑、肾等组织亦有异常。

组织病理学资料

DLE的主要组织病理变化:表皮变薄,角化过度,有毛囊角栓,灶性基底细胞液化变性,色素失禁;真皮浅层血管及其周围有淋巴细胞浸润、后期炎性浸润减轻,真皮胶原增多、硬化明显,皮肤附属器减少甚至消失;直接免疫荧光检查,即狼疮带试验(LBT):表皮－真皮交界处有IgG、IgM、IgA和C3沉积,呈颗粒状荧光带。SCLE的主要组织病理变化:基本同DLE,但无角化过度和毛囊角栓,表皮萎缩也不明显,细胞浸润较少,狼疮带试验阳性。SLE的主要组织病理变化:基本同DLE,但基底细胞液化变性和真皮水肿较重,黏蛋白沉着,胶原纤维肿胀,细胞浸润不明显,狼疮带试验阳性。

三、诊断与鉴别诊断

根据典型的临床表现,诊断DLE和SCLE不困难,必要时做组织病理学检查 。对SLE的诊断,其参考标准为:①蝶形红斑;②盘状红斑;③光敏感;④口腔溃疡;⑤非侵蚀性关节炎;⑥浆膜炎;⑦肾病:尿蛋白>0.5 g/d(或尿蛋白>+++)或有细胞管型;⑧精神神经症状;⑨血液病变:溶血性贫血,白细胞、淋巴细胞、血小板减少等;⑩免疫学异常:抗dsDNA抗体、抗Sm抗体、抗心磷脂抗体等阳性;⑪抗核抗体阳性。11项中具备任何4项阳性即可诊断为SLE。

DLE及SCLE应与扁平苔藓、银屑病、多形性红斑和脂溢性皮炎等鉴别;SLE应与类风湿关节炎、皮肌炎、日光性皮炎、风湿热、多形性红斑等鉴别。

四、防治

(一) 一般治疗

正确认识疾病,解除心理负担,积极配合医师的治疗。尽量避免日晒,外出时用遮光剂;避免受凉、过劳和精神创伤;急性或活动期应卧床休息;避免妊娠;禁用有光敏作用的药物和避孕药。

(二) 全身治疗

1. 糖皮质激素 是治疗LE的主要药物。较重的DLE和SCLE,可用中小剂量的泼尼松15~30 mg/d;SLE一般用泼尼松0.5~1 mg/(kg·d),3~5日内可缓解病情;若有较严重的中枢神经系统损害、暴发性肾炎、重症溶血性贫血等,可用泼尼松100~200 mg/d或甲泼尼龙0.5~1.0 g/d,静脉滴注,连用3日后改用泼尼松常规剂量治疗,待病情稳定后逐渐减量，最后 10~15 mg/d 长期维持。

2. **抗疟药** 氯喹 250~500 mg/d，分 1~2 次口服；羟氯喹 200 mg/d，分 2 次口服，一般用 3~4 周。注意药物的不良反应。

3. **免疫抑制剂** 对于重症、不宜用大剂量糖皮质激素的 SLE 患者，可以按常规或冲击疗法使用环磷酰胺、硫唑嘌呤、环孢素、甲氨蝶呤、他克莫司和吗替麦考酚酯等，注意不良反应。

4. **其他方法** 重症患者可根据情况选用免疫球蛋白、血浆置换、血液透析等方法；有关节症状时可用非甾类抗炎药如吲哚美辛、阿司匹林和双氯芬酸等；有精神症状时给予镇静剂如地西泮等；另可选用氨苯砜、沙利度胺(100~150 mg/d，一般 2~3 周见效，维持量为 25~50 mg/d，连续服用数月)、维生素 E、维生素 B_{12}、烟酰胺等治疗；也可使用转移因子、胸腺素、雷公藤总苷等治疗。

(三) 局部治疗

1. **外用药物** DLE 及 SCLE 可外用中效糖皮质激素乳膏并包封。

2. **局部封闭** 局限性皮损可用适量曲安西龙混悬液、氢化可的松混悬液局部封闭，1~2 周注射 1 次。

(四) 中医疗法

中医辨证认为 LE 可分为热毒炽盛、阴血亏虚、阴阳两虚、毒血攻心、肝郁血瘀等证，可辨证施治。六味地黄丸、知柏地黄丸、济生肾气丸、补中益气汤、二仙汤合右归丸、雷公藤、昆明山海棠、红藤和丹参等有一定的作用。

沙利度胺

“沙利度胺”又名反应停，是联邦德国 Chemie Gruenenthal 制药公司于 1957 年 10 月 1 日正式推向市场的药物，对孕妇早期的妊娠呕吐疗效极佳。1960 年，欧洲医师发现本地区四肢畸形、腭裂、盲儿或聋儿、内脏畸形的婴儿明显增多。此时，反应停已被销往全球 46 个国家。1961 年 11 月底 Chemie Gruenenthal 公司将反应停从市场上召回。但为时已晚，此后陆续发现了 1 万多名母亲服用反应停而导致出生缺陷的婴儿。这其中，有将近 4 000 名患儿不到 1 岁就夭折了。

不过，经过大量谨慎而客观的临床实验观察，科学家们发现，反应停对结核、红斑狼疮、艾滋病、骨髓移植的免疫排异等多种疾病都有一定的疗效。反应停的不良反应主要有：口干、头晕、倦怠、恶心、腹痛、面部水肿等。有强烈致畸作用，孕妇禁用。

第二节 皮 肌 炎

皮肌炎(dermatomyositis，DM)是一种主要累及皮肤和肌肉的，以红斑、水肿、肌无力为主要临床表现的非感染性的自身免疫性结缔组织病。多见于 40~60 岁人群，男女之比约为 1∶2。临床上分为皮肌炎、多发性肌炎、合并恶性肿瘤的皮肌炎、儿童皮肌炎、与其他结缔组织病重叠的皮肌炎和无肌病性皮肌炎 6 种类型。

一、病因与发病机制

确切的病因尚不明确，可能与遗传、感染、恶性肿瘤、自身免疫异常等有关。患者的 HLA-DR_3、DR_{52}、DRh、DR_7 等抗原检出率较高；儿童患者血清中抗柯萨奇病毒抗体滴度升高；多发性肌炎患者能检出鼠弓形虫 IgM 抗体；成人皮肌炎患者常并发鼻咽癌，可能与 EB 病毒的感染有关，并发肺癌、乳腺癌、胃癌、女性生殖系统癌等，相关联系尚待研究；在皮肤和肌肉损害的血管周围，有较多 B 细胞和 $CD4^+$T 淋巴细胞浸润，毛细血管及小动脉壁上有 IgG、IgM 及 C3 沉积，肌纤维中有 $CD8^+$T 淋巴细胞浸润；部分患者血清中有抗 Jo-1（组氨酰 tRNA 合成酶抗体）、抗 PL-7（苏氨酰 tRNA 合成酶抗体）、抗 PL-12（丙氨酰 tRNA 合成酶抗体）等自身抗体，采用免疫抑制剂治疗有效。

二、临床表现

多数患者发病缓慢，少数急性发病。

（一）全身症状

可有不规则发热、消瘦、贫血、关节痛等表现。

（二）皮肤表现

典型的皮损有：① Heliotrope 征：以双上眼睑为中心的持久性、水肿性、非凹陷性紫红色斑，可扩展至面、头皮、耳前后、颈及上胸“V”形区等曝光部位；② Gottron 征：指、掌、肘和膝关节伸侧的对称性、散在、扁平的紫红色鳞屑性丘疹；③皮肤异色症：多见于面、颈和躯干部，表现为同一部位同时存在的弥漫性红斑、色素沉着、色素脱失、点状角化、毛细血管扩张等（彩图 15-4，彩图 15-5）。

还有头皮红斑伴弥漫性脱发，雷诺现象，甲周毛细血管扩张、瘀点和红斑，多毛，荨麻疹样红斑，光过敏，部分患者（特别是儿童）可见皮肤、皮下组织及关节附近软组织钙化等。

（三）肌肉症状

全身任何部位的横纹肌均可受累，亦可侵犯平滑肌，但一般先累及四肢近心端肌群，如三角肌、肩胛肌和股四头肌，表现为抬手、上楼梯、站立和步行困难；累及颈部肌群和咽喉部肌群时，有抬头困难、吞咽困难和声音嘶哑等；累及呼吸肌和心肌时，有呼吸困难、心慌、心律不齐甚至心力衰竭等；急性期由于受累肌肉发生炎症、变性而导致肌无力、肿胀、自发痛和压痛，后期肌肉发生萎缩。

（四）其他表现

5%~30% 的成人患者合并恶性肿瘤，但小儿几乎不发生。肿瘤可与皮肌炎同时出现，也可在前或在后。常见的恶性肿瘤有鼻咽癌、肺癌、乳腺癌、胃癌、女性生殖系统癌、肝癌等，肿瘤控制后，皮肌炎症状可能会得到缓解。部分患者有间质性肺炎、心肌炎，淋巴结和脾大，但肾损害较少见。

实验室检查资料

95% 以上的患者急性期血清肌酸磷酸激酶、乳酸脱氢酶、谷草转氨酶和醛缩酶含量显著增高;血清肌红蛋白水平升高,尿肌酸排出量增加和肌酐排泄量减少;肌电图显示为肌源性损害;贫血、白细胞增多、血沉增快、蛋白尿、C 反应蛋白阳性等;少数患者 ANA、抗 Jo-1、抗 PL-7、抗 PL-12 等抗体阳性。

组织病理学资料

皮损组织病理改变类似 SLE。肌肉病理改变早期为肌纤维肿胀、横纹消失,肌纤维分离、断裂,透明变性、颗粒样变性或空泡样变性;肌组织中常有血管炎,肌纤维间有淋巴细胞浸润。晚期肌纤维部分消失,并被结缔组织所代替。

三、诊断与鉴别诊断

根据有特征性皮肤损害、四肢近端肌群症状、血清肌酶含量升高、肌电图表现和组织病理特征等,不难诊断。

皮肌炎需与系统性红斑狼疮、系统性硬皮病鉴别;仅有多发性肌炎时需与进行性肌营养不良、重症肌无力和风湿性肌痛等鉴别。

四、防治

(一) 一般治疗

急性期应卧床休息,注意营养,避免日晒,注意保暖;病情缓解后,要及时进行功能锻炼。应及时发现肿瘤或感染病灶,并给予积极治疗。

(二) 全身治疗

1. **糖皮质激素** 急性期轻者用泼尼松 30~40 mg/d,重者 60~80 mg/d,危重者用冲击疗法,病情控制后逐渐减量,一般以 10~20 mg/d,维持数月或数年。

2. **免疫抑制剂** 可以单独或与激素联合使用,如甲氨蝶呤、环磷酰胺和硫唑嘌呤,亦可用雷公藤总苷。

3. **其他方法** 免疫球蛋白、血浆置换、血浆输注,用于重症皮肌炎有很好的疗效;蛋白同化剂,如苯丙酸诺龙对肌力的恢复有一定的作用;转移因子、胸腺素等可增强机体抵抗力;氯喹和羟氯喹能减轻皮肌炎的皮肤损害;配合使用腺苷三磷酸、辅酶 A、维生素 E 等,对疾病的恢复有一定的帮助。

(三) 局部治疗

可使用弱效的糖皮质激素制剂、遮光剂和非特异性润滑剂。

(四) 物理治疗

适时进行按摩、推拿、热浴、透热电疗等,做功能性锻炼,防止肌肉萎缩。

（五）中医疗法

中医辨证毒热型可选解毒清营汤加减以清营解毒、活血止痛；寒湿型予以益气温阳、活血通络之剂；阴阳失调、气血两虚型治则为调治阴阳、养血通络。

第三节 硬 皮 病

硬皮病（scleroderma）是一种以皮肤和内脏组织胶原纤维进行性水肿－硬化－萎缩为特征的慢性结缔组织病。多见于11~50岁人群，男女之比约1∶3。分为局限性和系统性两型，前者仅局限于皮肤，后者则常可累及肺、心、肾和胃肠等。

一、病因与发病机制

病因尚不清楚，目前主要有免疫学说、胶原合成异常学说、血管学说等。另有人认为可能与遗传因素和感染因素有关。系统性硬皮病可能与自身免疫有关，患者血清中有多种自身抗体，常合并红斑狼疮、皮肌炎等结缔组织病。硬皮病的发病机制可能是在致病因子作用下真皮和内脏组织中成纤维细胞活化，合成大量胶原，导致组织纤维化；血管内皮细胞增生、管腔狭窄、管壁变性，常合并雷诺现象等。

二、临床表现

（一）局限性硬皮病

局限性硬皮病（localized scleroderma）可分为片状（斑状）硬皮病、线状（带状）硬皮病、滴状硬皮病、泛发性硬皮病。

1. **片状（斑状）硬皮病** 一般无全身症状，皮损好发于躯干，为稍高出皮面的圆形、椭圆形或不规则形淡红色或紫红色水肿性斑片，逐渐扩大，数月后颜色变淡呈淡黄或象牙色，中央略凹陷，周围有紫红色晕，表面干燥无汗，毳毛逐渐消失，触之有皮革样硬度，数年后局部变薄萎缩，有轻度色素沉着。

2. **线状（带状）硬皮病** 此型多见于儿童和青少年。皮损常沿一侧肢体呈线状或带状分布，初起时为带状红斑，以后呈凹陷性萎缩性硬化。发生在头皮和额部的皮损呈刀劈状，其皮肤和骨逐渐萎缩、凹陷，头发脱落，严重时有面部偏侧萎缩。由于皮肤、肌肉和筋膜粘连硬化，最终导致组织严重畸形、运动受限或引起肢体挛缩及骨发育障碍。

3. **滴状硬皮病** 皮损好发于躯干，为绿豆至黄豆大小的集簇性、线状或散在分布的硬小斑点，表面光滑有光泽，呈珍珠母样或象牙样，周围有色素沉着，日久可发生萎缩。

4. **泛发性硬皮病** 少见，好发于四肢，其皮损形态与片状硬皮病相同，但分布广泛，相互融合，经过3~5年可停止发展，少数可发展为系统性硬皮病。

（二）系统性硬皮病

系统性硬皮病（systemic scleroderma）好发于中青年女性，分为肢端硬皮病和弥漫性硬皮病两型。前者占95%左右，几乎均有雷诺现象，皮损开始于手、足、面部，受累范围局限，病程慢性，预后较好；后者常可侵犯内脏器官，损害严重。主要临床表现有：

1. **前驱症状** 雷诺现象（在受到寒冷或精神刺激时，对称性地自手足开始呈阵发性苍白、麻木，然后变青紫，再转为潮红，称雷诺现象，为系统性硬皮病的特征性表现之一）、不规则发热、食欲减退、关节和神经痛等。

2. **皮肤黏膜损害** 有典型的3期表现即水肿期、硬化期和萎缩期。①水肿期：皮肤苍白或淡黄，呈非凹陷性水肿，有发紧感，皮温较低；②硬化期：皮纹逐渐消失，皮肤变硬变紧，有蜡样光泽，不易捏起；③萎缩期：皮肤萎缩犹如一层羊皮纸样紧贴于骨面上，色素增加，间有色素脱失和毛细血管扩张。皮损多从双手和面部开始，以后逐渐扩展至前臂、躯干等，影响肢体活动。典型皮损表现为手指逐渐硬化变细，形如腊肠，指尖皮肤溃疡、坏死、钙化和指骨吸收，久之手指末节吸收变短；面部皮肤绷紧变薄，表情丧失呈假面具样，鼻变尖，唇变薄，口周皮肤有放射状沟纹，张口受限（彩图15-6）。

3. **血管损害** 有雷诺现象，严重时有肺动脉高压、心肌缺血、肾脏危象等。

4. **骨、关节和肌肉损害** 指、腕、膝和踝关节对称性疼痛、肿胀和僵硬，近端肌肉肌痛和无力，晚期肌肉失用性萎缩、骨质吸收等。

5. **内脏损害** 约2/3患者病变累及肺部，发生间质性肺炎和肺纤维化；累及消化道有吞咽困难，胃肠功能低下；另外心、肾、内分泌、神经系统均可受累。

实验室检查资料

局限性硬皮病一般正常，少数患者嗜酸性粒细胞百分率增高。系统性硬皮病可有贫血、血沉增快、γ免疫球蛋白含量增高、类风湿因子阳性、补体水平下降和冷球蛋白阳性；90%患者抗核抗体（ANA）阳性，40%~70%抗着丝点抗体阳性，20%抗Scl-70抗体阳性；胸、食管、骨和关节X线检查可有异常改变。

组织病理学资料

早期主要有真皮内间质水肿，胶原纤维束肿胀和均质化；在真皮、皮下血管周围有淋巴细胞和嗜酸性粒细胞浸润。随后胶原纤维束肥厚硬化并向深部扩展，血管壁增厚、内膜增生、导致管腔变窄甚至闭塞；毛囊、皮脂腺、汗腺等皮肤附属器明显减少或者消失。晚期表皮萎缩，真皮胶原纤维增厚，钙质沉积。

三、诊断与鉴别诊断

根据典型的临床表现不难诊断。

局限性硬皮病应与硬化萎缩性苔藓相鉴别，系统性硬皮病应与红斑狼疮、皮肌炎、硬肿症鉴别。

四、防治

(一) 一般治疗

宜早期治疗。解除精神紧张,增加营养,有雷诺现象者应特别注意保暖、尽量不接触冷水、防止创伤、禁止吸烟。及早进行适当的按摩和功能锻炼。

(二) 全身治疗

早期使用糖皮质激素能缓解雷诺现象,改善关节症状、皮肤水肿、硬化及全身一般状况,可用泼尼松 20~40 mg/d,病情控制后逐渐减量。抑制新生胶原的合成,可用 D- 青霉胺 0.25~0.5 g/d,分 3 次口服;秋水仙碱 0.5~1.5 mg/d,口服;积血苷 3~4 片 /d,口服。有雷诺现象者,可选用血管扩张剂,如低分子葡聚糖 500 ml/d 静脉滴注,妥拉唑林 25 mg/d 口服,血管舒缓素 10~20 U/d 口服;另可选用烟酸、阿司匹林、抗栓酶、尿激酶、硝苯地平、哌唑嗪等。病情严重时可用环磷酰胺和硫唑嘌呤。还可服用维生素 E 等。

(三) 局部治疗

1. **外用药物** 外用中、强效糖皮质激素制剂,有手指溃疡者需局部清创。
2. **局部封闭** 小片状损害可用普鲁卡因加曲安西龙、泼尼松皮损内注射。

(四) 物理治疗

按摩、热浴、音频电疗、推拿等。

(五) 中医疗法

丹参注射液、当归注射液、毛冬青注射液、积血苷片(注射液)和雷公藤总苷片等有一定作用;中医辨证施治原则为活血化瘀、益肾补阳。

思 考 题

一、选择题

1. 系统性红斑狼疮的典型皮损是
   A. 盘状红斑　　B. 网状青斑
   C. 环形红斑　　D. 蝶形红斑
   E. 出血性紫斑
2. 在下面的实验室检查中,对 SLE 具有筛选价值的是哪一项
   A. 抗核抗体阳性　　B. 白细胞增多
   C. 血清总补体值增高　　D. 血沉加快
   E. 嗜酸性粒细胞增多
3. 关于红斑狼疮的发病病因,下列说法中哪项不正确
   A. 女性多见　　B. 与遗传有关
   C. 累及多系统和多脏器　　D. 雌激素加重病情

E. 雄激素加重病情

4. 治疗盘状红斑狼疮,应首选下列哪类外用药物

A. 糖皮质激素乳膏　B. 硫黄软膏

C. 维A酸乳膏　D. 松馏油软膏

E. 水杨酸软膏

5. 皮肌炎的典型皮损是

A. 面部蝶形红斑　B. 双上眼睑非凹陷性紫红色斑

C. 结节性红斑　D. 面部环状红斑

E. 面部盘状红斑

6. 皮肌炎在临床上主要影响

A. 四肢近心端横纹肌　B. 四肢远心端横纹肌

C. 平滑肌　D. 心肌

E. 关节

7. 结缔组织病中,最容易合并恶性肿瘤的是

A. 红斑狼疮　B. 皮肌炎

C. 硬皮病　D. 类风湿关节炎

E. 白塞病

8. 导致SLE患者死亡的最主要原因是

A. 胃肠炎　B. 心肌炎

C. 狼疮性肾炎　D. 间质性肺炎

E. 静脉炎

9. 关于局限性硬皮病,下列描述中哪项不确切

A. 不合并恶性肿瘤　B. 有内脏损害

C. 无雷诺现象　D. 无全身症状

E. 实验室检查无明显异常

二、问答题

1. 盘状红斑狼疮的皮肤损害有哪些特点?怎样治疗和预防?

2. 皮肌炎的肌肉症状、皮肤损害有哪些?

三、病案分析

案1　患者,女,42岁。低热、乏力半年余。近3个月来渐感四肢关节疼痛,肌肉酸痛,登楼梯时费力,不能抬手梳头,同时发现眼睑、鼻梁和面颊部出现紫红色斑,指关节伸侧有暗紫色丘疹。请问:

1. 该患者最可能的诊断是什么?

2. 为确定诊断还应该做哪些检查?

案2　患者,女,30岁。发热10日余,随后面部出现水肿性紫红色斑,下肢关节疼痛。检查ESR 80 mm/h,尿蛋白(++),ANA阳性。请问:

诊断应该考虑何种疾病?

第十六单元
皮肤附属器疾病

学习目标及重点内容

- 掌握寻常性痤疮的皮损特征与防治方法。
- 熟悉皮肤附属器疾病的发病原因与预防。

皮肤附属器包括皮脂腺、汗腺、毛发、指(趾)甲。它们在维持皮肤的正常结构和整个机体的生理功能以及容貌方面都有其重要作用。皮肤附属器疾病可以单独发生,也可以合并存在。本章仅介绍几种常见的附属器疾病。

第一节　寻常性痤疮

寻常性痤疮(acne vulgaris)俗称“暗疮”、“青春痘”。它是一种毛囊皮脂腺的慢性炎症,主要表现为丘疹、粉刺、脓疱、结节、囊肿及瘢痕。

一、病因与发病机制

痤疮的发生主要与内分泌等因素有关:青春期性腺成熟,雄性激素分泌,促使皮脂腺合成与分泌增多;并使皮脂毛囊导管角化过度,导致皮脂排泄障碍,皮脂潴留,形成粉刺;同时毛囊及皮脂腺内的痤疮棒状杆菌得以大量繁殖,随之产生的溶脂酶等增多;溶脂酶分解脂质中的三酰甘油为游离脂肪酸,后者有致炎作用,刺激并破坏毛囊粉刺壁引起毛囊周围炎,形成痤疮的各种炎性皮损。重者愈后留有瘢痕。

由于遗传和体质因素的影响,使某些个体易患痤疮。此外,不良的生活习惯和饮食习惯、滥用化妆品、便秘或胃肠功能紊乱、月经不调、药物等也可诱发本病。

二、临床表现

患者初为青春期男女,以 15–30 岁人群多见。皮损好发于颜面部(尤其是前额、面颊和颏部)、上胸、后背等皮脂丰富区。损害为多形性,有粉刺、丘疹、脓疱、囊肿及瘢痕等,临床上常以一两种损害为主。粉刺为最早损害,分黑头和白头两种粉刺。黑头粉刺为开放性,呈点状黑色,可挤出脂栓。白头粉刺为闭合性小丘疹,不易挤出脂栓。有的粉刺可演变为炎性丘疹、脓疱、结节和囊肿等。炎症深者,愈后遗留浅的凹坑状瘢痕(彩图 16-1)。本病多无自觉症状,炎症重时有疼痛或触痛。病程呈慢性,时轻时重,常持续至成人期,一般 30 岁以后逐渐痊愈。

三、诊断与鉴别诊断

根据青春期男女,好发于颜面和胸背多脂区,有以粉刺为主的丘疹、结节、脓疱等皮损,可作出诊断。

本病有时需与下列疾病相鉴别。酒糟鼻好发于中年人,皮损位于鼻部和颜面中央,皮损为毛细血管扩张性红斑、丘疹或脓疱,无黑头粉刺。痤疮型药疹有服药史,如碘、溴、雄性激素、避孕药或糖皮质激素等,皮肤损害无黑头粉刺。职业性痤疮有接触焦油、机器油、石油或石蜡等病史,损害发生在接触部位,皮疹较密集,伴毛囊角化。见表 16-1。

表 16-1 寻常性痤疮的鉴别诊断

	寻常性痤疮	职业性痤疮	痤疮型药疹	酒渣鼻
病因	青春期,与内分泌、痤疮杆菌有关	接触油类或石蜡等职业史	有服用碘、溴、激素等病史	中年发病,与内分泌、环境因素、蠕形螨有关
部位	颜面、胸、背多脂区	接触部位	面、胸、背等	颜面中央区,以鼻为中心

四、防治

(一) 一般治疗

痤疮的治疗目标在于去除已存在的病灶,避免新病灶的形成。针对痤疮形成的原因,这类患者平时应少食多糖多脂类食物,避免饮酒及其他刺激性食物,多吃蔬菜水果,保持大便通畅,保证充足睡眠。忌用手挤压皮损,以免造成瘢痕;常用硫黄或硼酸香皂洗脸,以去除油腻。

(二) 全身治疗

1. **补充多种维生素** 维生素 A 5 万 U,每日 3 次,连服 4~8 周;维生素 B_6 20 mg,每日 3 次。杏仁对痤疮有一定疗效。

2. **抗生素** 甲硝唑 0.2 g,每日 2 次,连用 6 周;四环素 0.25 g,每日 4 次,连服 1 个月,以后每周递减 0.25 g,至每日 0.25 g 再维持 1 个月。米诺环素 50 mg,每日 2 次,2 周后减量;克林霉素每天 0.15~0.3 g。替硝唑 1.0 g,每日 1 次顿服,首剂加倍,连用 6 周,对丘疹型、脓疱型疗效明显。

3. **抗雄激素类药物** 螺内酯 20 mg,每日 2~3 次;西咪替丁 0.2 g,每日 3 次;酮康唑 0.2 g,每晚 1 次;丹参酮每日 3 g。上述药物宜间断服用,以免影响性功能。

4. **锌制剂** 硫酸锌 0.2 g 或甘草锌胶囊 0.25 g,每日 3 次,4 周为 1 个疗程。

5. **对严重病例**　①氨苯砜可用于炎症明显的囊肿和结节性损害，注意不良反应。②维 A 酸类，如维胺脂胶囊 25 mg，每日 3 次，1 个月为 1 个疗程；或异维 A 酸 0.5~1 mg/kg，连服 4~8 周，注意不良反应。③雌激素，已烯雌酚 1 mg，每日 1 次，2 周为 1 个疗程；女性宜在月经期第 5 天开始服用，连用 22 天。

（三）局部治疗

1. **外用药物**　①传统的硫黄、间苯二酚、水杨酸制剂，对痤疮均有一定疗效，可根据情况选择应用。②市售的痤疮王、痤疮平及其他含维 A 酸、果酸的化妆品，对痤疮均有一定效果，可按患者耐受情况，逐渐增加浓度。如遇局部有发红、脱皮或灼热现象，可暂停 1~2 天再用。③肤螨灵外涂。④维 A 酸制剂，有角质剥离作用，抑制角化过度，恢复正常角化过程。常用 0.05%~0.1% 霜剂、凝胶或溶液。治疗开始前应停用其他药物。洗脸后待皮肤干燥 15 min 用药，眼周及口周勿用。用药期间防止过度日晒，一般在用药后 1 周内有潮红和脱屑。炎症性损害消退快，粉刺消退较慢，最好在使用 3 个月后判定效果。如果治疗过程中不能耐受，可暂停 1~2 天后再使用，或隔日、隔 2 日使用，或将浓度减至 0.01%。不良反应有皮肤干燥、对日光敏感、色素沉着及刺激性反应。⑤过氧化苯甲酰软膏，可穿透皮肤毛囊，减少痤疮杆菌，从而降低游离脂肪酸的浓度，减轻炎症反应，也有角质溶解作用，减少粉刺。应用时应注意此药有刺激性、过敏性等不良反应。

2. **物理治疗**　倒膜面膜、离子喷雾、超声波、氦－氖激光等可达到美容和治疗作用。

3. **其他**　黑头粉刺可用 3% 硼酸溶液湿敷，然后用粉刺挤压针挤出。

（四）中医中药

皮损以丘疹为主，炎症不明显者，方用枇杷清肺饮（枇杷叶、党参、桑白皮、黄柏、黄连、甘草）加减；皮损以脓疱为主，炎症明显者，方用五味消毒饮（金银花、紫花地丁、紫背天葵子、蒲公英、野菊花）加减。

第二节　酒　渣　鼻

酒渣鼻（rosacea）是一种好发于中年人鼻部及其周围的慢性皮肤病，主要表现为红斑、毛细血管扩张、丘疹和脓疱等损害。

一、病因与发病机制

尚不十分明确。可能在皮脂溢出基础上，由于某些内外环境因素而致局部血管运动神经功能失调，毛细血管长期扩张所致。毛囊蠕形螨感染、嗜酒、长期食用辛辣食物、高温、严寒、精神紧张、内分泌失调、胃肠道功能失调等均可能与本病的发生有关。

二、临床表现

本病多见于中年人，女性较多，但严重者多为男性。可与痤疮、脂溢性皮炎并发，无明显自觉症状。皮损好发于颜面中央，以鼻头为主，其次为颊部，对称分布。根据发展过程可分为3期。

（一）红斑期

初起为颜面中央，特别是鼻部及其两侧面颊暂时性潮红，常在食用刺激性食物、运动、冷热刺激或情绪激动时较明显，以后逐渐加重，红斑持续不退，并伴细丝状毛细血管扩张。还可出现毛囊扩大、皮脂溢出等。数月至数年后逐渐加重。

（二）丘疹期

在红斑基础上，逐渐出现成批红色丘疹，或脓疱和结节。毛囊口粗大，但无粉刺形成；毛细血管扩张更为明显，纵横交错。可持续数年或更久。

（三）鼻赘期

仅少数患者发展至此期，几乎均为40岁以上男性。鼻部皮脂腺和结缔组织增生，使鼻头肥大，形成大小不等的结节状隆起，表面凸凹不平，毛细血管、毛囊口扩张显著，形成鼻赘。

三、诊断与鉴别诊断

根据好发年龄、好发部位、皮疹特征、慢性病程，易于诊断。本病应与酒渣鼻、颜面播散性粟粒性狼疮等相鉴别。

四、防治

（一）一般治疗

纠正内分泌和胃肠道功能，保持大便通畅，多吃蔬菜、水果，禁饮酒及食用刺激性食物，保持皮肤清洁。

（二）全身治疗

1. **灭滴灵（甲硝唑）** 对炎症重者可口服甲硝唑0.2 g，每日3次，共服1个月。四环素0.25 g，每日4次，连服2周后改为每日0.5 g，共服1~3个月。

2. **维A酸类** 严重者可口服异维A酸1 mg/kg，每日2次，连用15~20天。

（三）局部治疗

外用药同寻常痤疮。丘疹期毛细血管扩张明显者可用液氮冷冻，用超声波透入药物（1%甲硝唑或5%硫黄霜做底霜超声导入）治疗和多功能电离子手术治疗仪电凝扩张的毛细血管，有一定疗效。近年来，强脉冲光（IPL）技术应用于临床，被认为是治疗酒渣鼻毛细血管扩张的安全而有效的方法。

强脉冲光

强脉冲光（IPL）是一种以脉冲方式发射的强光，波谱为500~1 200 nm。皮肤中的色斑、血丝等可以选择性地吸收某一波谱的强光，达到祛斑、祛红血丝的效果。

（四）手术方法

用特制的五锋刀片，在2%普鲁卡因注射液局部浸润麻醉下，对扩张的鼻头部毛细血管进行切割，切断毛细血管，然后压迫止血；鼻赘期切割后可用磨削术将病变组织磨除，用凡士林纱布包扎，2周后创面愈合。

（五）中医中药

红斑期宜清肺胃积热，方用枇杷清肺饮加减；丘疹期宜清热解毒，方用五味消毒饮加减；鼻赘期宜清热凉血，活血化瘀，方用桃红四物汤（桃仁、红花、干地黄、当归、川芎、芍药）加减。

第三节　斑　　秃

斑秃（alopecia areata）俗称鬼剃头，为一种突然发生的局限性斑块状脱发。

一、病因与发病机制

病因与发病机制不明，可能与神经精神因素或自身免疫及内分泌功能失调有关，部分患者发病前有学习、工作紧张或精神创伤，或感染、中毒及头部外伤等。

二、临床表现

本病以青壮年多见，常不知不觉突然在头部任何部位发生圆形、椭圆形或不规则的斑片状脱发，一片或几片，大小不等，边界清楚。脱发处头皮光滑，无炎症；可清楚看见毛囊口，其边缘头发松动易于拔除，不痛不痒，进展缓慢，持续数月或数年不等（彩图16-2）。大多数患者发病3~4月后进入恢复期，新长出的头发纤细柔软、灰白色，以后逐渐变粗变黑。个别严重患者可在短期内大部或全部头发脱落称为全秃；甚至眉毛、胡须、腋毛、阴毛亦脱落，称普秃。

三、诊断与鉴别诊断

根据突然出现的斑状脱发，头皮及毛囊正常，无自觉症状，容易诊断。

本病应与假性斑秃鉴别。后者为一种原因不明的少见皮肤病，其皮损与斑秃类似，但患处头皮萎缩，表面光滑发亮如薄纸，看不到毛囊口，脱发区边缘头发不松动，毛发为永久性脱落，不再生长。

四、防治

（一）一般治疗

本病脱发为可逆性，有自愈倾向，故应帮助患者去除可能诱因，解除思想顾虑及恐惧心理；对情绪紧张、休息欠佳者，应适当调整，必要时给予适量镇静剂；对患者要多作解释，增强治疗信心。加强饮食调养，以供给毛发足够营养。饮食宜清淡，忌食辛辣。

（二）全身治疗

可内服B族维生素、谷维素，必要时加服地西泮，均为日常用量，服数月。亦可内服胱氨酸50 mg，每日3次；泛酸钙20 mg，每日3次。严重病例可用泼尼松，每天30 mg，分3次口服，症状控制后逐减至每天5 mg，维持3个月。

（三）局部治疗

1. **外用药物**　10%辣椒酊、1%~2%米诺地尔溶液、10%樟脑酊等外擦。也可用山莨菪碱注射液局部外擦。1%~2%二硝基氯苯（DNCB）溶液局部外涂，每日1次，使其致敏，然后用0.1%~0.5%溶液，每日1次，诱发轻微皮炎反应，待皮炎消退后，每周或更长时间再反复激发，直至毛发生长为止。面积小、长期无变化的皮损，可用确炎松A混悬液加适量2%普鲁卡因注射液皮内注射，每周1次。

2. **物理疗法**　局部按摩、音频电疗、梅花针弹刺等亦有一定疗效。

（四）中医中药

可内服养血生发胶囊、首乌片、固肾生发丸、斑秃丸等。

第四节　男性型脱发

男性型脱发（male pattern alopecia）又称早秃或脂溢性秃发。它是成人头顶部的一种慢性脱发，以额部及头顶渐进性脱发为特征。

一、病因与发病机制

发病原因尚不清楚，可能与雄激素过多的影响有关。有遗传倾向，可能为常染色体显性遗传，部分患者有家族史。近年来男性秃发呈现年轻化趋势，其原因可能与巨大的社会竞争压力、男性生理提前成熟、环境污染等有关；精神持续紧张，直接导致脱发的患者增多，而且熬夜、嗜好辛辣、染发等也可损害头发的健康；夏秋季是男性脱发的高发季节，强烈紫外线照射会使头发中的角蛋白断裂，更加剧了毛发的脱落。

二、临床表现

本病多见于从事脑力劳动的男性。常在青春期后（20~30岁）发生，进展缓慢。脱发自前额角开始，逐渐向头顶部延伸，前发际线向后退，前额变高。随着年龄增长，头发渐渐变得稀少，新生发纤细柔软，无光泽，秃发区皮肤光滑或仅遗留少许毳毛。而枕部及两侧发际处的头发多保持正常。脱发的程度、范围和速度因人而异。有的仅轻度脱发，可持续多年不变；有的则在几年内达到老年秃发的程度。一般无自觉症状或微痒。少数中老年妇女也可发生同样情况，但程度轻，前额发际线并不上移，仅表现为头顶毛发弥漫性稀落。

三、诊断与鉴别诊断

根据家族史和典型皮损可诊断。本病应与其他原因导致的脱发相鉴别，如营养不良、药物和缺铁性贫血等。

四、防治

本病目前尚无特效治疗方法。可内服螺内酯，每天 40~60 mg，分 2~3 次口服，连续用药 1~6 个月，同时外用 1%~2% 米诺地尔溶液外涂，部分有效；若头屑较多或油腻发痒者可用采乐洗剂洗发，每周 2 次；有条件者可采用毛发移植术。

中医中药早期治疗对此类脱发有一定的疗效；患者在生活中应避免各种不良因素：如劣质洗发剂、过度抽烟、酗酒、长期睡眠不足、生活无规律等。

思 考 题

一、选择题

1. 痤疮的典型皮损为

A. 丘疹　　B. 粉刺
C. 瘢痕　　D. 结节
E. 囊肿

2. 在下列引起脱发的疾病中，哪种可再生毛发

A. 脓癣　　B. 黄癣
C. 假性斑秃　　D. 男性型脱发
E. 斑秃

3. 下列哪一项不是痤疮发生的病因

A. 遗传　　B. 雄激素
C. 高蛋白饮食　　D. 游离脂肪酸
E. 痤疮棒状杆菌

4. 诱发痤疮发生的药物是

A. 西咪替丁　　B. 泼尼松
C. 红霉素　　D. 甲硝唑
E. 氢氯噻嗪

5. 关于斑秃哪项是错误的

A. 毛发松动　　B. 边缘清楚
C. 头皮不痒不痛　　D. 头皮萎缩

E. 头皮可见毛囊口

6. 头皮脂溢性皮炎的皮损为

A. 银白色鳞屑斑,头发呈束状

B. 灰白色鳞屑斑,头发高出头皮约 4 mm 折断

C. 灰白色鳞屑斑,头发刚出头皮即折断

D. 石棉状鳞屑斑,头发可脱落

E. 油腻性鳞屑斑,头发细软稀释

二、问答题

1. 简述寻常痤疮的发生原因及临床表现。

2. 描述酒渣鼻的临床分期及各期特点。

三、病案分析

患者,男,54 岁,嗜好烟酒。初为鼻部、两颊部局限性红斑,当吃辣热食物、饮酒或情绪激动时变为鲜红色,时轻时重,可自行消退,反复发作,近几个月来红斑不退,毛细血管扩张。请问:

1. 诊断何病?

2. 生活中应注意什么?

第十七单元
色素障碍性皮肤病

学习目标及重点内容

- 掌握白癜风、雀斑、黄褐斑及黑变病的临床表现和鉴别诊断。
- 熟悉白癜风、雀斑、黄褐斑及黑变病的防治。
- 了解色素障碍性皮肤病的病因。

第一节　白　癜　风

白癜风(vitiligo)是一种由后天性因素导致黑色素细胞被破坏,而引起局限性色素脱失性的皮肤损害。中医称白驳风。

一、病因与发病机制

目前还不完全清楚,可能与自身免疫性疾病有关。可并发糖尿病、恶性贫血、甲状腺功能亢进或减退、硬皮病或斑秃等。在患者血清中抗甲状腺球蛋白、抗胃壁细胞、抗平滑肌抗体水平均升高。患者外周血T淋巴细胞减少,T辅助/T抑制细胞比率下降。有学者认为黑色素细胞生成过程中被损伤或破坏。本病具有遗传倾向和家族史。此外,本病与体内铜、锌离子的含量减少有关。我国人群患病率为0.1%~0.2%,肤色深的人群比肤色浅的患病率高。

二、临床表现

本病任何年龄均可发生,多见于青年及儿童。皮肤损害可发生于任何部位,常见于面、颈、前臂及手等部位。初始为形状不一、大小不等的色素脱失斑,边界清楚,可增大及融合,也可向正常皮肤移行。白斑内皮肤光滑、无萎缩,毛发可变白或正常,周围色素增加,机械性刺激、日晒可发红(彩图17-1)。多无自觉症状,可有烧灼感及轻度瘙痒。有时白斑内可见小片正常皮肤,形似小岛。病程缓慢,发展到一定程度停止发展,亦可自行消退。临床上白癜风分局限型、节段型和泛发型3类。

1. **局限型** 皮损局限于一个部位。
2. **节段型** 皮损按皮节分布。
3. **泛发型** 皮损广泛分布于体表。

白癜风的临床分期

(1) 活动期:白斑逐渐扩大、增多,界限不清,对外界刺激引起同形反应。

(2) 稳定期:白斑停止发展,界限清楚,边缘色素较正常肤色深。

(3) 好转期:白斑边缘色素加深并逐渐向中央缩小,白斑内出现围绕毛孔的色素点或不规则的色素岛。

组织病理学资料

活动期皮损内黑色素细胞密度降低,周围黑色素细胞异常增大,后期脱色皮损内无黑色素细胞。

三、诊断与鉴别诊断

根据脱色斑为后天性,呈乳白色,周边有色素沉着带和无自觉症状,可诊断本病。

本病需与下列疾病鉴别。

1. **色素痣** 出生时或出生后不久既有局限性浅色斑,境界模糊,损害往往沿神经节段分布,一般单发,持续终身。

2. **贫血痣** 先天性减色斑,由于病变局部毛细血管稀少,摩擦后白斑周围皮肤充血,而白斑仍苍白,可与白癜风相区别。

3. **花斑癣** 婴幼儿面颊、眉间花斑癣,呈淡黄色,由于经常擦洗,鳞屑不易见到,易与早期白癜风相混淆。

4. **单纯糠疹** 常见于儿童,面部局限性色素减退斑,而非脱色斑,且皮损边界不清,表面可有细小鳞屑。

四、防治

目前尚无特效疗法,无论采用任何方法,均需坚持治疗,一般需经 3 个月治疗后方能判定疗效。

(一) 全身治疗

1. **补骨脂素及其衍生物** 内服或外用后,经长波紫外线或日光照射,可刺激黑色素生长。常用的甲氧沙林 20~40 mg 或人工合成的三甲沙林 10~15 mg,口服后 1~2 h 照长波紫外线或日光照射。21~24 天色素开始生长,还可外用 0.1% 甲氧沙林溶液。外用内服相结合疗效明显,均需坚持数月。12 岁以下儿童禁用或慎用。内用药目前敏百灵内服和外用疗效好。本疗法节段型效果较差。

2. **糖皮质激素** 口服泼尼松半年可见效。用确炎舒松 A 混悬液或醋酸泼尼松龙混悬液皮损内注射,每 7 天 1 次。卤美他松霜或软膏系高活性皮质类固醇,疗效较好,尤其适用于局限性白癜风,外用 0.1% 倍他米松溶液及乳剂亦有效。

(二) 局部治疗

补骨脂 30 g 加入 75% 乙醇溶液中浸泡 7 天,外擦。盐酸氮芥 50 mg、地塞米松 2 mg 溶于 75% 乙醇溶液 100 ml 中,每日外擦 1 次,需新鲜配制,冷藏保存;本制剂有较强的刺激性和致敏性,外用时仅限于皮损区。硫汞制剂(硫黄、白降汞等量,蘸 75% 乙醇溶液外擦)每日 2 次。此外,白癜灵、白灵酊外擦也有一定疗效。

(三) 自体表皮移植和自体黑色素细胞移植

用于局限性白癜风疗效好,但技术条件要求高。

(四) 中医中药

白蒺藜粉 10 g,每日 2 次;白驳片 10 g,每日 2 次,用水冲服。亦可用白癜风胶囊等。

第二节 黄 褐 斑

黄褐斑(chloasma)多见于中青年女性面部的局限性淡褐色或黄褐色的色素沉着性皮肤病。俗称肝斑。

一、病因与发病机制

多种原因引起,一般认为与内分泌有关,妇女妊娠 3~5 个月发病,由于黑色素细胞刺激素分泌量增加,面部、乳晕、外阴部黑色素增多。子宫及卵巢的慢性疾患亦可引起黄褐斑。口服避孕药 1~2 年后,有个别妇女面部发生黄褐斑,属雌激素刺激黑色素细胞,使黑色素沉积于表皮细胞内而发病。此外,胃肠道疾患、慢性肝病、甲状腺及垂体功能低下、结核病、恶性肿瘤等均可引起黄褐斑。日晒及化妆品也可发生黄褐斑。

二、临床表现

以中青年女性多见,男性少见。好发于面部,特别是双颊部、额部、鼻部、口周等部位,呈对称性分布,皮损为大小不等、形状不规则的片状淡褐色或黄褐色斑,边缘清楚或不清楚,互相融合连成片状,表面光滑,无鳞屑。日晒后可使色素加深,有的患者可在月经前期加重。慢性经过,无自觉症状。

三、诊断与鉴别诊断

根据典型的临床表现可确诊。本病需与雀斑、色素性化妆品皮炎和黑变病等相鉴别。

四、防治

(一) 一般治疗

查找病因,做相应处理,避免日光过度照射,加强营养等。因药物诱发者,应及时停药。

(二) 全身治疗

维生素 E 100 mg,每日 3 次,口服;维生素 C 1~2 g 加入 25%~50% 葡萄糖溶液 40 ml 中静脉注射,每日 1 次,连用 21 天。

(三) 局部治疗

可用遮光剂防日光晒。外用 3% 过氧化氢溶液、2%~3% 氢醌霜、5% 白降汞软膏、20% 壬二酸霜、1% 维 A 酸霜或软膏、0.1% 地塞米松复方霜剂或软膏等。维生素 E 100 mg 擦拭面部后轻按摩,每晚 1 次。

(四) 物理治疗

面部倒膜、离子喷雾或使用超声治疗仪等也有一定疗效。

(五) 中医中药

方选六味地黄丸、逍遥散或桃红四物汤加减。

第三节 雀 斑

雀斑(freckle)是一种好发于中青年女性面颈等暴露部位的褐色小斑点,又称夏日斑。

一、病因与发病机制

常有家族史,系常染色体显性遗传,平时皮疹处黑色素细胞并不增多,经日光或紫外线照射后,黑色素迅速增多而显黑。

二、临床表现

女性多见,常从 5 岁开始发病,随年龄增长而皮损增多,至青春期达最高峰,到老年皮损又逐渐减少。本病好发于面部,以鼻背和颊部为多,也可见于颈部、胸部、肩背部、手背和四肢伸侧等处。皮疹为针尖到米粒大小,浅褐色或深褐色斑点,表面光滑,圆形或椭圆形,互不融合,散在或密集,无自觉症状。夏季日晒后皮疹增多、颜色加深,冬季皮疹变淡、数目也减少。

组织病理学资料

皮损部位黑色素细胞数目未见增多,黑色素细胞胞体较大,树枝状突长而多。黑色素细胞内黑素小体增加,在基底细胞内黑素颗粒数量亦增加。

三、诊断与鉴别诊断

根据初发年龄、好发部位和典型皮损可诊断。本病需与着色性干皮病等相鉴别。

四、防治

（一）一般治疗

注意防晒，外出遇强阳光时可用遮光剂，如5%奎宁软膏、5%二氧化钛软膏、5%对氨基苯甲酸乳剂或软膏等。

（二）全身治疗

维生素C 0.5~5.0 g静脉给药。

（三）局部治疗

可用5%~10%白降汞软膏、3%~10%过氧化氢溶液、5%氢醌加入0.1%地塞米松及维A酸配成的乳剂、1%升汞乙醇外擦。也可用液氮冷冻，要防止过深及继发感染。

（四）物理治疗

选择性激光或光子嫩肤均有较好的疗效，严重病例可用皮肤磨削术。

第四节 黑 变 病

黑变病（melanosis）好发于中年女性的以面部皮肤为主的灰褐色色素沉着病，可累及其他暴露部位。

一、病因与发病机制

病因较复杂，有的患者找不到明确的诱发因素。多数患者有光敏物质接触史。长期接触石油、焦油、沥青及其制品，其中含有蒽、菲、萘等化合物，具有很强的光敏作用，在日光照射下可使暴露部位皮肤产生炎症，留色素沉着。某些化妆品含有矿物油及烃类化合物、香料、表面活化剂和防腐剂，它们具有一定的光敏性，长期使用可诱发光敏性皮炎，黑色素代谢紊乱，皮肤色素沉着。有些患者与维生素缺乏和营养不良有关。有些女性患者可能与性腺、垂体和肾上腺皮质等内分泌功能紊乱有关。

二、临床表现

本病多累及成人，女性较男性多见。

皮损主要发生于面部，最早出现在颧颞部，逐渐累及前额、颊、耳周及颈侧，少数患者可累及上胸部和臂部。皮损初起为红斑，日晒后有瘙痒感，日久损害变为网状排列的色素沉着斑，呈紫褐色或灰紫色，境界不清。典型皮损的发展可有3期：①炎症期：局部轻度红斑，日晒后有瘙痒和灼热感，少量糠秕状脱屑；②色素沉着期：红斑消退，留有色素沉着斑呈淡褐、黑褐色，患处可有微细鳞屑弥漫覆盖，似“粉尘”外观，可伴有毛细血管扩张和毛周角化；③萎缩期：色素沉着处出现皮肤轻度凹陷。慢性病程，自觉症状不明显。

组织病理学资料

表皮轻度角化过度，棘层细胞间水肿，基底细胞液化变性，真皮浅层血管周围淋巴细胞及组织细胞浸润，真皮乳头层和乳头下层黑素大量增加，有较多的黑素细胞。

三、诊断与鉴别诊断

有长期接触光敏感物质者，中年女性，面部灰褐色斑，诊断不难。

本病需与下列疾病鉴别：黄褐斑为面部色素沉着斑，由于黑素仅沉着在表皮内，为淡褐色，境界清楚，无炎症表现。爱迪生病为皮肤黏膜、皱襞处色素沉着，还可累及牙龈等处，无明显炎症，患者有肾上腺皮质功能低下的症状表现。

四、防治

避免日晒与接触焦油类物质，忌用光敏剂，应用化妆品如出现过敏现象应立即停用。

局部可用3%~5%氢醌霜，或过氧化物歧化酶霜。口服维生素A、B族维生素、维生素C或服用中药六味地黄丸。

思考题

一、选择题

1. 关于白癜风的临床表现，下列说法错误的是

A. 可发生于任何年龄　　B. 不发生于头皮

C. 可有同形反应　　D. 乳白色色素脱失斑

E. 边缘有色素沉着环

2. 下列与黄褐斑发病无关的是

A. 妊娠　　B. 口服避孕药

C. 化妆品　　D. 日光

E. 石油制品

3. 雀斑属于

A. 代谢性疾病　　B. 内分泌紊乱

C. 染色体遗传疾病　　D. 常染色体显性遗传病

E. 常染色体隐性遗传病

二、问答题

1. 黄褐斑如何治疗?
2. 试述白癜风可能的病因及发病机制。

三、病案分析

某患儿,5岁,半月前右面部出现一局限性色素减退斑,边界不清,表面有细小皮屑。请问:诊断应考虑哪一种病?

第十八单元
遗传性皮肤病

学习目标及重点内容

■ 掌握毛周角化病和各型鱼鳞病的皮损特征。

■ 熟悉掌跖角化病及遗传性大疱性表皮松解症的诊断和鉴别诊断。

■ 了解遗传性皮肤病的防治原则,以及单基因和多基因遗传性皮肤病的概念和区别。

遗传性皮肤病是一组由遗传物质改变而引起的以皮肤黏膜损害为主的皮肤病。包括单基因和多基因遗传性皮肤病。①单基因性皮肤病:符合孟德尔遗传规律,包括常染色体显性遗传、常染色体隐性遗传、性连锁遗传性皮肤病;②多基因性皮肤病:不符合孟德尔遗传规律,基因之间没有显性和隐性之分,是遗传因素和环境因素共同作用的结果。

目前已经确定的遗传性皮肤病有 300 多种,本章仅介绍毛周角化病、鱼鳞病、遗传性大疱性表皮松解症和掌跖角化病。

第一节　毛周角化病

毛周角化病(keratosis pilaris)又称毛发角化病或毛发苔藓,属常染色体显性遗传性皮肤病,其临床特点为伴有角栓的毛囊丘疹。

一、病因与发病机制

为常染色体显性遗传性皮肤病,其发生可能与角质形成细胞的黏附障碍有关。患有甲状腺功能低下、库欣综合征并使用糖皮质激素治疗时,发生本病的概率较高;患者常同时患特应性皮炎、鱼鳞病等,说明其在遗传上有一定的联系。

二、临床表现

多见于青少年，皮损好发于上臂、臀部和股外侧。表现为针尖到粟粒大小，与毛孔一致的坚硬丘疹，尖端有淡褐色角质栓，内含卷曲毛发，剥去角质后遗留漏斗状小凹陷，不久后在凹陷处又会出现新的角质栓。皮疹互不融合，数目较多，对称分布。受损部位皮肤粗糙，炎症程度不一，出现红斑者常遗留色素沉着。一般无自觉症状，常在冬季加重，随年龄增长病情逐渐改善。

组织病理学资料

毛囊口扩张，毛囊内有角质栓，角化物中有扭曲或螺旋状毛发，毛囊周围有单核细胞浸润。

三、诊断与鉴别诊断

根据好发部位，角化性丘疹与毛孔一致，毛囊口内有角质栓，无明显的自觉症状，不难诊断。

本病应与维生素 A 缺乏症、小棘苔藓、毛发红糠疹等鉴别。

四、防治

一般不需治疗。外用 3%~5% 水杨酸软膏、0.05%~0.1% 维生素 A 软膏、10%~20% 尿素霜，症状较重者可外用糖皮质激素制剂，但应注意疗程和用量。严重时可口服维生素 A、维生素 E、维 A 酸等治疗。

第二节 鱼 鳞 病

鱼鳞病（ichthyosis）是一组以皮肤干燥伴鱼鳞状粘着性鳞屑为特征的遗传性角化性皮肤病，中医称蛇皮癣。根据遗传特征和临床表现，分为寻常型鱼鳞病、性联鱼鳞病、先天性非大疱性鱼鳞病样红皮病、先天性大疱性鱼鳞病样红皮病、板层状鱼鳞病等。

一、病因与发病机制

本病属先天性遗传性皮肤病，不同的临床类型可能具有不同的分子发病机制。其遗传基因目前已经被比较清楚地定位或克隆，如寻常型鱼鳞病为 1q21，性联鱼鳞病为 Xp22.3，先天性大疱性鱼鳞病样红皮病为编码角蛋白 K1 和 K1 的基因发生了突变，板层状鱼鳞病则为 2q33~q35，但也有人认为可能与感染或药物所致的基因畸变及先天维生素 A 作用不良和缺乏有关。

各型鱼鳞病发病的基本特点是由于表皮角质形成细胞过度增生，或由于角质形成细胞之间的黏和力异常，导致表皮通过时间明显延长，致使角质细胞不能完全脱落，从而使皮肤角化过度，大量的角质细胞堆积在皮肤表面，形如鱼鳞状。

二、临床表现

（一）寻常型鱼鳞病

最常见，幼年即可发病，冬重夏轻。皮损好发于下肢伸侧，尤以小腿明显，对称分布，而身体屈侧及皱褶部位一般不受累及。轻者仅表现为冬季皮肤干燥粗糙，表面有细小的糠样鳞屑，可称干皮症。典型改变为有淡褐色或深褐色菱形或多角形鳞屑，鳞屑中央固着而边缘游离，如鱼鳞状（彩图 18-1）；掌跖常见皲裂和掌纹加深。患者一般无自觉症状，但冬季由于皮肤干燥，皮脂腺和汗腺分泌减少，可有不适。

（二）性联鱼鳞病

较少见，婴儿期发病，仅见于男性，女性为携带者。皮损好发生于全身，但以躯干下部、四肢伸侧明显，也可发生于面、颈部。皮肤干燥粗糙，鳞屑呈黄褐色或污黑色大片鱼鳞状，但掌跖无角化过度，病情不随年龄增长而减轻。患儿同时可伴有角膜混浊、隐睾等表现。

（三）先天性非大疱性鱼鳞病样红皮病

少见，出生时即可发病。90% 以上表现为火棉胶样，少数为红皮病样改变。皮损好发于全身，表现为皮肤发红、紧张，上附细碎的鳞屑，虽累及面部，但眼睑、口唇外翻者少见。随年龄增长，病情逐渐减轻，一般到青春期时趋向好转。

（四）先天性大疱性鱼鳞病样红皮病

少见，出生后 1 周内发病，皮损累及全身，但以屈侧和皱褶处尤为明显。表现为皮肤湿润，潮红和表皮脱屑，在受到摩擦和轻微创伤后，则在红斑的基础上出现大小不等的松弛性水疱，疱壁薄而易破，形成糜烂面，约经 1 个月，红斑和水疱逐渐减轻，代之以全身皮肤的过度角化。由于发病年龄较小，常因继发感染而导致死亡。

（五）板层状鱼鳞病

少见，出生时即可发病，轻者皮损仅累及肢体屈侧和外阴，重者累及全身，典型损害为四方形黄棕色鳞屑，中央黏着而边缘游离高起，严重时呈铠甲状。1/3 患者可有眼睑和口外翻，掌跖角化过度。

组织病理学资料

主要病理改变有：①寻常型鱼鳞病有明显的角化过度，棘层轻微增厚，颗粒层正常或稍增厚，毛囊孔和汗腺孔有角质栓塞，皮脂腺数量减少；②板层鱼鳞病除有寻常型鱼鳞病的特点外，还有银屑病样表皮增生及表皮突延长；③性联鱼鳞病表现为角质层、颗粒层增厚，真皮浅层血管周围有淋巴细胞浸润；④先天性非大疱性鱼鳞病样红皮病有角化过度，真皮浅层有淋巴细胞浸润；⑤先天性大疱性鱼鳞病样红皮病有角化过度和棘层肥厚，颗粒层及棘层上部有网状空泡化，真皮浅层有少量炎症细胞浸润，表皮内可见水疱。

三、诊断与鉴别诊断

根据家族史、发病年龄，皮损特点等可以诊断。

先天性鱼鳞病应与获得性鱼鳞病鉴别，后者多发生于恶性肿瘤或严重营养不良的患者。

四、防治

（一）一般治疗

做好遗传咨询，减少冬季洗澡次数，避免使用碱性、脱脂性肥皂等，注意保暖、保湿，防止皮肤干燥。

（二）全身治疗

对重症患者可口服异维A酸1~2 μg/(kg·d)，维生素A每次2.5万U，3次/日，以缓解症状。

（三）局部治疗

以保湿、温和、柔润皮肤、轻度剥脱为原则。可外用10%~20%尿素霜或软膏，3%~5%水杨酸软膏、30%鱼肝油软膏、α-羟酸、钙泊三醇软膏（12周，每周最大剂量120 g）；亦可在洗浴后外擦凡士林；用维A酸的外用制剂可改善角化程度，与糖皮质激素软膏交替联合应用可增加疗效。

（四）中医中药

中医辨证宜健脾、养血、润燥，方选养血润肤汤加减。

第三节　遗传性大疱性表皮松解症

遗传性大疱性表皮松解症（inherited epidermidolysis bullosa，EB）是一组受遗传因素决定的，由机械性因素所致的，以水疱为主要临床表现的皮肤病，至少包括23种。根据发病部位不同分为：①单纯性大疱性表皮松解症（EBS）；②交界性大疱性表皮松解症（JEB）；③营养不良性大疱性表皮松解症（DEB）。

一、病因与发病机制

本病的发生与基因突变有关，已经证实突变基因为编码角蛋白5和14。由于编码表皮和基底膜带结构蛋白成分的基因突变，使这些蛋白合成障碍或结构异常，致使患者皮肤受到轻微碰撞和摩擦后即可出现水疱及血疱，肢端反复发作的皮损可使指(趾)甲脱落，称棘层松解症。

棘层松解症

又称尼氏征，是某些皮肤病发生棘层松解时的触诊表现，可有4种阳性表现：①手指推压水疱一侧，水疱沿推压方向移动；②手指轻压疱顶，疱液向四周移动；③稍用力在外观正常皮肤上推擦，表皮剥离；④牵扯破损疱壁时，可牵至外观看似正常的皮肤。

二、临床表现

(一) 单纯性大疱性表皮松解症(EBS)

多数是常染色体隐性遗传，临床上分为3种亚型，其共同特点为皮损仅累及四肢关节伸侧和肢端，不侵犯黏膜。主要表现为皮肤出现水疱，且比较表浅，预后较好，一般不留瘢痕。

(二) 交界性大疱性表皮松解症(JEB)

全部为常染色体隐性遗传，临床上分为6种亚型，比较罕见。其共同特点为出生后就有广泛的水疱或大疱，继而发生糜烂和结痂，由于受累位置较深，愈合后遗留萎缩性瘢痕。患儿常伴牙釉质发育不全，无甲或甲营养不良。本型预后较差，多数患儿在2岁内死亡。

(三) 营养不良性大疱性表皮松解症(DEB)

临床上分为6种亚型，其中2型为常染色体显性遗传，4型为常染色体隐性遗传。皮损可累及任何部位(包括黏膜)。其共同特点为出生时就有水疱，且破坏较深，愈后遗留明显瘢痕；反复发生的水疱及瘢痕可形成指、趾间皮肤粘连，指骨萎缩而成爪形手；口咽部瘢痕可致张口困难、吞咽困难等。本型病情多较重，预后不良。

组织病理学资料

透射电镜和免疫组化显示：①EBS的水疱损害平面位于表皮内；②JEB的水疱损害平面位于透明板内，水疱内炎症细胞数量无或极少；③DEB的水疱裂隙平面在致密下层。

三、诊断与鉴别诊断

根据EB阳性家族史、临床特征性损害及组织病理检查不难诊断。

本病应与类天疱疮、天疱疮、获得性大疱性表皮松解症等鉴别。

四、防治

目前尚无有效的方法，只能对症治疗。注意保护皮肤，尽量减少压迫和摩擦，可用无菌纱布、非粘连性合成敷料保护创面。若有感染，应给予广谱抗生素软膏外用。如有较严重的全身症状，应给予支持疗法。

第四节 掌跖角化病

掌跖角化病(palmoplantar keratoderma)有遗传性、获得性和症状性3种，其中遗传性掌跖角化病是一组以发生在掌跖部位的、局限性或弥漫性角化过度为特征的遗传性皮肤病，主要有斑点状掌跖角化病、弥漫性掌跖角化病两型，均为常染色体显性遗传病。

一、病因与发病机制

本病的病因尚未明确。目前认为斑点状掌跖角化病的致病基因在18q上，而弥漫性掌跖角化病的部分基因在角蛋白1(KRT1)和角蛋白9(KRT9)上，与其基因突变有关。

二、临床表现

(一) 斑点状掌跖角化病

可发生于任何年龄，但以青春期多见。皮损主要发生于掌跖部，少数可以累及手足背、肘膝部，表现为散在的(有时呈群集的片状或线状)角化性丘疹，呈圆形或卵圆形，黄色、坚硬，直径2~10 mm，角质丘疹脱落或用力去除后，呈现火山口样凹陷。

(二) 弥漫性掌跖角化病

常在婴儿期发病，损害初起为局灶性，1岁左右发生掌跖部弥漫性损害。皮损表现为黄色、坚硬的角质斑块，边界清楚而边缘呈淡红色，有蜡样外观。损害一般不向手、足背部扩散，可伴有掌跖多汗、甲板增厚混浊。

组织病理学资料

斑点状掌跖角化病可见角质层增厚明显、颗粒层增厚和棘层轻度增厚、角质栓向下延伸和钉突延长、真皮乳头层水肿及小血管扩张；弥漫性掌跖角化病可见角质层增厚伴角化不良、颗粒层和棘层增厚、真皮浅层有炎症细胞浸润、汗腺组织萎缩等特点。

三、诊断与鉴别诊断

根据家族史、发病年龄、临床表现等较易诊断。

本病应与症状性掌跖角化病和获得性掌跖角化病相鉴别。症状性掌跖角化病如掌跖慢性湿疹、角化型手足癣等。获得性掌跖性角化病多在成年期发病，多数为药物反应或系统性疾病的表现，少数为特发性的，无明显家族易感性。

四、防治

目前尚无有效的方法。进行遗传咨询，加强局部保护，防止发生创伤，不用脱脂性洗涤剂。局部用0.1%~0.5%维A酸霜、20%尿素霜、钙泊三醇软膏、15%水杨酸软膏等，并且可以采取涂药后包封的方法，以增加疗效。重症者可口服异维A酸或阿维A酯，有一定的疗效，注意不良反应。

思 考 题

一、选择题

1. 各型鱼鳞病的共同特点是
   A. 表皮有角化过度的鳞屑　B. 与毛孔一致的角化性丘疹
   C. 掌跖角化过度　D. 青春期前后渐有好转
   E. 皮损冬重夏轻
2. 有关大疱性表皮松解症的特点，下列描述不正确的是
   A. 皮肤碰撞或摩擦后出现小疱及血疱　B. 易发于肢端及四肢关节伸侧
   C. 皮损愈后可形成瘢痕，出现粟丘疹　D. 皮损对称，好发于上臂、股外侧和臀部
   E. 冬重夏轻
3. 斑点状掌跖角化病的皮损常为掌跖部圆形或卵圆形黄色角化性丘疹，其直径为
   A. 5~10 mm　B. 2~10 mm
   C. 3~6 mm　D. 1~2 mm
   E. 4~8 mm

二、问答题

1. 毛周角化病的临床特征有哪些？
2. 鱼鳞病的局部治疗原则是什么？

三、病案分析

患者，女，18岁。自幼发现双下肢伸侧尤其是小腿的皮肤干燥粗糙，表面淡褐色多角形鳞屑，鳞屑中央固着而边缘游离，如鱼鳞状，冬季较重。无自觉症状。请问：

最可能的诊断是什么？如何处理？

第十九单元
皮 肤 肿 瘤

学习目标及重点内容

- 熟悉色素痣和脂溢性角化病的临床表现及防治方法。了解皮肤血管瘤的分型和瘢痕疙瘩、汗管瘤的临床表现。
- 掌握鳞状细胞癌和基底细胞癌的临床表现及防治原则。

皮肤起源于外胚叶和中胚叶，组织结构复杂，当机体免疫监测和免疫清除功能被破坏时，则在各种致瘤因素的影响下，导致组织细胞异常增生而形成肿瘤。根据肿瘤细胞的分化成熟程度，将肿瘤分为良性肿瘤和恶性肿瘤两大类。皮肤中的表皮、真皮中的各种间质成分、皮肤附属器等均是易发生肿瘤的组织。皮肤上常见的肿瘤有 150 多种，其中大多数是良性的，只有少部分是恶性的。本章仅介绍几种常见的良性和恶性肿瘤。

第一节　色　素　痣

色素痣（nevus）又称痣细胞痣，起源于皮肤的黑色素细胞，为皮肤最常见的良性肿瘤。根据发病时间，分为先天性和后天性 2 种；根据痣细胞在皮肤内分布的位置不同，分为交界痣、皮内痣、混合痣 3 型。

一、病因与发病机制

黑色素细胞起源于胚胎时期的神经嵴细胞，在向表皮移行的过程中，由于异常的原因，导致黑色素细胞在某一局部聚集而形成巢状改变，即为色素痣。随着年龄增长，痣细胞逐渐由表皮移行入真皮。

二、临床表现

先天性色素痣出生时就已存在，大小不一；后天性色素痣一般发生于 2 岁以后，进展缓慢,一般无自觉症状。

(一) 交界痣

出生时就有,但常于2岁后出现,好发于身体任何部位,尤其在掌、跖部和生殖器处。皮损为数毫米至数厘米大小、深浅不一的褐色斑,表面平滑(也可稍有隆起),无毛。

(二) 皮内痣

为成年人最常见的类型,好发于身体任何部位,但常见于头颈部,一般不累及掌、跖部和生殖器处。皮损为数毫米至数厘米大小、深浅不同的褐色半球状隆起的丘疹,表面光滑,也可呈乳头瘤状或有蒂,表面可有或无毛发。

(三) 混合痣

多见于青少年,外观上类似交界痣但比交界痣高,表面上可有毛发。

组织病理学资料

交界痣的痣细胞巢位于表皮下部或向下突入真皮,但仍可见与表皮接触而呈"滴落状"。皮内痣的痣细胞巢位于真皮内,与表皮之间有束状结缔组织分隔。混合痣的痣细胞巢位于表皮和真皮内,具有"交界活性"。

三、诊断与鉴别诊断

根据病史、临床表现和组织病理检查,诊断不难。但由于本病有恶变的倾向,故应密切观察,当出现:①疼痛或瘙痒;②周围有卫星状病灶;③体积突然变大;④颜色突然变黑;⑤皮损表面出现糜烂、溃疡、出血等时,都应考虑发生了恶变,应及时做必要的检查。本病应与皮肤纤维瘤和基底细胞上皮瘤相鉴别。

四、防治

一般不必治疗,但应减少刺激,防止恶变。可以根据发生部位,分别采用冷冻、电灼、激光、手术切除等方法,但一定要保证将病变部位的色素细胞去除干净,以免因激惹而发生恶变。发生在经常受摩擦部位(如腋窝、腰周、腹股沟、掌跖等)的痣,更应密切观察,为防止恶变,可以考虑去除。一旦出现恶变体征应立即去除。

第二节 皮肤血管瘤

皮肤血管瘤(cutaneous hemangioma)为胚胎期成血管组织畸形或血管扩张所导致的错构瘤,是常见的皮肤良性肿瘤。临床上分为鲜红斑痣、草莓状血管瘤、海绵状血管瘤3型。

一、病因与发病机制

血管瘤是在胚胎发育早期，由于中胚叶组织发育失常，导致其原始细胞不受约束地生长、离散、残存而形成的，其基本结构为有扩张、增生或畸形的血管。其形成可能与血管内皮细胞的基因异常或缺陷、血管生成因子与抑制因子的比例、生理、生化等因素有关，还可能与机体的免疫状态、微量元素、机械性因素等有关。

二、临床表现

75% 发生在出生时，25% 发生在婴儿期或儿童期，极少数发生在成年期。

（一）鲜红斑痣

鲜红斑痣（nevus flammeus）又称毛细血管扩张痣或葡萄酒样痣。一般在出生时或出生后不久出现，皮损好发于身体的任何部位，但常见于面、颈部，多为单侧。表现为一或数片大小不等、形态不一的鲜红或紫红色斑，不高出皮面，压之部分或完全褪色。发生在面部时，随年龄增长其颜色逐渐变深并可高出皮面，少数有结节状突起。患儿常伴发蛛网膜、软脑膜、结膜、葡萄膜血管瘤，可因继发青光眼或视网膜脱离而失明。

（二）草莓状血管瘤

草莓状血管瘤（strawberry hemangioma）又称毛细血管瘤或单纯性血管瘤。常在出生后 2~3 个月内出现，数月内增大，1 岁内长到最大，5~7 岁时 70%~90% 可完全或不完全退化。皮损好发于颜面、头颈部。表现为一或数个大小不等的鲜红色分叶状肿瘤，可呈桑葚状、斑块状或不规则状，质地柔软、高出皮面、界限清楚，压之不易褪色（彩图 19–1）。

（三）海绵状血管瘤

海绵状血管瘤（cavernous hemangioma）在出生时或出生后数周内出现，1 岁内逐渐长大，以后虽有缓解趋势但不会完全消退。皮损好发于头颈部皮下或口咽部黏膜下，表现为一或数个大而不规则的分叶状、结节状、半球状、扁平状的鲜红色、深红色或紫红色肿瘤，边界清或不清，触之柔软如海绵，压之可缩小但去压后可复原，有时发生破溃而继发感染。病变若累及皮肤以外的组织器官，患儿可伴有消化道及其他脏器受累的表现。

组织病理学资料

主要病理改变有：①鲜红斑痣：真皮上中部毛细血管扩张，管腔内充满红细胞，但血管内皮细胞无增生。②草莓状血管瘤：生长期毛细血管和血管内皮细胞明显增生，聚集而形成实性索团，血管腔小和少；分化成熟后其血管明显扩张，内皮细胞变平；退化期血管变性和纤维化。③海绵状血管瘤：真皮下部和皮下组织中的血管有大而不规则的腔隙，腔内充满红细胞和纤维组织，血管壁为单层内皮细胞并有纤维组织包绕。

三、诊断与鉴别诊断

根据发病年龄、皮损形态不难诊断，必要时可做组织病理检查。本病有时需与其他色素性皮肤瘤相鉴别。

四、防治

根据不同类型，采用不同的治疗方法。鲜红斑痣治疗较困难，应及早处理。可用 ^{90}Sr 或 ^{32}P 敷贴、激光照射、冷冻、X 线等方法，往往需要较长时间和多次治疗。草莓状血管瘤因有明显的自行消退趋势，故可以观察。若肿瘤生长较快或较大，影响功能和美容时，可以采用同位素敷贴、浅层 X 线、冷冻、激光、电凝、手术等方法，局部注射硬化剂(5%鱼肝油酸钠溶液加 1% 利多卡因溶液各 0.5 ml，每周注射 1 次)、糖皮质激素和平阳霉素等，可内服糖皮质激素。海绵状血管瘤治疗方法同草莓状血管瘤，但采用手术切除时要谨慎。

血管瘤的激光治疗

激光治疗可用于治疗各型血管瘤。常规皮肤消毒，局部用 2% 利多卡因注射液浸润麻醉或外涂 5%EMLA 麻醉霜，儿童必要时可用全麻。可选用 YAG 激光、强脉冲光(IPL)、脉冲染料激光、铜蒸气激光等。

脉冲染料激光是一种新型的激光仪器。它发生的激光可以穿透皮肤表皮，选择性地被血管中的血红蛋白吸收产生热效应，使血红蛋白凝固、坏死、血管堵塞，失去作用而逐渐被吸收而达到彻底解决的目的。脉冲染料激光使用效果显著，使用方便。对皮肤损伤小，几乎不会有瘢痕的出现。

第三节 瘢痕疙瘩

瘢痕疙瘩(keloid)是皮肤受到损伤后，其纤维结缔组织过度增生的皮肤良性肿瘤，有色人种的发病率较高。

一、病因与发病机制

为常染色体隐性或显性遗传，患者多具有家族史和瘢痕体质。本病可自发，也可在受到外伤或机械性刺激后而诱发，手术、烧烫伤、昆虫叮咬、异物、感染等轻微的刺激均可激惹其发生。

二、临床表现

皮损好发于上胸部，亦可见于肩部、面部、背部等。早期为红色扁平丘疹，有橡皮样硬度，伴有痒、针刺感或疼痛感，对碰撞特别敏感，以后缓慢增大呈条状、圆形和不规则形如“蟹足”状，其范围超过原有受创伤部位，其上表皮光滑、发亮并变薄，毛细血管扩张。后期（数月至数年）皮损颜色逐渐变浅，质地坚硬，表面光滑，无皮肤纹理，无皮肤附属器，无自觉症状。若皮损发生在关节处、面部或面积较大时，可影响受累肢体的功能。

组织病理学资料

胶原纤维增生伴玻璃样变，乳头层胶原束与表皮平行排列，其下的胶原束则交织成旋涡状，弹力纤维减少，附属器萎缩、消失或被推向外周。

三、诊断与鉴别诊断

根据家族史，瘢痕体质，曾经受过创伤，结合皮损特征，诊断不难。

本病应与肥厚性瘢痕鉴别。后者无“蟹足”状改变，损害可以吸收并且多无自觉症状。

四、防治

保护皮肤，尽量减少创伤和刺激。根据皮损情况，可酌情选择积雪苷（肤康片）、己酮可可碱口服，外用糖皮质激素、维A酸霜，皮损内注射糖皮质激素类、胶原蛋白水解酶，浅层X线、β射线照射，手术切除、冷冻、磨削术等。此外，压力疗法不仅可以用于瘢痕的预防，而且可以用于治疗，可以选用海绵、弹性绷带、弹力衣套、硅橡胶膜等，其原则为早、紧和持久。

第四节　脂溢性角化病

脂溢性角化病（seborrheic keratosis）又称老年疣，为老年人常见的表皮良性增生性肿瘤。

一、病因与发病机制

病因不明。可能与慢性炎症性刺激和日晒等因素有关，导致角质形成细胞成熟迟缓。

二、临床表现

老年人，皮损好发于颜面、胸背、手背等处，也可见于四肢等其他部位，但不累及掌跖部。早期损害为一或数个淡黄色或浅褐色扁平丘疹，直径约 1 cm，呈圆形、卵圆形或不规则形，界限清楚，而后缓慢增大，颜色加深呈褐色或黑色疣状丘疹或斑块，表面覆盖油腻性鳞屑，轻轻去除鳞屑后，呈乳头瘤样改变并有毛囊角栓，是本病的特征。患者多无自觉症状，病程呈慢性，虽无自愈倾向但恶变者极少。

组织病理学资料

分为角化型、棘层肥厚型、巢状型、刺激型、腺样型和黑素棘皮瘤型 6 型。其共同病理改变为均有角化过度、棘层肥厚及乳头瘤样改变。

三、诊断与鉴别诊断

根据发病年龄、好发部位和典型皮损可诊断。

四、防治

一般不需治疗，若影响美观可用激光、冷冻、电灼等疗法去除。如疑为恶性时，可手术切除后做病理检查，以明确诊断。

第五节 汗 管 瘤

汗管瘤（syringoma）为发生在表皮内小汗腺导管的一种良性腺瘤。

一、病因与发病机制

病因不明，部分患者有家族史，好发于女性青春期，月经、妊娠、使用女性激素等可使其加重。

二、临床表现

多对称性发生于下眼睑，亦可见于前额、两颊、颈部、腹部及外阴。皮损为直径 1~3 mm 的半球状或扁平丘疹，呈皮肤色、淡黄色或褐黄色，密集而不融合，慢性病程，多无自觉症状，但发生在女阴者可有剧痒。病程慢性，很少自行消退。

组织病理学资料

汗腺导管呈囊性扩张，部分汗腺导管由于扩张而呈蝌蚪状。真皮内小导管数量增多，管腔含充满无定形物质，管壁由两排上皮细胞组成。

三、诊断与鉴别诊断

根据发病年龄、好发部位和典型皮损可诊断。

四、防治

一般不需治疗，必要时可采用冷冻、电解、激光、电干燥法等去除。

第六节　基底细胞上皮瘤

基底细胞上皮瘤（basal cell epithelioma）又称基底细胞癌（basal cell carcinoma），为低分化的起源于表皮基底层或皮肤附属器的恶性肿瘤，发展缓慢，有局部破坏性，但极少转移。

一、病因与发病机制

病因不明，因多见于头面部等暴露部位，可能与长期日晒、过量 X 线照射有关，也可能与长期接触某些化学物质（砷等）、烧伤、瘢痕、慢性溃疡等有关。

二、临床表现

本病多见于老年人，男女之比无明显差异。皮损常单发于暴露部位，临床分以下几型。

（一）结节溃疡型

最常见，好发于面部尤其是颊部、鼻唇沟处。皮损初起为灰白色或淡黄色蜡样小结节，圆形或椭圆形，质硬，生长缓慢，数年后扩大并易形成溃疡，其基底为红色肉芽组织，上覆薄痂，触之易出血，绕有珍珠状向内卷曲的隆起边缘，称侵蚀性溃疡（彩图 19-2）。偶见皮损向周围侵蚀性扩大或向深部生长，导致临近组织器官受累。

（二）表浅型

好发于躯干部尤其是胸背部，皮损为一或数个浸润性鳞屑性红斑，缓慢扩大，但境界清楚，表面为浅表溃疡面和结痂，愈后留有萎缩性瘢痕。

（三）色素型

与结节溃疡型相似，但皮损颜色呈褐色或深黑色，中央呈点状或网状，常被误诊为黑色素瘤。

(四) 硬斑病样或硬化型

罕见,常单发于头面部。皮损为黄白色扁平或轻度凹陷的硬化性斑块,边缘无隆起、表面无溃疡和结痂,进展缓慢。

(五) 纤维上皮瘤型

好发于背部,皮损为一或数个中等硬度、表面光滑的结节隆起,类似纤维瘤。

基底细胞上皮瘤的流行病学特点

(1) 性别:男女发病数相似。但浅表型以男性多见。

(2) 年龄:主要发生在老年人,但较国外早 10 年,以 60~69 岁为发病高峰,其次为 50~59 岁,30 岁以下较少, 20 岁以下罕见,大多发生于着色干皮病。

(3) 职业:农民占半数以上(50.26%),其次为家庭妇女(18.42%)。

(4) 部位:好发于身体的暴露部位特别是面部(占 86%~94%),尤见于眼眦、鼻部鼻唇沟和颊部。非暴露部位的仅占 5%~13%。

组织病理学资料

瘤细胞团位于真皮内与表皮相连,胞核大并且其核大小、形态、染色均比较一致,胞浆较少,瘤细胞团周围结缔组织增生并有许多幼稚成纤维细胞。

三、诊断与鉴别诊断

根据临床表现和组织病理不难诊断。

本病应与鳞状细胞癌和脂溢性角化等鉴别。

四、防治

根据年龄、肿瘤的部位和大小,采取不同的治疗方法。手术切除肿瘤并植皮,清除转移的淋巴结,术后 X 线照射,效果较好;瘤体小或不能手术时可用放射、激光、电灼、冷冻等疗法;也可外用氟尿嘧啶软膏。

第七节 鳞状细胞癌

鳞状细胞癌(squamous cell carcinoma)简称鳞癌,又称棘细胞癌,为发生在表皮或皮肤附属器的恶性肿瘤。

一、病因与发病机制

病因尚不清楚。长期接受紫外线、放射线、热辐射或化学物质如焦油类、砷、沥青、铬酸盐、多环芳香族碳氢化合物等发生本病的概率较高；感染 HPV 病毒，使用免疫抑制剂，患有慢性溃疡、红斑狼疮、慢性骨髓炎、日光性角化病、砷角化病、黏膜白斑时可以发生本病；遗传因素在本病的发生中有一定作用，某些遗传性皮肤病如着色干皮病、白化病等患者本病发病率较高。

二、临床表现

发病的平均年龄为 50~60 岁，男性多见。皮损好发于头皮、面部和下唇等易受光线照射的部位，尤其是皮肤黏膜交界处。初起为小而硬的暗红色结节，迅速扩大呈菜花状或乳头瘤状，边界不清，触之较硬，迅速扩大形成溃疡，其基底部坏死而有脓液及臭味，易出血（彩图 19-3）。肿瘤易向深部及周围组织扩展，累及肌肉与骨骼。本病易发生附近淋巴结转移，晚期可经血行转移到内脏，预后不良。

组织病理学资料

肿瘤由不同比例的正常鳞状细胞和非典型鳞状细胞组成。非典型鳞状细胞的细胞大小和形态不一，核染色质增多并有异常核分裂现象。

三、诊断与鉴别诊断

根据损害形态及病理检查，不难诊断。本病应与基底细胞上皮瘤等相鉴别。

四、治疗

避免日光照射，尽早治疗，争取早期手术切除，切口要有深度和广度，清除转移的淋巴结，术后做 X 线照射。另外也可采用电灼、冷冻、激光、X 线、镭锭等方法，对已经转移和晚期患者，可考虑给予化疗。

思 考 题

一、选择题

1. 老年人最常见的良性皮肤肿瘤是

A. 日光性角化病　　B. 汗管瘤

C. 脂溢性角化病
D. Bowen 病
E. 黏膜白斑

2. 瘢痕疙瘩最常见的发生部位是
A. 面部
B. 颈部
C. 胸部
D. 肩部
E. 耳部

3. 关于老年疣,正确的说法是
A. 良性表皮肿瘤
B. 有自愈倾向
C. 认为是癌前病变
D. 单发
E. 是病毒感染

4. 汗管瘤好发于
A. 头皮
B. 眼睑
C. 鼻
D. 大阴唇
E. 手背

5. 关于鳞状细胞癌
A. 皮损好发于肛周等皮肤黏膜交界处
B. 诊断以临床表现为准
C. 很少转移
D. 首选化疗
E. 患有慢性皮肤病时可以发生本病

6. 基底细胞上皮瘤临床型,错误的说法是
A. 结节溃疡型
B. 表浅型
C. 色素型
D. 纤维上皮瘤型
E. 实体型

二、问答题

1. 各型血管瘤选择治疗方法的原则是什么?
2. 简述基底细胞上皮瘤的临床特点。

三、病案分析

患者,女,35 岁。自幼在腰部有一直径约 3 cm 的深褐色半球状隆起的丘疹,表面光滑,无毛发,无任何症状。近段时间自觉有疼痛,颜色较前加深,体积变大。请回答:

1. 原有疾病是什么? 现在发生了什么问题?
2. 应考虑做哪些检查和治疗?

第二十单元 其他皮肤病

学习目标及重点内容

- 掌握各型天疱疮的皮肤损害特点、诊断和防治方法。
- 熟悉 Behcet 病和着色干皮病的临床表现、诊断和鉴别诊断。
- 了解天疱疮、Behcet 病、着色干皮病的病因。

第一节 天 疱 疮

天疱疮(pemphigus)是一组累及皮肤和黏膜的严重的自身免疫性皮肤病，好发于中年人，无性别差异。临床表现为有壁薄、松弛易破的表皮内大疱，尼氏征阳性；组织病理为表皮棘层细胞松解；免疫病理在棘细胞间有抗体沉积；血清中有天疱疮抗体。根据皮损发生的部位和特点，分为寻常型、增殖型、落叶型、红斑型和疱疹样天疱疮等类型。

一、病因与发病机制

确切的病因尚不清楚，认为与自身免疫反应有关。各型天疱疮患者血清中均存在着抗角质形成细胞间物质抗体(也称天疱疮抗体)，主要是 IgG，少数为 IgA，其抗体滴度与病情的活动程度平行。其中寻常型天疱疮的抗原主要是桥粒芯糖蛋白 3 和桥斑珠蛋白，而落叶型天疱疮抗原为桥粒芯糖蛋白 1。另外，烧伤、药物、紫外线等都可能与本病的发生有关。

天疱疮抗体与表皮棘细胞的细胞膜表面的抗原结合后，通过细胞信号转导，激活细胞释放一系列蛋白水解酶，此酶引起细胞间连结物质水解，导致表皮细胞的张力细丝回缩和桥粒破坏；另外，天疱疮抗体也可损伤钙黏蛋白，破坏细胞间的粘连，从而导致棘细胞松解，形成表皮内水疱。

二、临床表现

(一) 寻常型天疱疮

寻常型天疱疮(pemphigus vulgaris)多见于中年人，最常见，较严重。发病突然并且多无前驱症状，但病情进展快。皮损常好发于口腔、胸背和头颈部，严重者泛发全身。约60%的患者首发损害在口腔黏膜，严重时累及结膜、咽喉、食管、尿道、子宫颈和肛门黏膜，表现为水疱、糜烂和溃疡，伴有疼痛。一般在4~6个月后才发生皮肤损害，典型表现为在外观正常的皮肤上或在红斑的基础上，突然发生大小不一的水疱或大疱，其疱壁薄而松弛，极易破溃，形成糜烂面，渗液较多，部分可结痂，若继发感染可伴有臭味，很少有自愈倾向(彩图20-1)。部分患者伴有发热、乏力、食欲缺乏等全身症状。如不进行及时有效的治疗，可因水电解质代谢紊乱、低蛋白血症、继发感染、败血症和恶液质等而危及生命。本型预后较差，在应用糖皮质激素治疗前死亡率达75%，使用糖皮质激素治疗后死亡率仍有21.4%。

（二）增殖型天疱疮

增殖型天疱疮(pemphigus vegetans)较少见，为寻常型天疱疮的良性型。患者多是免疫力较低的年轻人，病程呈慢性，预后较好。皮损好发于鼻唇沟、腋窝、乳房下、腹股沟、外阴、肛门周围等皮肤皱褶部位以及四肢。临床上分为两型：①轻型(Hallopeau型)：原发损害为小脓疱，破溃后在糜烂面上形成乳头状肉芽增生；②重型(Nemann型)：原发皮损同寻常型，后期在糜烂面上形成肉芽组织增生，呈乳头瘤样斑块，在皱褶部位更为明显。易继发细菌及念珠菌感染，常有臭味。

（三）落叶型天疱疮

落叶型天疱疮(pemphigus foliaceus)多见于中老年人。皮损好发于头、面和胸背上部，口腔黏膜较少受累。皮损表现为在红斑基础上发生的水疱，唯疱壁更薄，更易破裂，在浅表糜烂面上形成黄褐色、油腻性、疏松的如落叶状的表皮剥脱、痂和鳞屑，痂下分泌物若被细菌分解而产生臭味。此型病情较轻，发展缓慢，预后较好。

（四）红斑型天疱疮

红斑型天疱疮(pemphigus erythematosus)为落叶型天疱疮的良性型。皮损好发于头皮、面及胸背上部，很少累及下肢和黏膜。面部皮损为鳞屑性红斑，呈蝶形分布；头和胸背部为散在的红斑，红斑上发生浅表性水疱，疱壁薄而易破，结黄痂或脂状鳞屑，类似脂溢性皮炎。此型病情较轻，发展缓慢，水疱时愈时发，遇日晒加重。可转化为落叶型天疱疮。

（五）疱疹样天疱疮

疱疹样天疱疮(pemphigus herpetiformis)被认为是天疱疮的变型，多见于中老年人。皮损好发于躯干及四肢近端，表现为环形或多环形水肿性红斑，边缘略隆起，表面有针帽至豆粒大小的紧张性水疱或丘疱疹，伴有瘙痒，尼氏征阴性。病程呈慢性，易反复发作，但预后较好。少数可转变成寻常型或落叶型天疱疮。

组织病理学资料

基本病理变化为有棘层松解、表皮内裂隙和水疱，疱腔内有漂浮的棘层松解细胞，此细胞较正常棘细胞大，呈圆形，核大而深染，胞浆均匀而呈嗜碱性，核周有浅蓝色晕。免疫病理可见棘细胞间有IgG、IgA、IgM或C3的网状沉积。

实验室检查资料

组织液涂片或用玻片在疱底及糜烂面上轻压印片，做 Giemsa 染色，可见单个或成群的棘层松解细胞，为天疱疮细胞；90% 以上的患者在病情活动期，抗表皮细胞间物质的循环抗体滴度升高；间接免疫荧光检查血清中有天疱疮抗体，主要是 IgG；直接免疫荧光检查显示抗体沉积在表皮细胞间。

三、诊断与鉴别诊断

天疱疮的主要诊断依据有：①皮肤上有易破溃、不易愈合的松弛性水疱或大疱，尼氏征阳性，常伴有口腔黏膜损害；②疱液或疱底涂片查见天疱疮细胞；③血清中有天疱疮抗体；④组织病理学、免疫病理学、间接和直接免疫荧光学检查等均有特征性改变。

本病需与大疱性类天疱疮（彩图 20-2）、疱疹样皮炎（彩图 20-3）等鉴别（表 20-1）。

表 20-1 寻常型天疱疮与大疱性类天疱疮、疱疹样皮炎的鉴别诊断

	寻常型天疱疮	大疱性类天疱疮	疱疹样皮炎
好发年龄	中年	老年	青壮年
好发部位	胸背部，渐累及全身	躯干、四肢屈侧、腋窝等	四肢伸侧
自觉症状	可有瘙痒但较轻	有瘙痒	瘙痒较明显
皮损特点	松弛性大疱，易破溃	张力性大疱，不易破溃	多形性皮损、水疱呈环形
黏膜损害	有（60%）	有（20%）	无
尼氏征	阳性	阴性	阴性
组织病理	表皮内水疱	表皮下水疱	表皮下水疱
棘层松解	有	无	无
免疫检查	IgG 沉积在棘细胞间	IgG 沉积在基底膜	IgA 沉积在真皮乳头顶部

四、防治

防治原则为控制新皮损的发生，防止继发病变和并发症。治疗的关键在于正确使用糖皮质激素和免疫抑制剂。

（一）一般治疗

给予高热量、高蛋白、高维生素饮食；及时纠正水、电解质代谢紊乱；有全身衰竭时应输入适量的蛋白、新鲜血液和血浆；加强皮肤护理，注意无菌操作，预防继发感染，积极预防并发症。

（二）全身治疗

1. 糖皮质激素 是治疗本病的首选药物。诊断一经明确则应及早应用、足量使用、规律减量、小剂量长期维持。常用的药物主要是泼尼松、甲泼尼龙、地塞米松等。用量与

给药方法依据天疱疮的类型、皮损的范围和损害程度、黏膜损害程度、天疱疮抗体的滴度等而决定。以泼尼松为例，若皮损面积小于体表面积的 10%（轻症），给予 30~40 mg/d；若皮损面积占体表面积的 30% 左右（中症），给予 60~80 mg/d；若皮损面积占体表面积的 50% 以上（重症）时，给予 80~100 mg/d，甚至更大剂量。给药后密切观察病情，如 3~5 日后仍有新水疱出现，则应酌情加量，直至无新的水疱出现，且原有皮疹开始消退，再维持 1~2 周后逐渐减量。每次可减前量的 1/10~1/6，维持量一般为 5~15 mg/d，常需要服用数年。根据情况还可以采取冲击疗法、皮损内注射激素等。使用过程中要密切观察和预防激素的不良反应。

2. 免疫抑制剂 与糖皮质激素联合用药，能提高疗效，并可减少因大剂量使用激素产生的不良反应，也可单独用于较重的病例及对激素治疗抵抗的病例。常用的有雷公藤总苷、硫唑嘌呤、环磷酰胺、甲氨蝶呤、环孢素等。注意在应用过程中密切监测，防止发生严重的药物不良反应，一旦出现，应及时采取相应的应对措施。

3. 其他疗法 对用大剂量激素及免疫抑制剂联合治疗不能控制病情者，可酌情考虑采用血浆置换疗法。若合并细菌、真菌感染，应及时选用有效的抗生素或抗真菌药物。还可选用氨苯砜、硫代苹果酸金钠、左旋咪唑、酶制剂等。

（三）局部治疗

加强护理，防止感染。及时用 1∶8 000 高锰酸钾溶液或 1∶1 000 苯扎溴铵溶液清洗创面，促进创面的愈合；合并感染时外用有效的抗生素软膏、紫草油等；疼痛明显，无明显感染时可用糖皮质激素软膏。口腔黏膜糜烂时，可用 3% 碳酸氢钠溶液或朵贝尔溶液漱口，涂 2.5% 金霉素甘油或碘甘油；若进食困难，可涂 1% 的达克罗宁溶液。对损害广泛者应给予暴露疗法，促进创面干燥结痂。

（四）中医中药

可以采取中药煎剂如金银花、地榆、秦皮等进行药浴；根据情况辨证施治，可用清营解毒汤、清脾除湿饮、养阴解毒汤加减等。

第二节 着色干皮病

着色干皮病（xeroderma pigmentosum，XP）是一种早年发生在暴露部位的，以光过敏、色素性改变、皮肤老化和癌变为特征的罕见的常染色体隐性遗传性疾病。

一、病因与发病机制

属常染色体隐性遗传病，但在某些家系中可能为性连锁遗传。患者对 280~320 nm 的中波紫外线高度敏感，易引起紫外线对皮肤的损伤；其皮肤内的成纤维细胞部分或完全缺乏；紫外线照射而受损的细胞 DNA，因缺乏某些酶类修复，或由于基因组控制转录及修复缺陷，而致蛋白质区域突变；另有人认为本病可能与代谢异常有关，患者的血清铜含量升高和谷胱苷肽含量降低。

二、临床表现

75% 以上的病例在出生后 6 个月至 3 岁发病，亦可发生在婴儿期、较大的儿童和成人期，病程一般为进行性。

（一）皮肤黏膜病变

最早的表现为发生在暴露部位的雀斑样损害和日趋严重的皮肤干燥，接着发生急性晒斑或较持久的红斑。雀斑样损害首先发生在面部和双手，以后逐渐累及颈部、小腿、唇部和球结膜，严重时累及躯干。随病情发展，其皮损的颜色、大小和数量均可发生变化，从淡到深棕色，针尖到直径 1 cm 或更大，甚至可以融合成不规则的色素沉着斑片，这种损害最初在冬季消退，但以后持续存在。随病情进展伴有毛细血管扩张、小血管瘤和脱色性萎缩斑。严重时出现破溃、结痂，有时可见水疱、大疱样损害。日久，发生日光性角化、疣状角化和形成角化棘皮瘤等（彩图 20–4）。

（二）光过敏

为最早出现的皮肤异常，作用光谱为 UVB（280~320 nm）。表现为加重的晒斑反应、延迟的红斑和过度持久的红斑反应（或高峰）、持续数月的毛细血管扩张和色素沉着，以及单次暴露在 UVB 后出现的慢性日光损伤等。

（三）皮肤和内脏恶性肿瘤

一般发生在 3~4 岁，以基底细胞癌最常见，其次为鳞状细胞癌、黑色素瘤、纤维肉瘤和血管肉瘤。发生内脏肿瘤的概率比正常人高 10~20 倍，2/3 的患者因肿瘤多发性转移而死亡，仅有 5% 的患者能存活至 45 岁以上。

（四）眼部病变

80% 的病例有眼部损害，主要累及眼睑、结膜和角膜。早期表现为畏光、流泪和眼睑痉挛，最易发生非感染性结膜炎，亦可有眼睑外翻、睑球粘连、结膜色素斑、翼状胬肉、角膜混浊和结角膜上皮瘤等表现。

（五）神经精神症状

20%~30% 的病例有神经精神系统异常，表现有智力障碍、小头、反射减弱或消失、神经性耳聋和共济失调等。

（六）其他

患者常瘦小、发育差。口腔黏膜受累而有毛细血管扩张、萎缩和鳞状细胞癌，牙齿可有缺陷。常因发生感染和其他各种并发症而死亡。

组织病理学资料

早期表现为角化过度，基底层变薄并有部分表皮突萎缩或延长，其黑素不规则聚集，有或无黑素细胞数量增加；真皮浅层有炎性细胞浸润，胶原纤维嗜碱性变性。以后表皮细胞排列紊乱，晚期出现肿瘤则有相应的改变。

三、诊断与鉴别诊断

根据发生在暴露部位的雀斑样皮疹、毛细血管扩张、伴有不同程度的白色萎缩斑点、角化性损害和后期形成的肿瘤，结合发病年龄等特点不难作出诊断。

本病需与雀斑、单纯性雀斑样痣、肢端早老、牛痘样水疱疹等鉴别（与雀斑的鉴别诊断见表 20-2）。

表 20-2 着色干皮病与雀斑的鉴别诊断

	着色干皮病	雀斑
病因	常染色体隐性遗传	常染色体显性遗传
发病年龄	多见于 6 个月至 3 岁	多见于 5 岁以后
好发部位	面部、双手，渐累及全身	面部、肩背部
皮损特点	不规则的色素沉着斑，可融合	孤立而不融合的色素斑点
病程	进行性发展	稳定
光过敏	有	无
伴随症状	毛细血管扩张、小血管瘤和脱色性萎缩斑，以及眼部损害等	无
预后	常因并发恶性肿瘤而死亡	无其他，预后好

四、防治

尽量避免日晒。口服异维 A 酸 2 mg /（kg·d）可减少皮肤肿瘤的发生。25% 二氧化钛霜、5% 氟尿嘧啶软膏等外用有一定的作用。皮肤磨削术、早期手术切除肿瘤进行植皮和外科整形等。目前正在研究基因制剂控制本病。对其亲属应仔细检查，以便早期发现轻型患者及时防治。

第三节 白 塞 病

白塞病（Behcet's disease）也称眼、口、生殖器综合征，是一种以血管炎为病理基础的，临床表现为有特征性的复发性皮肤损害、口腔和生殖器溃疡、葡萄膜炎，病情呈反复发作和缓解交替的，累及多系统的疾病。

一、病因与发病机制

本病属免疫异常性疾病，具有一定的遗传易感性，其发病与 HLA-B_5、B_{27}、B_{12} 和 DR_5

等基因密切相关。也可能与病毒、链球菌及结核菌等感染引起的过敏反应有关。患者血清中有抗口腔黏膜自身抗体和免疫复合物，其 α_1、α_2、β、γ 球蛋白和补体 C3 增加，受损的细静脉血管壁内有 IgA、IgM、IgG 免疫复合物和 C3 沉积，中性粒细胞趋化性明显增高并且功能亢进。另外，病毒、链球菌及结核杆菌感染引起的过敏，以及情绪紊乱、过度劳累、内分泌因素等可能与本病的发生有关。

二、临床表现

本病多见于男性青壮年，一般无全身症状，偶有疲劳、头痛、食欲缺乏、关节酸痛等表现。其典型表现为复发性皮肤损害、口腔和生殖器溃疡、葡萄膜炎。

（一）口腔和生殖器溃疡

1. **口腔溃疡** 98% 的患者首发症状为复发性口腔溃疡（每年发作 3 次以上，为诊断的必要条件）。溃疡好发于口腔黏膜、鼻腔黏膜、扁桃体、咽喉和食管黏膜，表现为直径 2~10 mm 的圆或椭圆形疼痛性溃疡，境界清楚，中心呈淡黄色坏死性基底，周围有鲜红色晕。大多数 1~2 周后消失，不留瘢痕。但亦有持续数周并遗留瘢痕者。

2. **生殖器溃疡** 一般在口腔黏膜和皮肤发生病变之后，约 80% 的患者在龟头、阴囊和阴茎、大小阴唇、阴道和子宫颈、尿道口、肛周和会阴等处发生溃疡，损害和病程与口腔溃疡类似，但发生次数和皮损数目均较少，需 2~3 周才可渐愈，常遗留瘢痕。

（二）皮肤损害

60%~80% 的患者发生皮肤损害，并且呈多形性。

1. **结节性红斑样损害** 好发于下肢，皮损为蚕豆至胡桃大小的淡红、暗红和紫色皮下结节，数目不等，有疼痛和压痛，极少破溃，不留瘢痕；约 1 个月消失，但新的皮损不断出现。

2. **毛囊炎、痤疮样损害** 好发于躯干，也可发生在头、面、下肢和阴部等处，皮损为丘脓疱疹，周围有较宽的红晕；损害多少不一，可反复发作。细菌培养阴性，因此用抗生素治疗无效。

3. **同形反应或针刺反应** 用生理盐水做皮内注射，或用无菌针头做皮内刺入和静脉穿刺等，24 h 左右在受刺部位可发生毛囊炎和脓疱，48 h 左右最明显，以后渐消退，阳性率可达 40%~70%，具有诊断价值。

（三）眼部损害

40%~50% 的患者有反复发作的非肉芽肿性全葡萄膜炎，25% 有前房积脓；还有结膜炎、角膜炎、玻璃体混浊、视网膜炎、视网膜血管炎和视神经炎等。晚期常因发生继发性青光眼、并发性白内障、视神经萎缩和增殖性视网膜病变而失明。

口腔和生殖器溃疡、皮肤损害、眼部损害可先后发生，其中眼部损害发生较晚。10%~15% 的患者无眼部损害，称为不全型。

（四）其他系统表现

部分或全部患者有游走性关节炎，1/3 患者有血管炎，另有消化系统、呼吸系统、心血管系统、泌尿生殖系统和中枢神经系统等病变。

实验室检查资料

不同程度的贫血、血沉加快、白细胞增多；α_2及 γ 球蛋白增加，部分病例类风湿因子阳性，42% 的患者可检出抗口腔黏膜自身抗体。

组织病理学资料

基本病理改变有：病变早期表现为白细胞破碎性血管炎，后期为淋巴细胞性血管炎，常累及毛细血管、少数细小动脉、细小静脉和小静脉，其中静脉病变更为显著。急性渗出性病变时有管腔充血、内皮细胞肿胀、血栓形成，管壁及周围有纤维蛋白样变性坏死，中性粒细胞浸润和红细胞外渗；增生性病变时有内皮细胞增生、管壁增厚、淋巴细胞和浆细胞浸润，有时有肉芽肿形成。

三、诊断与鉴别诊断

根据反复发生的口腔、眼、生殖器和皮肤的损害，同形反应阳性，不难诊断。国际白塞病会议诊断标准为：①反复口腔溃疡；②反复生殖器溃疡；③眼病变；④皮肤病变；⑤针刺试验阳性。凡有反复口腔溃疡伴其余 4 项中 2 项以上者，可诊断本病。

早期仅有口腔溃疡时，应与阿弗他口炎鉴别。还应与结节性红斑、细菌性毛囊炎、风湿性关节炎及生殖器溃疡等鉴别。

四、防治

（一）一般治疗

注意休息，注意卫生，合理饮食，解除神经精神紧张。

（二）全身治疗

氨苯砜对皮肤黏膜损害有效；非甾类抗炎药，如布洛芬、吲哚美辛、肠溶阿司匹林等，对皮肤、生殖器溃疡疼痛及关节痛有一定疗效；糖皮质激素，如泼尼松、甲泼尼龙等，可应用于严重病例；免疫抑制剂，如苯丁酸氮芥、环磷酰胺、硫唑嘌呤和环孢素等，用于重要脏器受损者；还可选用左旋咪唑、秋水仙碱、γ- 干扰素、转移因子、胸腺素、羟氯喹、沙利度胺和维生素 E 等。

（三）局部治疗

对口腔、皮肤、生殖器和眼的损害，依不同类型选用局部药物治疗。如：口腔溃疡疼痛时，用苯佐卡因溶液；口腔溃疡用冰硼散、锡类散、金霉素甘油等；外阴溃疡用 1∶5 000 高锰酸钾溶液；眼部病变用抗生素眼膏、糖皮质激素滴眼液等。

思 考 题

一、选择题

1. 下列哪项不属于白塞病的特点
   A. 有结节性红斑样皮肤损害
   B. 有反复发作的葡萄膜炎
   C. 有反复发作的口腔溃疡和生殖器溃疡
   D. 有针刺反应
   E. 有易破的水疱
2. 有关天疱疮的描述,下列哪项不正确
   A. 有表皮内水疱
   B. 尼氏征阴性
   C. 属自身免疫性皮肤病
   D. 血清中有天疱疮抗体
   E. 抗体滴度与病情的活动程度平行
3. 治疗天疱疮的首选药物是
   A. 维生素
   B. 抗病毒药
   C. 糖皮质激素
   D. 抗组胺类
   E. 抗生素
4. 天疱疮患者皮肤水疱的特征为
   A. 水疱和大水疱、壁薄而极易破溃
   B. 水疱和大水疱、壁厚不易破溃
   C. 小水疱、壁薄而极易破溃
   D. 小水疱、壁厚不易破溃
   E. 张力性大疱、不易破溃
5. 着色干皮病最需要与下列哪个疾病鉴别
   A. 雀斑
   B. 光老化
   C. 日光性皮炎
   D. 黄褐斑
   E. 瑞尔黑变病
6. 下列哪项是防治着色干皮病的最有效方法
   A. 注意饮食
   B. 防止感染
   C. 避免日晒
   D. 避免精神紧张
   E. 防止过敏反应
7. 白塞病的首发症状是
   A. 生殖器溃疡
   B. 毛囊炎
   C. 复发性口腔溃疡
   D. 游走性关节炎
   E. 血管炎

二、问答题

1. 天疱疮的主要诊断依据有哪些?其应用糖皮质激素的主要原则是什么?
2. 着色干皮病的皮肤黏膜病变有哪些?

三、病案分析

患者,女,50 岁,4 个月前口腔黏膜溃烂伴有疼痛,经治疗后减轻,但反复发作。10 天前，在胸、背、面部初起红斑，随即出现黄豆到蚕豆大小的水疱，疱壁非常松弛，极易破裂，破后所形成的糜烂面不易愈合。请问：

1. 该患者最可能的诊断是什么？
2. 为明确诊断还应做哪些检查？

第二十一单元
性传播疾病

学习目标及重点内容

■ 掌握淋病和非淋菌性尿道炎的传染方式、临床表现、诊断和防治，以及尖锐湿疣的特征性皮肤损害和防治。

■ 熟悉梅毒的传染途径与分期、特征性皮肤损害、常用实验室检查和防治，以及生殖器疱疹的病因、临床表现和防治。

■ 了解性传播疾病的概念、流行及危害，软下疳的病原和诊断要点，以及艾滋病的病原与传染途径、临床表现、预防和发展。

性传播疾病（sexually transmitted disease，STD）是指由直接性接触、类似性行为以及间接性接触所引起的传染病。淋病、梅毒、软下疳和性病性淋巴肉芽肿、腹股沟肉芽肿称为经典性病。此外，还有非淋菌性尿道炎、生殖器疱疹、尖锐湿疣、念珠菌性阴道炎、滴虫病、阴虱、疥疮、传染性软疣、艾滋病等20多种疾病被列为性传播疾病。目前，STD在全球呈现流行范围扩大、发病年龄降低、耐药菌珠增多、无症状或轻微症状患者增多的趋势，对STD的控制提出了新的挑战。

第一节　淋　　病

淋病（gonorrhea）居性病之首，发病率高，是一种常见性病，是当前性传播疾病防治的重点。淋病是由奈瑟淋球菌所致的泌尿生殖系统感染，主要通过性交传染，个别通过间接接触感染。不仅可以引起男性尿道炎、女性子宫颈炎或尿道炎，还可经血行播散引起菌血症。根据临床表现分为男性淋病、女性淋病、儿童淋病、其他淋病和无症状淋病。

一、病因与发病机制

病原体是奈瑟淋球菌，是一种革兰染色阴性双球菌，呈卵圆型、肾型，成对排列，直径0.6~0.8 μm，位于多形核白细胞内，慢性期则在细胞外。离开人体的淋球菌对外界环境的抵抗力较弱，不耐热，42℃可存活15分钟，60℃可存活1分钟，一般消毒剂均可杀灭，1∶4 000硝酸银溶液可存活7分钟，1%苯酚可存活1–3分钟。

人是淋球菌的唯一自然宿主，淋病患者是淋病的主要传染源。主要通过性交直接传染，男性同性恋者可感染肛门和直肠，也可通过患者分泌物污染的衣裤、被褥、寝具、毛巾、浴池、便器等间接传染。新生儿淋菌性结膜炎，多由母体产道分泌物感染。幼女淋菌性外阴阴道炎，是由于与淋病患者同床就寝或与淋菌污染物接触而引起。

二、临床表现

淋球菌侵入人体后潜伏期一般为1~10天，平均3~5天，免疫功能低下、性交、酗酒等可缩短潜伏期。临床上有5%~20%的男性、60%的女性患者无明显的临床症状。

（一）男性淋病

几乎均由性接触感染，主要表现有以下6型：

1. **淋菌性尿道炎** 90%的感染者有症状，表现为急性尿道炎。初起为尿道口红肿，发痒，轻微刺痛，并有稀薄透明黏液流出。约2天后，分泌物变黏稠，为深黄色或黄绿色脓液并有尿道刺激症状，可伴有包皮炎、包皮龟头炎、嵌顿包茎、腹股沟淋巴结炎。（彩图21–1）

2. **附睾炎** 发生于5%~10%未经治疗的男性淋病患者，表现为附睾肿胀和触痛。

3. **淋菌性前列腺炎** 淋球菌进入前列腺排泄管、腺体引起急性前列腺炎，出现寒战、发热、会阴疼痛、排尿困难，伴有前列腺肿胀、压痛。

4. **淋菌性咽炎** 咽部淋球菌感染中有80%无症状，只有少数患者有轻微咽痛和红肿，扁桃体隐窝或咽后壁淋菌培养阳性。

5. **淋菌性眼炎** 很少发生，一旦发生则很严重，淋球菌化脓性结膜炎可进一步损害角膜。

6. **男性同性恋淋病** 淋球菌感染常见于咽部和直肠。

其他还可以出现阴茎水肿、尿道狭窄、精囊炎、尿道周围脓肿或瘘管。

（二）女性淋病

女性淋病的特点是症状较轻，急慢性症状不易区分，尿道、子宫颈内膜是最易受累的部位，而咽部、直肠的感染少见，症状轻微。常见有以下几种：

1. **急性尿道炎** 常于性交后2~5日出现尿频、尿急、尿痛，检查尿道口有红肿、溢脓。

2. **急性输卵管炎** 有时性交时出现疼痛，急性发作者有下腹部和盆腔疼痛，阴道脓性分泌物，可有发热，妇科检查附件肿胀或出现肿块。

3. **淋菌性子宫颈炎** 多数感染者无症状，有症状的女性常为阴道分泌物异常或增多，不正常的经期出血，中、下腹的疼痛和触痛，妇科检查可见子宫颈红肿、触痛和脓性分泌物。

4. **盆腔炎** 包括输卵管炎、输卵管卵巢脓肿、子宫内膜炎和盆腔腹膜炎中的任一组合。

5. **前庭大腺炎** 急性感染时腺管周围有红晕，大阴唇后1/3处有脓液渗出，腺管堵塞可引起前庭大腺脓肿。

6. **肝周围炎**　淋球向上蔓延到上腹部可引起肝周围炎。

7. **其他**　还可以激发卵巢、输卵管脓肿，表现为突然腹痛加剧，出现腹膜刺激症状，肠鸣音减弱，提示脓肿破裂及腹膜炎。慢性反复发作的输卵管炎可导致输卵管狭窄、增厚、粘连、阻塞而引起不孕或宫外孕。

（三）儿童淋病

主要指新生儿、幼儿及较大儿童的淋球菌感染。

1. **儿童淋病**　幼女表现为淋菌性外阴阴道炎，多由于与患淋病的双亲密切接触、共用浴盆、浴巾、便器或污染的手为小孩清洗外阴而间接感染。主要表现为急性外阴阴道炎，阴道口黏膜红肿伴有黄绿色脓性分泌物，可有糜烂、渗液和淋菌性尿道炎表现，有时可累及肛门和直肠。

2. **新生儿淋病**　新生儿淋菌性结膜炎，表现为出生后 2~4 天结膜水肿、充血、脓性分泌物，病情发展过程中迅速出现角膜混浊、溃疡、虹膜睫状体炎，可导致失明。新生儿其他淋球菌感染包括菌血症、关节炎和头皮肿胀，以及肛门、生殖器和鼻咽等部位感染。

（四）播散性淋球菌感染

占淋病患者的 1%~3%，较少见，潜伏期 7~30 天。轻者起病缓慢，有时有低热，伴轻微的关节疼痛，几乎无皮肤损害。严重者呈暴发经过，伴高热、寒战甚至虚脱等症状；出现关节炎皮炎综合征，表现为皮肤上出现斑丘疹、水疱、结节性红斑、多形红斑样皮损、瘀斑、脓疱、出血性或坏死性皮肤损害。淋菌性关节炎出现迁移性、不对称性的关节肿胀、疼痛、化脓性关节周围炎、化脓性滑膜炎，亦可见淋菌性腱鞘炎、淋菌性肝炎、淋菌性心内膜炎和淋菌性脑膜炎等。诊断可根据临床表现、血液、关节液、皮损等处淋球菌培养的阳性结果。

实验室检查资料

细菌培养：标本在加有多黏菌素 B、万古霉素及制霉菌素等的巧克力琼脂的选择性培养基上培养，可出现典型的菌落，氧化酶实验阳性镜检可见到革兰阴性双球菌，必要时可做荧光抗体检查加以确诊。对淋球菌培养阴性，但病史和体征可疑者，亦可用聚合酶链反应检测淋球菌 DNA，还可用直接免疫荧光试验协助确诊。

直接涂片：取尿道或子宫颈脓性分泌物涂片革兰染色，镜下可见大量多形核白细胞，细胞内可见数量不等的革兰阴性双球菌。涂片对女性检出率低，有假阴性，必要时应做培养。

三、诊断与鉴别诊断

可根据感染史、症状、涂片及培养等结果作出淋病诊断。

男性慢性淋病需多次涂片和培养检查，排除非淋菌性尿道炎、非特异性尿道炎及其他原因引起的尿液混浊（表 21-1）。女性淋病排除念珠菌性阴道炎及滴虫性阴道炎等。

表 21-1　淋菌性尿道炎、非淋菌性尿道炎、念珠菌性尿道炎、滴虫性尿道炎的鉴别

	淋菌性尿道炎	非淋菌性尿道炎	念珠菌性尿道炎	滴虫性尿道炎
潜伏期	平均 3~5 天	10~20 天	不定	不定
尿道刺激征	多见	少或无	无	无
尿道分泌物	量多，脓性	量少或无，多为浆液性稀薄黏液	量大黏稠，黄色或乳酪样	量大脓性，黄色稀薄泡沫状
全身症状	偶见	无	无	无
病原体培养	淋球菌	沙眼衣原体或解脲支原体	白念珠菌	阴道毛滴虫
白细胞内革兰阴性双球菌	+	–	–	–

四、防治

1. **淋菌性尿道炎、子宫颈炎、直肠炎、咽炎**　环丙沙星 0.5 g 或氧氟沙星 0.4 g，1 次口服；头孢曲松钠 0.25 g 或大观霉素 2.0 g，1 次肌内注射。

2. **淋病性附睾炎、淋病性盆腔炎**　头孢曲松钠 0.25~0.5 g 或大观霉素 2 g，肌内注射，每天 1 次，连续 10 天。淋病性盆腔炎同时口服甲硝唑 0.1 g，每天 2 次。

3. **淋菌性眼炎**　成人头孢曲松钠 1.0 g 或大观霉素 2.0 g 肌内注射，每天 1 次，连续 7 天，同时用生理盐水冲洗患眼。新生儿头孢曲松钠 25~50 mg/kg（单剂不超过 125 mg），静脉滴注或肌内注射；或用大观霉素 40 mg/kg 肌内注射，每天 1 次，连续 7 天，用生理盐水冲洗患眼。

4. **妊娠期淋病**　头孢曲松钠 0.25 g 或大观霉素 4.0 g，1 次肌内注射，禁用喹诺酮类和四环素类药物。

5. **播散性淋病**　头孢曲松钠 1.0 g 肌内注射或静脉注射，或大观霉素 2.0 g 肌内注射，每天 2 次，连用 10 天以上。淋菌性脑膜炎疗程 14 天，心内膜炎疗程 28 天。

【治愈标准】

症状、体征全部消失，治疗结束后 4~7 天做淋球菌复查阴性。

第二节　非淋菌性尿道炎

非淋菌性尿道炎（non gonococcal urethritis，NGU）是指检查不到淋球菌的尿道炎，主要由沙眼衣原体、解脲支原体引起的泌尿生殖器感染性疾病。本病发病率高，目前是我国常见的性传播疾病之一。某些国家和我国某些地区本病有升高趋势，应引起重视。

一、病因与发病机制

本病主要由沙眼衣原体引起，其次由解脲支原体和人型支原体引起。少数由白色念珠菌、单纯疱疹病毒、阴道毛滴虫、人类乳头瘤病毒、大肠杆菌、葡萄球菌等病原体引起。一般有3种方式传播，即眼－眼、生殖道－生殖道、生殖道－其他敏感组织（包括眼）。性关系混乱是本病传播的重要条件。新生儿则由母亲生殖道分娩时感染。衣原体对热敏感，50~60℃可存活5~10分钟，-70℃可存活数年；常用消毒剂易于将其杀灭。支原体的抵抗力与细菌相似，55℃可存活5~15分钟，低温或冷冻条件下可长时间存活；常用消毒剂也易于将其杀灭。

沙眼衣原体

沙眼衣原体有15个血清型，I.1、I.2、I.3型可引起性病淋巴肉芽肿；A、B、Ba型引起沙眼；C、D、E、F、G、H、I、J、K型可引起非淋菌性尿道炎、包涵体眼结膜炎、附睾炎、输卵管炎、子宫颈炎、直肠炎和新生儿肺炎。目前用于诊断衣原体的方法分为两大类：一是病原体检测；二是血清学试验。

二、临床表现

本病潜伏期一般10~20天。

（一）男性非淋菌性尿道炎

本病主要表现为尿道刺痒、烧灼感和排尿痛，但疼痛较淋病轻。尿道口轻度红肿，尿道分泌物呈黏液脓性，稀薄、量少，多需用手挤压尿道才有分泌物溢出。晨起常有黏液脓性分泌物封口现象。本病约20%患者伴发淋菌感染合并有附睾炎、前列腺炎、Reiter综合征（即关节炎、结膜炎、尿道炎三联征）。同性恋患者可发生直肠炎或咽炎，本病可引起尿道狭窄、男性不育。部分患者无症状。

（二）女性非淋菌性尿道炎（子宫颈炎）

女性症状比男性症状轻，部分患者无症状。女性多表现为子宫颈炎，子宫颈红肿糜烂，白带增多。尿道炎表现为尿道口充血，尿道灼热感和尿频。合并症有子宫内膜炎和输卵管炎，可导致宫外孕和不孕。经产道感染可引起新生儿结膜炎或肺炎。

（三）新生儿结膜炎或肺炎

经产道感染，结膜炎多发生在出生后1~2周，肺炎多在出生后2~3周发生。

实验室检查资料

沙眼衣原体采用细胞学检查法、细胞培养、核酸探针检测法、抗原检测法（包括直接免疫荧光法、酶联免疫吸附实验、微量免疫荧光法）和聚合酶链反应。解脲支原体采用细胞学检查法、细胞培养、多聚酶链式反应。因混合感染多，对性病患者尽可能做各种性病的病原体检测以明确诊断。

三、诊断与鉴别诊断

有不洁性交史，潜伏期 10~20 天，临床症状轻，淋菌检查阴性，1 000 倍油镜下查到白细胞 5 个以上可初步诊断本病。有条件的可做上述实验室检查，如实验室检测到病原体可确诊。鉴别诊断见表 21-2。

表 21-2 淋菌性尿道炎和非淋菌性尿道炎的鉴别

	非淋菌性尿道炎	淋菌性尿道炎
潜伏期	10~20 天或更长	3~5 天
尿痛、排尿困难	轻或无	多见
尿道分泌物	少或无，多为浆液性或黏液脓性，较稀薄	量多，脓性
全身症状	无	偶见
白细胞内革兰阴性双球菌	-	+
病原体培养	沙眼衣原体或解尿支原体	淋球菌

四、防治

（一）初发非淋菌性尿道炎

阿奇霉素 1.0 g，1 次顿服，需在饭前 1 h 或饭后 2 h 服用；或多西环素 0.1 g，每日 2 次；或琥乙红霉素 0.25 g、红霉素 0.5 g，每日 4 次；或氧氟沙星 0.3 g、米诺环素 0.1 g，每日 2 次，连服 7~10 日。

（二）复发性或持续性非淋菌性尿道炎

目前无有效疗法，推荐甲硝唑 0.2 g，单次，加红霉素或琥乙红霉素，7 天疗法。

（三）孕妇非淋菌性尿道炎

禁用多西环素和氧氟沙星，推荐用红霉素或琥乙红霉素 7 天疗法，或阿奇霉素 1 次顿服。

【治愈标准】

结合临床表现，若无症状，实验室培养阴性，则为治愈。

第三节 梅 毒

梅毒（syphilis）是由梅毒螺旋体引起的慢性传染病，称获得性梅毒。病程长，传染性强，可侵犯全身各组织器官，晚期可危及生命。胎儿在子宫内受感染时发生胎传梅毒。

一、病因与发病机制

（一）病原学

梅毒病原体为梅毒螺旋体，无色透明，一般染料不易着色，称苍白螺旋体。光镜下柔软纤细呈螺旋形，有 8~14 个螺旋，进行横断分裂、繁殖，属厌氧菌。在人体内可长期生存，离开人体后不易生存，仅能生存数小时；煮沸、干燥、肥皂水和一般消毒剂均易杀灭；但其耐寒力较强，4℃可存活 3 天，-78℃保存数年仍具有传染性。

（二）传染途径与方式

1. **获得性梅毒（后天梅毒）** 主要传染源是早期梅毒患者，95% 以上是通过不洁性交传染，少量通过握手、接吻、输血、接触污染的内衣、毛巾、烟斗、茶杯、哺乳和尿布等传染。

2. **胎传梅毒（先天梅毒）** 患梅毒孕妇体内的螺旋体，一般在妊娠 4 个月后通过胎盘脐静脉感染胎儿。

二、临床表现

（一）获得性梅毒

分一期、二期、三期（一期、二期为早期，三期为晚期）。病期 2 年内者为早期，2 年以上者为晚期。

1. **一期梅毒（硬下疳）** 发生于不洁性交之后 7~28 天，硬下疳 95% 出现在外生殖器，男性多发生于龟头、冠状沟、包皮和阴茎系带等处，男性同性恋者可见于肛门及直肠，女性多见于大小阴唇、阴蒂、阴唇系带及子宫颈等处，多为单发。最初在感染处发生丘疹或斑块，逐渐扩大为圆形或椭圆形，直径 1~2 cm 大小，境界清楚，边缘隆起，整齐而硬，中央糜烂或浅溃疡，表面肉红色，有少许分泌物，分泌物中含有大量传染性很强的梅毒螺旋体，如无继发感染则无疼痛，若不治疗 3~8 周可自行消退，留有萎缩性瘢痕或色素沉着（彩图 21-2，彩图 21-3）。

硬下疳出现后 7~14 天同侧腹股沟淋巴结发生肿大，再过 7 天后另侧淋巴结也肿大，称梅毒横痃。梅毒横痃为数个大小不等，呈圆形或椭圆形，硬如软骨，表面无红肿、不痛、不破溃、不粘连的肿块。穿刺可找到梅毒螺旋体。硬下疳发生后 14~21 天梅毒血清反应开始阳性，7~8 周可全部阳性。

2. **二期梅毒** 从感染后 3 个月到 2 年内，螺旋体由淋巴系统进入血液循环，形成螺旋体菌血症，称二期梅毒。主要表现为梅毒疹和黏膜损害，皮疹广泛而对称，传染性强、破坏性小。

(1) 斑疹性梅毒疹：占二期梅毒的 70%~80%，在感染后 9~12 周发病。表现为圆形或椭圆形淡红色斑，孤立而不融合，数目多，广泛而对称，分布于躯干与四肢，数日可达全身，无自觉症状，2~3 周可自行消退，不留瘢痕，可留有暂时性色素沉着，如不治疗易复发。

(2) 丘疹性梅毒疹：多发生于二期梅毒晚期，以大丘疹多见，直径 2~5 mm，以面、掌跖、外阴、四肢屈侧等部位为多，对称分布，皮疹扁平，中央微隆起，周围浸润，呈肉红色或铜红色。发生于皮肤接触面或多汗部位时,因摩擦和浸渍,表面湿润称湿性丘疹;发生于女阴及肛门表面湿润灰白色的扁平隆起,称扁平湿疣。二者渗液中均有大量梅毒螺旋体,是主要的传染源。

此外,掌跖梅毒疹,对称而散在分布,圆形、铜红色或暗红色鳞屑斑,大小为直径0.5~1.0 cm。

脓疱性梅毒疹少见,主要见于免疫功能低下者。梅毒性白斑多见于女性的颈部。梅毒性秃发见于发际及颞部,呈虫蚀状,可累及眉毛、睫毛、胡须和阴毛。二期复发梅毒皮损局限,数目较少,可见环行损害。

(3) 黏膜损害:多见于二期梅毒早期,好发于口腔及阴道黏膜,局部红肿或浅糜烂面,表面灰白色,有大量螺旋体,传染性很强。

(4) 其他:侵犯眼可发生虹膜炎及虹膜睫状体炎;侵犯骨骼可发生骨膜炎、关节炎等,全身可出现轻微不适及浅表淋巴结肿大。

二期梅毒传染性强,血清反应强阳性,皮损表面梅毒螺旋体多,需及时彻底治疗。

3. **三期梅毒(晚期梅毒)** 感染2年以上,一般3~4年,最长可达20年,有40%梅毒患者发生三期梅毒。传染性小,但对组织破坏性大,可侵犯内脏,特别是心血管及中枢神经系统,危及生命。

(1) 结节性梅毒疹:豌豆至扁豆大硬性结节,直径约0.2~1 cm,呈铜红色,表面光滑,多呈簇集状、肾型、弧型、环行等,互不融合,边缘堤状隆起,周围浸润,破溃后形成溃疡,愈后留有瘢痕,可中心消退而向周围扩展,病程可达数年。

(2) 树胶肿:又称梅毒瘤,是三期梅毒的典型症状,常见于小腿和面部等处,为单发的皮下或深部硬结,逐渐长大,中心变软,破溃后流出胶样分泌物,形成圆形、椭圆形或不规则溃疡,边缘整齐,呈堤状隆起,陡直或内陷,病程达数年或更长,愈后形成瘢痕。若发生鼻中隔树胶肿,可见鼻梁下陷,形成马鞍鼻及鼻中隔穿孔。

(3) 其他:侵犯神经引起脊髓痨和麻痹性痴呆;侵犯心血管引起梅毒性主动脉炎、闭锁不全或主动脉瘤,可破裂死亡;侵犯骨骼可引起骨梅毒,表现为骨骼疼痛、骨膜增生、佩刀胫,骨髓炎、骨关节炎等;消化系统受累以肝梅毒多见。

(二) 先天(胎传)梅毒

2岁以下发病者称早期胎传梅毒,2岁以上发病者称晚期胎传梅毒。胎传梅毒无获得性一期梅毒症状。

1. **早期先天(胎传)梅毒** 淋巴结肿大和梅毒性鼻炎是早期症状,水疱、大疱是其特征,皮疹与后天二期梅毒疹相似。肛门、口周线状皲裂及糜烂呈放射状,愈后留有瘢痕。患儿消瘦、皮肤干燥,发育差,貌似老人。

2. **晚期先天(胎传)梅毒** 皮疹与后天三期梅毒相似,以结节性梅毒疹及树胶肿常见。神经性耳聋、实质性角膜炎、半月切齿有诊断意义,鼻中隔及上腭穿孔、马鞍鼻、马刀颈等可以帮助诊断。

(三) 潜伏期(隐性梅毒)

梅毒患者无临床症状,脑脊液正常,仅梅毒血清反应阳性。

实验室检查资料

梅毒血清检查：

1. 性病研究实验室玻片试验。
2. 不加热(灭能)血清反应素玻片试验。
3. 快速血浆反应素环状卡片实验,不用显微镜可看结果。
4. 自动反应实验。
5. 梅毒螺旋体血细胞凝集实验。
6. 梅毒螺旋体荧光抗体吸收实验。

上述前 4 种方法操作简便,可广泛普查使用,以及临床判断疗效,但特异性较低。后 2 种方法敏感性及特异性均高,可做证实实验;但不适用于疗效观察、复发及再感染的判断。

此外,尚有酶联免疫吸附实验、分子生物学检测、免疫印迹技术等。

脑脊液检查:神经梅毒白细胞数 >5 个 /mm^3 和蛋白含量 >50 mg/dl,VDRL 实验阳性。

三、诊断与鉴别诊断

根据有不洁性交史和性病史,结合各期临床表现、梅毒血清实验和暗视野显微镜检查综合分析作出诊断。一期梅毒应与软下疳、生殖器疱疹和白塞病等相鉴别。二期梅毒应与玫瑰糠疹和寻常型银屑病相鉴别。

四、防治

根据中华人民共和国卫生部防疫司 1994 年确定的治疗方案,早确诊、早治疗、剂足量、疗程规则、治疗后追踪观察,对传染源、性伴侣或性接触者同时进行检查与治疗。

(一) 早期梅毒

包括一期 、二期及早期潜伏梅毒。首选青霉素类,卞星青霉素 G(长效西林)240 万 U,分两侧臀部肌内注射,每周 1 次,共 2~3 次。普鲁卡因青霉素 G,80 万 U,每天 1 次肌内注射,连用 10~15 天,总量 800 万 ~1200 万 U。青霉素过敏者可选用红霉素或盐酸四环素 500 mg,每天 4 次,口服,连用 15 天(肝肾功能不全者禁用);或强力霉素 100 mg,每天 2 次,连用 15 天。

(二) 晚期梅毒

包括三期皮肤、黏膜、骨骼梅毒,晚期潜伏或不能确定病期的潜伏梅毒及二期复发梅毒。普鲁卡因青霉素 G,80 万 U,每天 1 次,肌内注射,连用 20 天。卞星青霉素 G 240 万 U,每周 1 次,肌内注射,共用 3 次。对青霉素过敏者,可选用红霉素或四环素 500 mg,每天 4 次,连用 30 天;或强力霉素 100 mg,每天 2 次,连用 30 天。

(三) 心血管梅毒

如有心力衰竭,待心功能代偿时,从小剂量开始注射青霉素,以避免吉 – 海反应,造成病情加重或死亡。水剂青霉素G,第1天10万U,1次肌内注射,第2天10万U,2次肌内注射;第3天20万U,2次肌内注射。自第4天起按如下方案治疗,普鲁卡因青霉素G 80万U,每天1次,肌内注射,连用15天,为1个疗程,疗程量1 200万U,共用2个疗程,疗程间停药2周;青霉素过敏者,选用红霉素或四环素500 mg,每天4次,连用30天。

(四) 神经梅毒

应住院治疗。水剂青霉素G,每天1 200万U,静脉滴注,每4小时200万U,连用10~14天。继以下星青霉素G 240万U,每周肌内注射1次,共3周。普鲁卡因青霉素G,240万U,每天肌内注射1次,连用10~14天,同时口服丙磺舒0.5 g,每天4次,共用10~14天。必要时继以下星青霉素G 240万U,每周1次肌内注射,连用3周。对青霉素过敏者,用四环素500 mg,每天4次,连用30天。

为避免吉-海反应可加用泼尼松,在注射青霉素前1天开始口服泼尼松5 mg,每天4次,连用3天。

吉-海反应

该反应仅出现在首次大剂量注射驱梅毒药物时,由于大量梅毒螺旋体被杀死释放出异性蛋白所致。用药后数小时发生,24 h内缓解。表现有寒战、高热、头痛、心跳加速、皮损加重、肌肉及骨膜疼痛、血压下降等。心血管梅毒患者可发生心绞痛、主动脉破裂或神经梅毒恶化。

(五) 妊娠梅毒

孕妇早期患梅毒易发生早产、流产、死胎,晚期可娩出梅毒儿。普鲁卡因青霉素G,80万U,每天1次,肌内注射,连用10天,妊娠前3个月及妊娠后3个月各注射1个疗程。对青霉素过敏者,用红霉素治疗(禁用四环素),每次500 mg,每天4次,早期梅毒口服15天,晚期梅毒连用30天。所生婴儿用青霉素补治。

(六) 胎传梅毒

早期胎传梅毒(2岁以内),脑脊液异常者,用普鲁卡因青霉素G 5万U/kg,每天1次,肌内注射,连用10~14天。或用水剂青霉素G 5万U/kg,每天分2次静脉滴注,连用10~14天。脑脊液正常者,下星青霉素G 5万U/kg,分两侧臀部1次肌内注射,如无条件检查脑脊液时可按脑脊液异常治疗。

晚期胎传梅毒(2岁以上),普鲁卡因青霉素G 5万U/kg,每天肌内注射1次,连用10天为1个疗程。对较大儿童的用量,不应超过成人同期患者。对青霉素过敏者,可用红霉素。8岁以下儿童禁用四环素。

有人认为使用头孢三嗪(头孢曲松)或阿奇霉素治疗本病,近期疗效满意,但缺乏远期疗效资料。

【治愈标准】

治愈后观察2~3年,第1年每3个月检查1次,以后每半年检查1次。早期梅毒症状消退,血清反应阴性。晚期梅毒治愈后,梅毒血清反应不一定阴性。

第四节　软　下　疳

软下疳(chancroid, soft chancre)是由杜克雷嗜血杆菌经性接触而引起的性传播性疾病。主要表现为急性、疼痛性、多发性阴部溃疡，伴腹股沟淋巴结肿大、化脓及破溃。本病主要流行于亚热带地区，现在我国部分地区有散在病例发现，有慢性增长趋势。

一、病因与发病机制

病原菌是杜克雷嗜血杆菌，革兰染色阴性，短棒状，两端钝圆，长 1.5~2.0 μm，宽 0.2 μm，呈链状、鱼群状，平行排列数排，少数在细胞内，多数在细胞外。耐热力差，在 65℃时可很快死亡，耐寒力强，在低温下可长期生存。

二、临床表现

潜伏期一般 2~7 天，最长可达 14 天，一般无明显的前驱症状。患者男性多于女性。女性的症状较轻或无症状，因损害浅表，愈合较快。典型下疳初期为小的炎性丘疹，约 1~2 天迅速变成脓疱，2~5 天内脓疱破溃形成圆形或卵圆形浅表溃疡，边缘不整齐，可潜行穿凿，性质柔软，疼痛明显，表面覆盖灰黄色脂性脓苔或脓性分泌物中有坏死组织，易出血，有恶臭；可因自身接种，周围可出现卫星病灶。男性好发于阴茎冠状沟、包皮系带、包皮外侧、龟头，少数可见于阴茎、尿道口及肛门处。女性好发于阴唇、阴蒂、前庭、阴唇系带及肛门等处，少数可发生于子宫颈及尿道内。可因自身接种，软下疳可发生在下腹部、会阴、大腿内侧、手、乳头、口腔等处。有 50% 的患者可继发急性腹股沟淋巴结炎，表面皮肤红肿，可破溃。如未经治疗溃疡可持续 1~3 个月，愈后遗留瘢痕。

亚型软下疳：①毛囊性软下疳类似毛囊炎，在外阴毛囊深部出现溃疡；②丘疹性软下疳类似二期梅毒的扁平湿疣；③巨大软下疳的溃疡向外扩展增大；④一过性软下疳的损害小，1 周内消失；⑤匐行性软下疳的浅损害长而窄浅；⑥崩蚀性软下疳的溃疡发展迅速，有广泛的组织坏死；⑦混合性软下疳为先有软下疳，后发生硬下疳。

并发症：①淋巴结炎：有 50% 的患者合并疼痛性腹股沟淋巴结炎，出现化脓、破溃；②阴茎淋巴管炎：表现为条状红肿或炎性结节及溃疡，阴茎可破坏；③尿道瘘或尿道狭窄：尿道溃疡愈合后形成瘢痕，发生狭窄，出现排尿痛和排尿困难；④阴茎、阴囊、阴唇象皮肿：由于淋巴管炎、淋巴结炎使淋巴回流障碍所致。

组织病理学资料

软下疳组织病理的特点是可分为 3 个垂直排列的炎症带：①溃疡浅层(基底层)：为多形核白细胞、纤维素及坏死组织；②中层：出现许多新生的毛细血管，血管内皮细胞增生，血管栓塞和继发坏死；③深层：少量成纤维细胞和大量的淋巴细胞、浆细胞浸润。在深层和中层之间组织水肿，能查到杜克雷嗜血杆菌。

实验室检查资料

直接涂片：从横痃中抽取脓液革兰染色，半数以上的病例可查到短而末端钝圆、两极染色的小杆菌，排列成鱼群样。要注意出现假阳性或假阴性。

培养检查：取溃疡或淋巴结炎中的分泌物培养，1~2天形成灰黄色而透明的菌落，并能在培养基上推动。但还要通过生化反应进行鉴定。

三、诊断与鉴别诊断

有不洁性交史及性伴感染史，有软下疳的临床表现，结合实验室检查，可作出诊断。鉴别诊断见表21-3。

表21-3 软下疳与硬下疳、生殖器疱疹的鉴别

	软下疳	硬下疳	生殖器疱疹
病原体	杜克雷嗜血杆菌	梅毒螺旋体	单纯疱疹病毒Ⅱ型
潜伏期	3~5天	21天	3~14天
溃疡数目	2个或更多	多数为1个	一般为1个
溃疡特点	边缘不整、锐利，潜行穿凿，周围红肿明显，基底不平，呈颗粒状肉芽组织，上覆灰白色脓液	边缘整齐，有堤状隆起，浸润与周围正常皮肤界限清楚，基底平坦，有浆液纤维性苔，无脓液	浅表溃疡
自身接种	易	不易	不易
自觉症状	疼痛及压痛	不痛	疼痛
淋巴结	肿胀，剧痛，表面红肿化脓，破溃	坚硬不痛，与周围组织不粘连，不红肿，不化脓	肿大，压痛
实验室检查	大多可查见杜克雷嗜血杆菌，伊东-雷斯提纳反应阳性	暗示野镜检可见梅毒螺旋体菌，梅毒血清反应阳性	病毒培养可见单纯疱疹病毒
治疗结果	瘢痕明显	浅在性瘢痕或不形成瘢痕	一般不形成瘢痕

四、防治

（一）全身治疗

阿奇霉素1.0 g，1次顿服；头孢曲松钠0.25 g，1次肌内注射；红霉素0.5 g，4次/日，口服，共7日；环丙沙星0.5 g，2次/日，口服，共3日(孕妇、哺乳期妇女禁用)；大观霉素0.2 g，一次肌内注射。

（二）局部治疗

未破溃的结节或丘疹，可外用红霉素软膏。溃疡用 1∶5 000 高锰酸钾溶液或过氧化氢溶液冲洗后，外用红霉素软膏。

【治愈标准】

病原学检查阴性，临床症状消失，可判断愈合。

第五节 尖锐湿疣

尖锐湿疣（condyloma acuminatum）又称生殖器疣、尖圭湿疣或性病疣，是由人类乳头瘤病毒（HPV）感染而引起的疾病，主要通过性接触传染，是目前我国常见的性传播疾病之一，好发于外生殖器与肛门等部位。

一、病因与发病机制

病原体为人类乳头瘤病毒，该病毒无包膜，不能进行组织培养，有 100 多种不同抗原型，其中有 12 型与本病有关，分别为 6、11、16、18、30、31、42、43、52、53、54 及 55 型。该病毒在温暖、潮湿环境中生长繁殖，人是唯一宿主。在男、女生殖器及肛门易发生感染，主要通过不洁性交传染，少数可间接接触或母婴接触而传染。HPV 主要感染上皮组织，近年来研究显示其在肛门生殖癌、宫颈癌的发病过程中起了重要的作用。

二、临床表现

潜伏期 3 周 ~8 个月，平均 3 个月。好发于男性龟头、冠状沟、包皮、尿道、系带和肛门等。女性好发于大小阴唇、阴蒂、宫颈、尿道口、阴道及肛周等部。同性恋者发生于肛周及直肠，男性包皮过长易患本病。本病初期为肉红色或淡红色，单个散在，针尖大小，圆柱状边界清楚的小丘疹。逐渐长大，数目增多，表面凸凹不平，柔软潮湿，呈灰白色、污灰色或红色，触碰易出血，呈重叠性生长，可融合成有疣状、菜花状、乳头状或鸡冠状，大者有蒂，有时形成糜烂及渗液，易继发细菌感染，有臭味，由于受到潮湿、尿液、白带，包皮垢、月经及妊娠等影响，疣体生长较快（彩图 21-4）。肛门及直肠部尖锐湿疣，由于大便和潮湿的刺激更易使疣生长，引起疼痛，出现里急后重症状。少数疣过度增生，成为巨大尖锐湿疣，呈蕈样外观颇似鳞癌。患者多无自觉症状，少数患者有痒感及不适紧缩感，病程长者可达数年，短者几个月，治愈后可多次复发，并可与其他性病伴发。病程过长者可转化成鳞状细胞癌，部分肛门癌、阴茎癌及女阴癌是在尖锐湿疣基础上发生的，个别子宫颈疣长期潜伏后可恶变。部分患者，肉眼检查看不见明显皮损，但醋酸白实验阳性，称亚临床感染。

组织病理学资料

表皮角化不全，棘层显著肥厚，表皮突增厚、延长呈乳头瘤样增生，表皮与真皮之间界限清楚。颗粒层和棘层上部细胞有明显的空泡形成，空泡细胞大，胞浆着色淡，中央有大而圆深染的核，为特征性病理改变。真皮水肿，毛细血管扩张，周围有致密的慢性炎性细胞浸润。

实验室检查资料

醋酸白实验：皮损用 3%~5% 醋酸外搽或湿敷 2~5 min 后，局部微隆起变白为阳性。

细胞学检查：取疣组织涂片巴氏染色，可见空泡细胞和角化不良细胞。

甲苯胺蓝实验：用水清洁患处，待干后用棉签蘸 1% 甲苯胺蓝溶液涂在皮损及周围皮肤，干后再涂 1% 醋酸洗擦，留有蓝色为阳性。

三、诊断与鉴别诊断

有不洁性交史、配偶感染史或间接感染史，有尖锐湿疣的形态学表现。大部分患者无自觉症状，少数患者有痒感、痛感、异物感、压迫感、出血或白带增多。醋酸白实验或甲苯胺蓝实验阳性，结合实验室检查可作出诊断。

本病需与扁平湿疣、生殖器鳞状细胞癌、女性假性湿疣和阴茎珍珠状丘疹相鉴别。

四、防治

慎用毒性大的药物或遗留瘢痕的方法。同时注意有无合并其他性传播疾病。

（一）全身治疗

顽固或复发病例，可用干扰素、白细胞介素 -2、聚肌苷酸 - 聚胞苷酸、利巴韦林、阿昔洛韦、阿糖胞苷等。

（二）局部治疗

5% 氟尿嘧啶软膏或氟尿嘧啶注射液外涂，每天 1~2 次。3% 酞丁安乳剂，每天外涂 2 次。0.5% 鬼臼毒素酊，滴于疣体 4 小时后用水洗净，每 7 天 1 次。50% 三氯醋酸溶液外用，但先用利多卡因局麻。局部外涂干扰素液或局部注射干扰素。

（三）物理治疗

电灼治疗有效率约 94%。二氧化碳雪或液氮冷冻，红外线凝固法，安全简便。

（四）手术治疗

适用于巨大或单发的尖锐湿疣。

（五）中医中药

以活血散结，清热解毒为治则，用板蓝根 15 g、白茅根 30 g、茜草根 10 g、紫草根 15 g、瓜蒌根 10 g，水煎服。

第六节 生殖器疱疹

生殖器疱疹(genital herpes)是主要由单纯疱疹Ⅱ型病毒(HSV-Ⅱ)引起的性传播疾病。生殖器部位发生群集水疱,易复发,难治愈,发病率高,传染性强。本病有逐年增多的趋势,无预防复发及阻止诱发恶变的有效疗法。

一、病因与发病机制

病原体是单纯疱疹病毒。本病毒属DNA病毒,有Ⅰ型和Ⅱ型两类。Ⅰ型侵犯口唇和口腔,Ⅱ型是生殖器疱疹的主要病原体,侵犯男、女生殖器部位,存在于皮肤和黏膜损害的渗出液、精液、前列腺液、子宫颈和阴道分泌物中,通过性交传染。HSV侵入机体后首先在表皮角质形成细胞内复制,之后可长期潜伏于骶神经节,当人体免疫力低下时,机体内潜伏的病毒被激活而发病。

二、临床表现

(一) 原发性生殖器疱疹

潜伏期2~14天,平均4~5天,开始外阴部发红、灼热及微痒,迅速演变为米粒大小丘疹,呈群集性,很快变成水疱,并可发展成脓疱,破后出现糜烂或溃疡,有疼痛感,可伴有局部淋巴结肿大,经14~21天结痂而愈,不留瘢痕。女性好发于大小阴唇、阴道、子宫颈、阴阜及阴蒂等处。男性好发于包皮、龟头、冠状沟、阴茎体或尿道口。发生于直肠或肛门时,有疼痛、便秘、脓便和里急后重,肛周水疱易形成浅溃疡。乙状结肠镜检查直肠下段黏膜充血及溃疡。发病前可有低热、头痛及全身不适等症状。

(二) 复发性生殖器疱疹

多在原发性感染后30~120天发病,在原发部位发病,痒、灼热、痛均轻,损害小,病程短,7~10天可自愈,全身症状亦轻微。原发性感染有60%可复发。

原发性及复发性生殖器疱疹严重者可伴有生殖器溃疡、排尿困难和急性尿潴留等。孕妇患生殖器疱疹,胎儿出生可发生感染,还可导致胎儿畸形、流产或死胎。本病与子宫颈癌、外阴癌及肛门癌的发病密切相关。

实验室检查资料

细胞学检查:用Giemsa染色,可见一个或多个的气球状细胞及嗜酸性核内包含体。

胞液培养与接种:此法特异性强,敏感性高。

病毒抗体检测:用间接荧光抗体检查及血清抗体测定。

病毒抗原检测:用免疫荧光法、酶联免疫吸附实验、放射免疫测定或核酸杂交技术检测病毒抗原。

电镜下可见病毒颗粒。

三、诊断与鉴别诊断

根据有不洁性交史，或配偶感染史，外生殖器部位有成群小水疱，局部灼热、疼痛、病程短，可自愈，易复发等特点，不难诊断。条件允许者可做上述实验室检查。本病应与接触性皮炎和白塞病等相鉴别。

四、防治

（一）一般治疗

避免性接触，以免传染他人。早期妊娠妇女患生殖器疱疹应立即终止妊娠，妊娠晚期应行剖宫产，以防胎儿感染。患处疱疹全部消退，疼痛、感觉异常及淋巴结肿痛消失可判断其愈合。虽易复发但预后好。

（二）全身治疗

1. **抗病毒** 阿昔洛韦 0.2 g，每天 5 次，口服，连用 10 天；或 5 mg/kg 每 8 小时 1 次，静脉滴注，共 5~7 天。聚肌苷酸－聚胞苷酸 2 mg，肌内注射，隔天 1 次，连用 10 天。病毒唑 200~400 mg，每天 1 次，肌内注射，共用 10 天。

2. **应用抗生素预防继发感染**

3. **提高免疫功能** 每周肌内注射转移因子 1 次，共用 10 周。亦可皮下或局部注射干扰素或白细胞介素 -2；口服左旋咪唑；复发者可用丙种球蛋白。

（三）中医治疗

以解毒、清热、利湿为治则，可用龙胆泻肝汤加减。

【治愈标准】

患处疱疹全部消退，疼痛、感觉异常及淋巴结肿痛消失，可判断其痊愈。虽易复发但预后好。

第七节 艾 滋 病

艾滋病全称是获得性免疫缺陷综合征（acquired immunodeficiency syndrome ，AIDS），是由人类免疫缺陷病毒（human immunodeficiency virus，HIV）引起的性传播并可通过血液传染的传染病。HIV 主要侵犯辅助 T 淋巴细胞，使机体细胞免疫功能部分或完全消失，继而发生条件致病菌感染和恶性肿瘤等。现已流行到世界各地，传播速度快，病死率高，目前尚无治愈该病的方法。

我国自 1985 年发现第 1 例艾滋病以来，艾滋病发病有逐年上升的趋势，疫情呈现从高危人群向一般人群传播的态势。

一、病因与发病机制

（一）病原学

HIV 属于逆转录 RNA 病毒，有嗜 T4 淋巴细胞和神经细胞的作用。T4 细胞表面有 HIV 的受体，HIV 进入 T4 细胞内进行繁殖，使后者不断地遭到破坏死亡，造成依赖 T4 淋巴细胞的免疫功能缺陷。HIV 还可感染其他 T 淋巴细胞、B 淋巴细胞、单核细胞和巨噬细胞等，但对它们的影响较轻。由于依赖 T4 细胞参加的细胞免疫反应处于无能状态，致使患者易发生一系列的真菌、细菌、病毒、原虫和蠕虫等条件病原体感染，最后发生少见的恶性肿瘤。

（二）传染源与传播途径

主要传染源是艾滋病患者及 HIV 感染者。艾滋病患者的血液、精液、脑脊液、子宫颈黏液、前列腺液、乳汁、尿液和羊水中部分分离出 HIV。流行病学证明血液和精液有传播作用。乳汁可使婴儿受感染。传播途径主要有：

1. **性交传播** 包括异性与同性之间的性接触。目前，国外性接触传播的病例占 3/4，在我国约占 1/5。单次无保护性性接触传播概率为 0.1%~1%，如患者同时患有其他性传播疾病（梅毒、生殖器溃疡等），可使单次性接触传播的危险增加 2~10 倍。多数为男性传染给女性，少数为女性传染给男性。肛交主动受染率低于被动方，性伴数愈多，受染机会愈高，无保护性性接触受感染机会多。另外，处于血清阳性者及艾滋病发作期的患者传染性强。

2. **血源传播** 如输了被污染 HIV 的血液及各种血液制品，用了被 HIV 污染的针头、注射器；移植被 HIV 感染者的器官、组织或精液；未经严格消毒的医疗器械等。在我国少数地区经血液传播是主要途径。

3. **围生期传播** 也称母婴传播。被 HIV 感染的母亲通过胎盘、产道、产后哺乳传染给新生儿。母婴传播率为 15%~30%。

二、临床表现

临床表现十分复杂。人类免疫缺陷病毒感染后，从无临床症状到严重病变，形成多系统多样化表现。

（一）潜伏期

从感染 HIV 起，到出现艾滋病症状和体征，成人平均 29 个月，儿童平均 12 个月，个别患者可超过 5 年，最短的仅 6 天，最长可达 14.2 年。潜伏期患者是重要的传染源。

（二）临床分期

1. **急性感染期** 90% 的人在感染初期无任何症状和体征，少数患者感染后 3~4 周出现急性 HIV 感染的临床表现，症状轻，常被忽略。表现为非特异性症状，发热、头痛、咽痛、乏力、肌痛、畏食、恶心、腹泻；头面、躯干部出现斑丘疹，或口腔、生殖器黏膜溃疡；查血常规白细胞正常，单核细胞增加，淋巴细胞比例轻度降低，在周围淋巴细胞中可培养出 HIV 病毒，血清中可测出 P24 抗原，但血清抗 HIV 抗体阴性，此期持续 14~21 天自行缓解。

2. **无症状感染期** 患者仅有少数淋巴结肿大，无其他症状，此期感染者血清中能检出 HIV 病毒，同时血清 HIV 抗体阳性。$CD4^+/CD8^+$ 比值正常，$CD4^+T$ 淋巴细胞正常。此期具有传染性。

3. **相关综合征** 患者盗汗、发热、乏力、腹泻、体重下降，全身浅表淋巴结肿大，血清 HIV 抗体阳性，$CD4^+T$ 淋巴细胞下降。

4. **完全型艾滋病** 血清抗 HIV 抗体阳性，$CD4^+T$ 淋巴细胞明显下降，伴有各种机会感染和恶性肿瘤。未经治疗者此期平均生存期为 12~18 个月。

（三）皮肤表现

90% 的 HIV 感染者有皮肤表现，而且症状和表现比一般患者重，许多患者具有多种皮肤损害，皮损可分三大类，即感染性皮损、炎症性皮损和皮肤肿瘤。有些特殊皮损可以作为 HIV 感染在某一特殊阶段的标记。

1. **急性 HIV 皮疹** 皮疹多为斑疹和丘疹，可为几个或数百个，直径 2~5 mm 大小，不融合，瘙痒，常见于面部、躯干及上肢，可出现脱屑和玫瑰糠疹样皮疹，偶有出血或坏死，掌跖受累与梅毒疹相似。发疹原因可能是患者对 HIV 感染的一种反应。

2. **口腔毛状黏膜白斑** 表现为稍隆起的白膜，表面呈毛状，可查出 EB 病毒、疱疹病毒等。艾滋病患者中有 20% 伴发，是 HIV 感染特异性相当高的早期体征。

3. **脂溢性皮炎** 是 HIV 感染的最初表现，较正常人严重，黄色油腻性厚屑堆积成片，双颊或颧部呈红斑狼疮样蝶形皮疹，发生率 20%~80%。

4. **银屑病** 可作为 HIV 感染的首发体征，也是预后差的标志之一，发生率占 5%。

5. **毛细管扩张症** 毛细血管呈新月状，上胸、肩、锁骨区多见，常伴有轻度和弥漫性散在红斑，几乎所有 HIV 感染者中均可见到。

6. **卡波西肉瘤** 常侵犯躯干、四肢、鼻尖、口腔黏膜等处，皮损表面为深蓝色浸润斑或结节，可融合成大片状，表面出现溃疡并向四周扩散，还可向淋巴结和内脏转移。

7. **各种感染** 包括巨细胞病毒感染、尖锐湿疣、单纯疱疹、带状疱疹、真菌感染、口腔念珠菌病、分枝杆菌感染等。

（四）系统表现

中枢神经系统病变占 20%~40%，表现为亚急性脑炎，出现认识、行动和行为异常。消化道、口腔、食管、肛周念珠菌病，肠道细菌、原虫、病毒等感染，导致腹泻、体重减轻、吸收不良；肺部出现卡氏肺囊虫肺炎，是艾滋病患者的主要死因；此外，可见巨细胞病毒性肺炎、肺结核及其他细菌和真菌感染等。

实验室检查资料

血象检查：白细胞总数减少，主要为淋巴细胞减少，$CD4^+T$ 淋巴细胞计数也下降，血红蛋白含量有不同程度降低。

血清学检查：一般用酶联免疫吸附实验检测 HIV 抗体做初筛，如为阳性再进行确诊实验，如确诊实验阳性，则诊断可以确立。

HIV 实验室检查：包括病毒分离培养、抗体检测、抗原检测、免疫缺陷检查、条件致病菌感染的病原体检查。

三、诊断与鉴别诊断

1. 艾滋病病毒抗体阳性，又具有下列任何 1 项者，可确诊为艾滋病

(1) 近 3~6 个月内体重减轻 10% 以上，而且发热 38℃，持续 1 个月以上。

(2) 近 3~6 个月内体重减 10% 以上，而且腹泻每天 3~5 次，持续 1 个月以上。

(3) 卡波西肉瘤。

(4) 卡氏肺囊虫肺炎。

(5) 明显的真菌或其他条件致病菌感染。

2. 在 HIV 抗体阳性者，体重减轻、发热、腹泻症状接近上述第 1 项标准时，并具有下列任何 1 项，可为实验艾滋病

(1) $CD4^+/CD8^+T$ 淋巴细胞计数比值 <1，$CD4^+T$ 淋巴细胞计数下降。

(2) 全身淋巴结肿大。

(3) 中枢神经系统出现占位病变的症状和体征、痴呆、辨别能力丧失和运动神经功能障碍。

四、防治

包括对 HIV 感染、艾滋病期、艾滋病并发症的治疗。同时也要注意心理治疗。

(一) 抗 HIV 治疗

防止 HIV 在体内的复制和增殖。治疗原则是：①监测血浆病毒浓度和 $CD4^+T$ 淋巴细胞计数；②在明显的免疫缺陷出现前实施抗病毒治疗；③至少用两种药物联合治疗，以最大限度发挥抗病毒效果。

(二) 促进免疫功能

当前用于临床的有 α- 干扰素、IL-2、丙种球蛋白、粒细胞 - 巨噬细胞集落刺激因子等。

(三) 机会性感染的治疗

卡氏肺囊虫肺炎，复方新诺明是首选药。

(四) 卡波肉瘤的治疗

皮损内注射长春新碱，或放射治疗和联合化疗。

(五) 中医治疗

一些中药提取物，如紫花地丁、甘草素、天花粉蛋白、香菇多糖等，对抗 HIV 有明显效果。

【预防措施】

宣传艾滋病的预防知识及病因，取缔暗娼，使用血液、血液制品时须严格检测 HIV。HIV 感染者避免妊娠，所生婴儿应避免母乳喂养。使用避孕套，有一定保护作用。医务人员接触 HIV/AIDS 者的血液、体液时应严格注意防护。

思 考 题

一、选择题

1. 性传播疾病的主要传播方式是
   A. 性交
   B. 医源性
   C. 血液传播
   D. 间接接触传播
   E. 垂直传播
2. 下列不属于性传播疾病的是
   A. 软下疳
   B. 生殖器疱疹
   C. 传染性软疣
   D. 女性假性湿疣
   E. 性病性淋巴肉芽肿
3. 男性淋病治疗不及时,可出现的合并症有
   A. 附睾炎
   B. 淋菌性前列腺炎
   C. 输精管炎
   D. 尿道周围脓肿
   E. 盆腔炎
4. 妊娠期淋病可选用哪些药物治疗
   A. 头孢曲松钠
   B. 米诺环素
   C. 多西环素
   D. 大观霉素
   E. 环丙沙星
5. 非淋菌性尿道炎的潜伏期一般是
   A. 1 周内
   B. 1~2 周
   C. 1~3 周
   D. 3~4 周
   E. 4~5 周
6. 男性非淋菌性尿道炎常见的并发症有
   A. 附睾炎
   B. Reiter 综合征
   C. 前列腺炎
   D. 尿道狭窄
   E. 不育
7. 梅毒的传染途径主要有
   A. 胎盘传染
   B. 产道传染
   C. 性接触传染
   D. 输血传染
   E. 间接接触传染
8. 一期梅毒临床上的主要症状为
   A. 硬下疳
   B. 软下疳
   C. 扁平湿疣
   D. 下疳样脓皮病
   E. 结节梅毒疹
9. 尖锐湿疣常与以下哪个疾病相鉴别

A. 扁平湿疣　　B. 扁平疣
C. 假性湿疣　　D. 阴茎珍珠状丘疹
E. Bowen 样丘疹

10. 下列哪项是尖锐湿疣的亚临床感染
A. 微小无蒂疣　　B. 外观正常的环状皮肤损害
C. 微小的乳头状隆起　　D. 子宫颈沟回状皮肤损害
E. 乳头状赘生物

11. 临床上用于治疗生殖器疱疹的药物有
A. 红霉素　　B. 伐昔洛韦
C. 阿昔洛韦　　D. 酞丁安霜
E. 鬼臼毒素酊

12. 目前已被证实的艾滋病的传播途径是
A. 呼吸道传播　　B. 接吻传播
C. 消化道传播　　D. 围生期传播
E. 粪口传播

13. 艾滋病患者的主要致死原因是
A. 肿瘤　　B. 急性脑炎
C. 系统真菌感染　　D. 卡氏肺囊虫肺炎
E. 恶液质

14. 急性 HIV 皮疹主要以哪种皮疹为多见
A. 丘疱疹和疱疹　　B. 斑疹和丘疹
C. 溃疡　　D. 糜烂
E. 斑块

15. HIV 可经下述哪种体液传染
A. 血液　　B. 唾液
C. 精液　　D. 尿液
E. 眼泪

二、问答题

1. 简述梅毒的分期。
2. 试述男女淋病的临床表现。
3. 简述非淋菌性尿道炎的诊断要点。
4. 尖锐湿疣应与哪些疾病相鉴别?
5. 简述生殖器疱疹的治疗要点。
6. 试述艾滋病的传播途径。
7. 软下疳的治疗药物有哪些?

三、病案分析

案 1　患者,男,37 岁,近 2 天有尿道痛痒,尿道口稍红,有稀薄黏性分泌物,3 周前有不洁性交史。请问:

1. 该患者应诊断为何病?

2. 应如何治疗?

案 2 患者,男,35 岁,包皮内侧溃疡 2 天,无痒,无痛,无伴发热。查体:可见包皮内侧一直径 1~2 cm、圆形、边缘清楚的溃疡,其周边隆起,基底平坦,有少量分泌物,无触痛,质地如软骨样。1 个月前有不洁性交史。请问:

1. 该患者应诊断为何病 ?

2. 诊断依据有哪些?

案 3 患者,女,25 岁,怀孕 2 个月,近 2 个月来外阴及肛周出散在的灰白色赘生性丘疹,乳头状,有臭味、痛感,以 5% 冰醋酸溶液涂后变白。请问:

1. 该患者应诊断为何病?

2. 如何治疗?

案 4 患者,男,27 岁,近 10 天来,因躯干前后出现红色斑,无痛痒而就诊。该患者近半年来有多次不洁性交史,1 个多月前外生殖器有无痛性结节,未治疗而自愈。检查发现患者躯干前后可见大小直径 1~2 cm 圆形或类圆形的红色斑疹,对称分布,未见融合,红斑表面未见明显鳞屑,刮去鳞屑未见典型的薄膜和点状出血现象。请问:

1. 该患者最可能的诊断及诊断依据是什么?

2. 该做何种检查以明确诊断?

附录　常用外用药处方(供参考)

下列处方系教材中收录的一般常用处方,市售及简单药物处方未收入。处方仅供参考,可结合本地区情况选用。

(一) 粉剂

1. 扑粉(单纯粉剂)

(1)	氧化锌	50.0 g
	滑石粉	50.0 g
(2)	硼酸粉	10.0 g
	氧化锌	20.0 g
	滑石粉	70.0 g

制剂与用法:共研细末,充分混合,外用撒布。

适应证:急性皮炎、间擦疹及尿布皮炎等无渗液的皮肤病。

2. 足粉

(1)	水杨酸	5.0 g
	氧化镁	10.0 g
	单纯扑粉	加至 100.0 g
(2)	水杨酸	2.0 g
	乌洛托品	5.0 g
	枯矾	5.0 g
	硼酸	10.0 g
	滑石粉	加至 100.0 g

制剂与用法:同上。

适应证:间擦性足癣。

3. 痱子粉

水杨酸	2.0 g
干燥明矾	5.0 g
硼砂	5.0 g
薄荷脑	1.0 g
氧化锌与滑石粉等量	加至 100.0 g

制剂与用法:同上。

适应证:痱子。

(二) 溶液

1. 复方硫酸铝溶液

醋酸	16.0 g
硫酸铝	16.0 g
碳酸钙	7.0 g
蒸馏水	加至 100.0 ml

用法:加水 20~40 倍稀释,局部浸泡或湿敷。

适应证:汗疱疹、手足多汗症、皮炎、急性湿疹等渗出性损害。

2. 复方硫酸铜溶液

硫酸铜	1.0 g
硫酸锌	3.6 g
樟脑	0.1 g
蒸馏水	加至 100.0 ml

用法:同上。

适应证:同上。

(三) 振荡剂

1. 炉甘石洗剂

炉甘石	15.0 g
氧化锌	5.0 g
甘油	5.0 ml
水	加至 100.0 ml

用法:用前振荡,局部涂布。

适应证:按需要可加入 1% 薄荷脑、1% 樟脑等,适用于荨麻疹、急性湿疹、接触性皮炎等无渗出性损害。

2. 白色洗剂

硫酸钾	10.0 g
硫酸锌	4.0 g
升华硫	10.0 g
水	加至 100.0 ml

用法:同上。

适应证:适用于痤疮、皮脂溢、酒渣鼻等。

3. 复方硫黄洗剂

硫黄	5.0 g
10% 樟脑醑	10.0 ml
甘油	10.0 ml
硫酸锌	1.0 g

水	加至 100.0 ml

用法:同上。

适应证:痤疮、酒渣鼻等。

4. 库氏洗剂

樟脑	0.5 g
硫黄	6.0 g
阿拉伯胶	1.0 g
玫瑰水	0.05 ml
乙醇	适量
蒸馏水	40.0 ml
氢氧化钙水	加至 100.0 ml

用法:同上。

适应证:同上。

(四) 酊剂和醑剂

1. 氯灭痱醑

甲硝唑	2.0 g
氯霉素	0.5 g
75% 乙醇溶液	加至 100.0 ml

用法:同上。

适应证:酒渣鼻、痤疮。

2. 复方水杨酸醑

水杨酸	6.0 g
苯甲酸	12.0 g
2% 碘酒	8.0 ml
75% 乙醇溶液	加至 100.0 ml

用法:同上。

适应证:手足癣。

3. 水氯酊

水杨酸	2.0 g
氯霉素	2.0 g
95% 乙醇溶液	加至 100.0 ml

用法:同上。

适应证:毛囊炎、疖、痤疮。

4. 百部酊

百部	50.0 g
60% 乙醇溶液	100.0 ml

制剂与用法:百部加入乙醇溶液中浸泡 7 日后去渣,外搽。

适应证:头虱、阴虱等。

5. 补骨脂酊

补骨脂	30.0 g
75% 乙醇溶液	100.0 ml

制剂与用法:补骨脂加入乙醇溶液中浸泡 7 日后去渣,局部涂布。

适应证:白癜风。

(五) 油剂

1. 氧化锌油

氧化锌	40.0 g
植物油	加至 100.0 ml

油剂基方,可根据需要加入不同主药。

用法:同时混匀,涂于患部。

适应证:无明显渗出的急性、亚急性皮炎和湿疹。

2. 复方黑豆馏油

黑豆馏油	10.0 ml
冰片	2.0 g
新霉素	1.0 g
氧化锌	47.0 g
植物油	加至 100.0 ml

用法:同上。

适应证:同上。

(六) 乳剂

尿素霜

尿素	10.0~30.0 g
单纯霜	加至 100.0 g

用法:同上。

适应证:鱼鳞病、掌跖角化病、毛发红糠疹等。

(七) 软膏

1. 复方苯甲酸软膏

水杨酸	6.0 g
苯甲酸	12.00 g
羊毛脂	30.0 g
凡士林	加至 100.0 g

用法:同上。

适应证:手癣、足癣。

2. 水杨酸乳酸软膏

水杨酸	12.0 g
乳酸	5.0 ml
凡士林	加至 100.0 g

用法:同上。

适应证:甲癣(甲板软化等)、掌跖角化病等。

3. 硫黄鱼石脂软膏

硫黄	10.0 g
鱼石脂	10.0 g
醋酸铝	5.0 g
单硬脂酸甘油酯	5.0 g
凡士林	加至 100.0 g

用法:外用涂布。

适应证:疖肿。

(八) 糊剂

氧化锌糊

氧化锌	15.0~25.0 g
淀粉	15.0~25.0 g
凡士林	加至 100.0 g

用法:局部涂布或涂纱布上于皮损处贴敷。

适应证:亚急性皮炎、湿疹。

(九) 涂膜剂

10% 水杨酸火棉胶

水杨酸	10.0 g
丙酮	适量
火棉胶	加至 100.0 ml

用法:局部涂布。

适应证:鸡眼、寻常疣、胼胝。

参考文献

1. 张学军．皮肤性病学．7版．北京:人民卫生出版社,2008.
2. 张信江．皮肤性病学．6版．北京:人民卫生出版社,2009.
3. 赵辨．中国临床皮肤病学．南京:江苏科学技术出版社,2010.
4. 傅志宜．皮肤病性病鉴别诊断学．天津:天津科学技术出版社,2001.
5. 李家文,王椿森,刘志香．实用皮肤病性病彩色图集．武汉:湖北科学技术出版社,2004.
6. 朱学骏,孙建方,涂平,等．中国皮肤病性病图鉴．2版．北京:人民卫生出版社,2006.
7. 王椿森．皮肤性病学．北京:科学出版社,2006.
8. 朱学骏,顾有守,沈丽玉．实用皮肤病性病治疗学．3版．北京:北京大学医学出版社,2006.
9. 纪华安．皮肤组织病理彩色图谱．天津:天津科学技术出版社,2006.
10. 王侠生．皮肤科用药及其药理．上海:复旦大学出版社,2006.
11. 徐文严．临床性病学．南京:江苏科学技术出版社,2007.
12. 车雅敏．临床实用皮肤病性病图谱．天津:天津科学技术出版社,2008.
13. 胡晋红．皮肤药理学．北京:化学工业出版社,2008.
14. 靳培英．皮肤病药物治疗学．2版．北京:人民卫生出版社,2009.
15. 方洪元．朱德生皮肤病学．3版．北京:人民卫生出版社,2009.
16. 张学军,刘维达,何春涤．现代皮肤病学基础．2版．北京:人民卫生出版社,2010.
17. 黄长征．英汉皮肤性病学．湖北:华中科技大学出版社,2010.
18. 蔡有龄．皮肤病病理与临床．北京:人民军医出版社,2010.
19. 曹元华,陈志强．中国女性皮肤病学．北京:中国协和医科大学出版社,2010.

彩 图

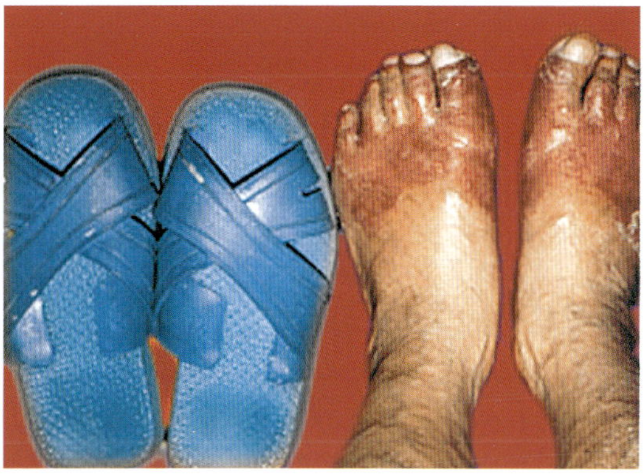

彩图 5-1　接触性皮炎

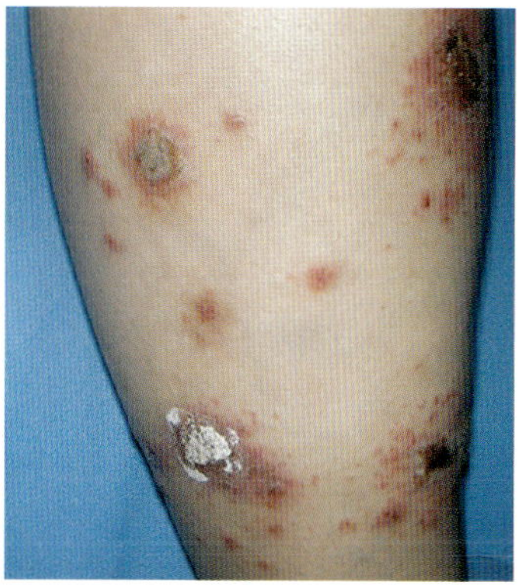

彩图 5-2　亚急性湿疹

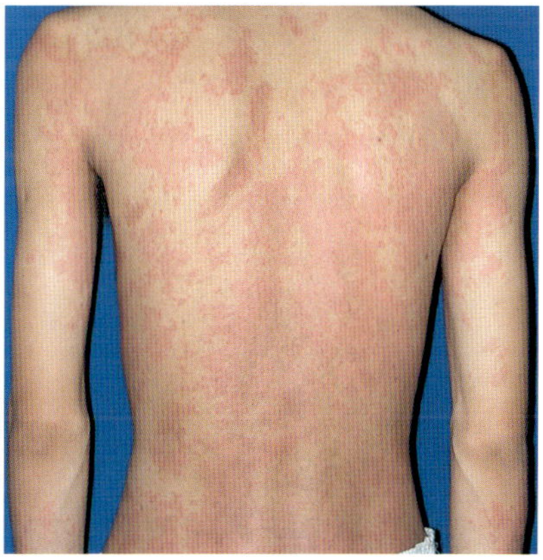

彩图 6-1　荨麻疹

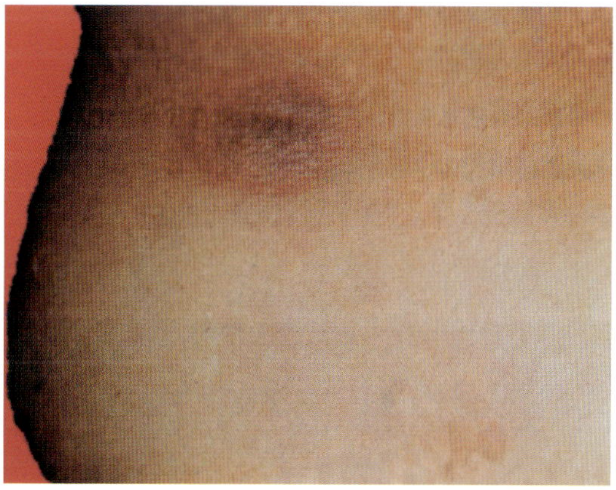

彩图 6-2　固定型药疹

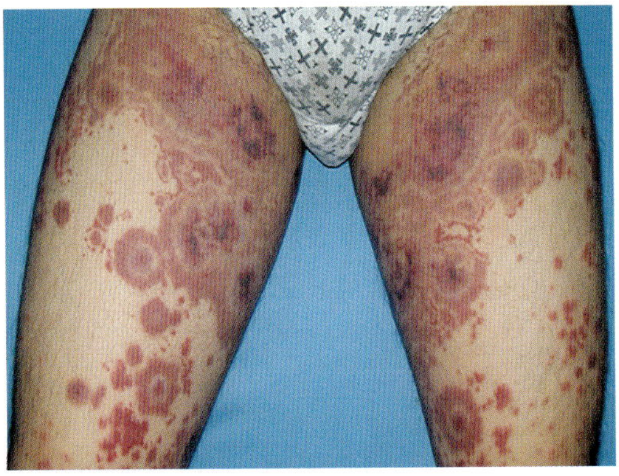

彩图 6-3　多形性红斑型药疹

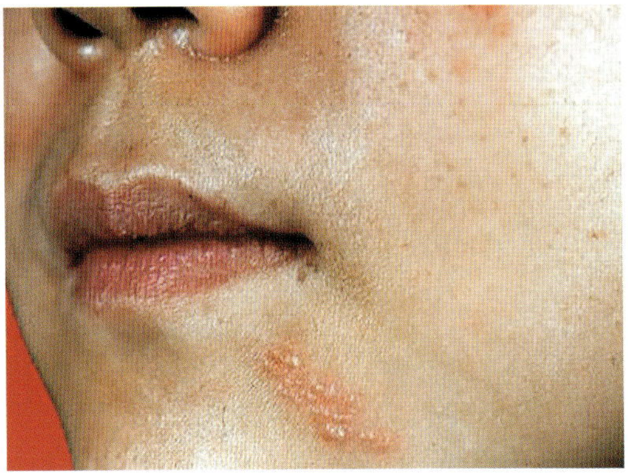

彩图 7-1　单纯疱疹

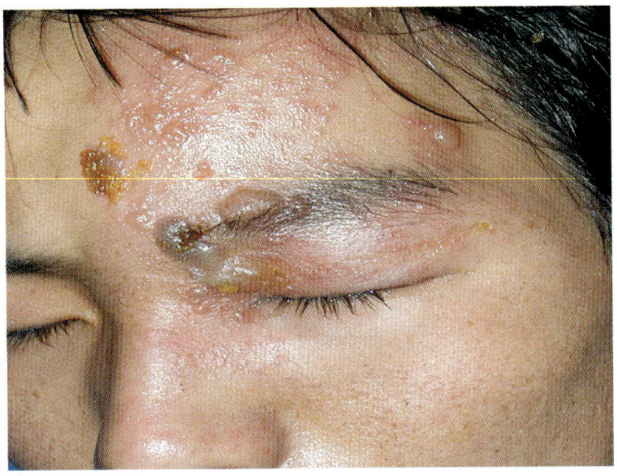

彩图 7-2　带状疱疹

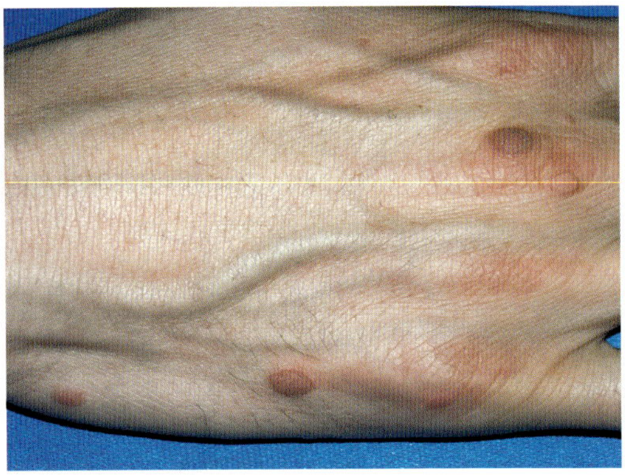

彩图 7-3　寻常疣

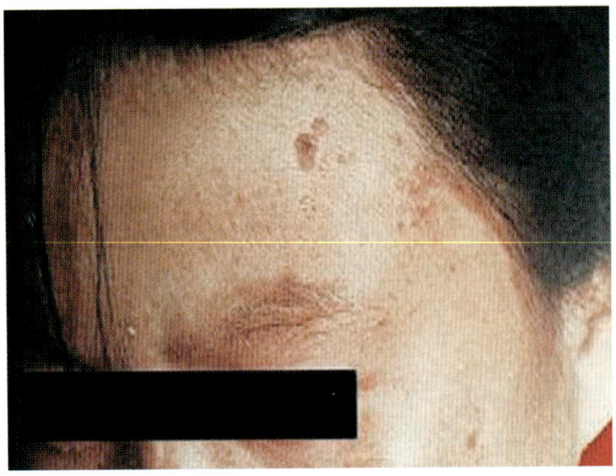

彩图 7-4　扁平疣

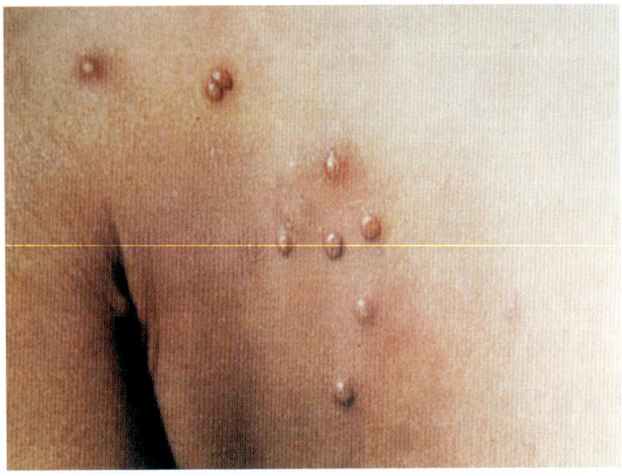

彩图 7-5　传染性软疣

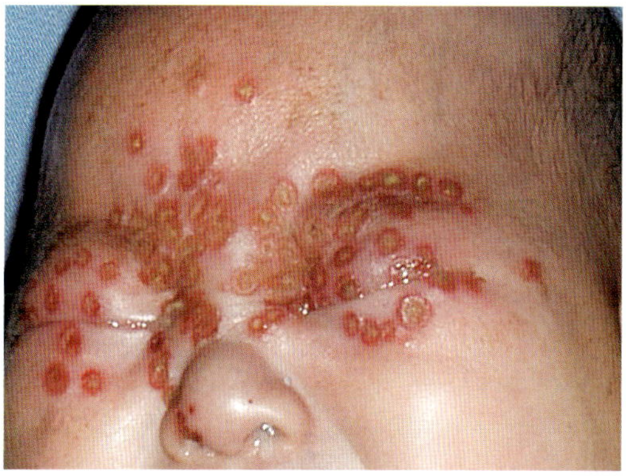

彩图 8-1　脓疱疮

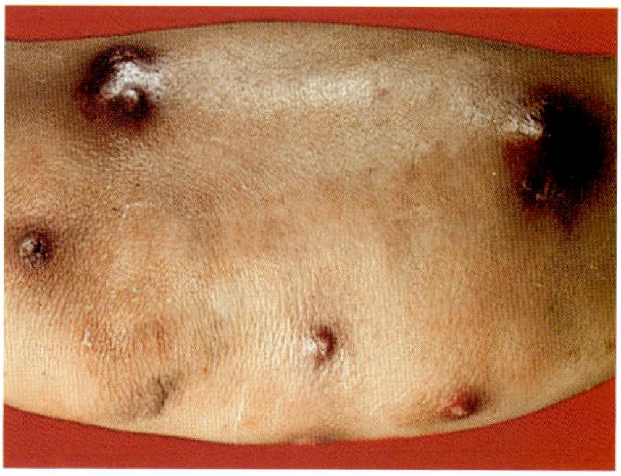

彩图 8-2　疖

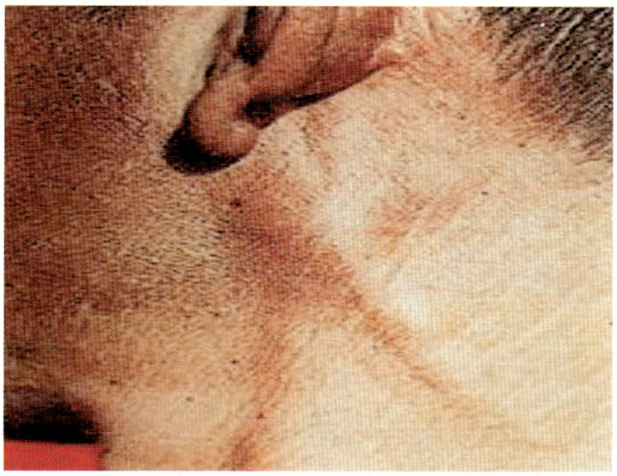

彩图 8-3　麻风(颈部神经增粗)

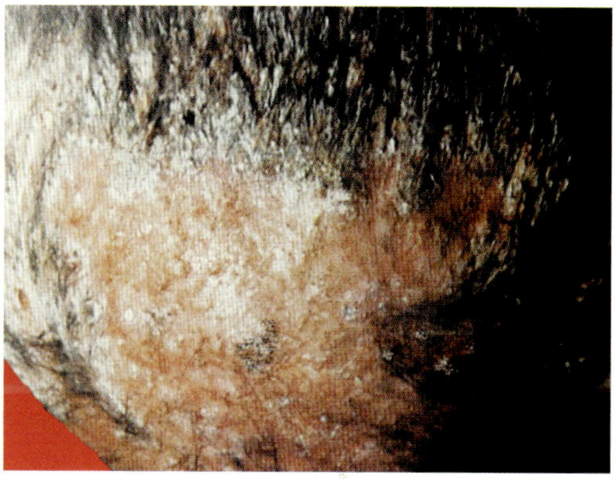

彩图 9-1　头癣

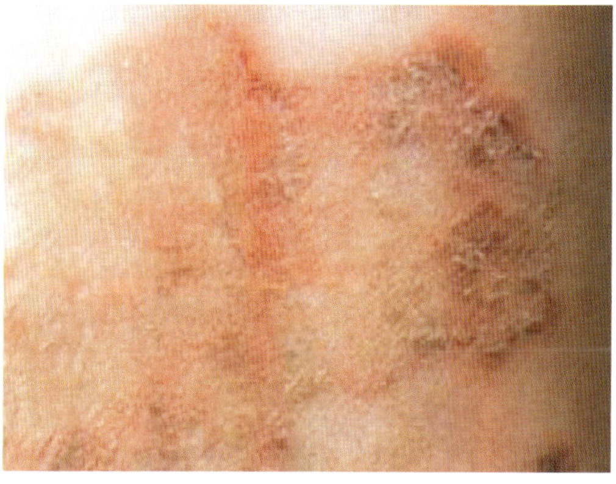

彩图 9-2　体癣

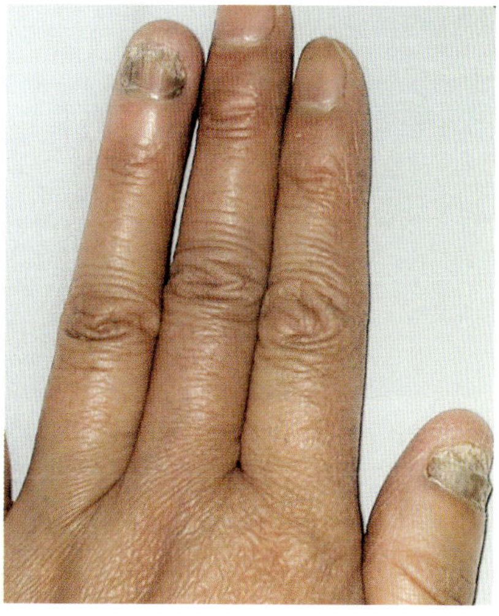

彩图 9-3　甲真菌病

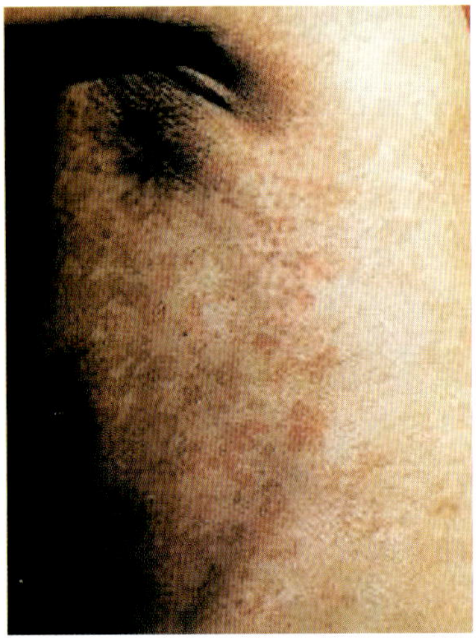

彩图 9-4　花斑癣

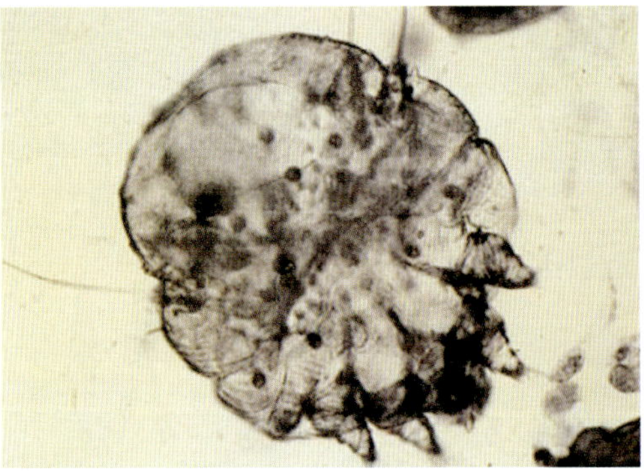

彩图 10-1　疥螨

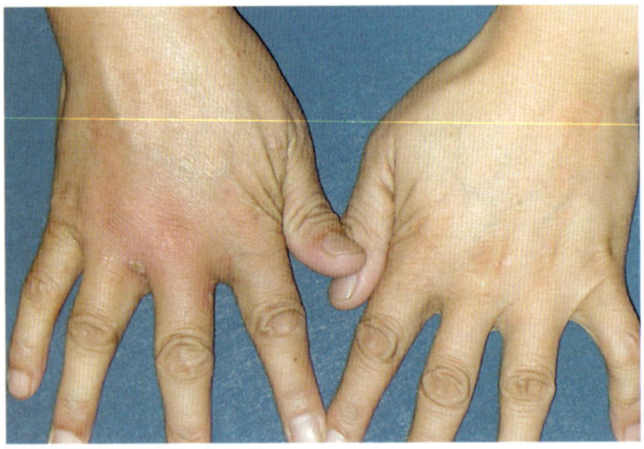

彩图 10-2　疥疮

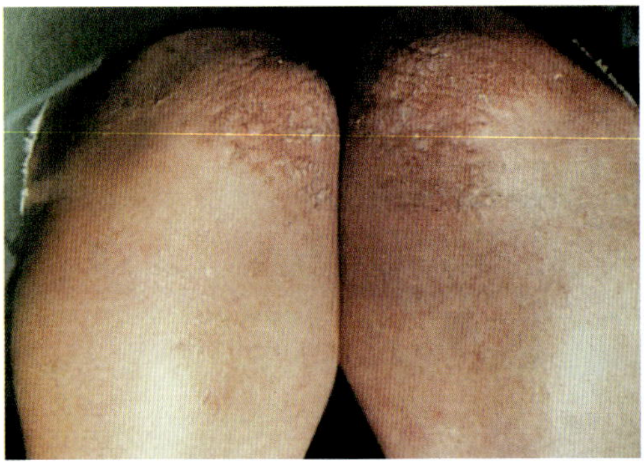

彩图 11-1　神经性皮炎

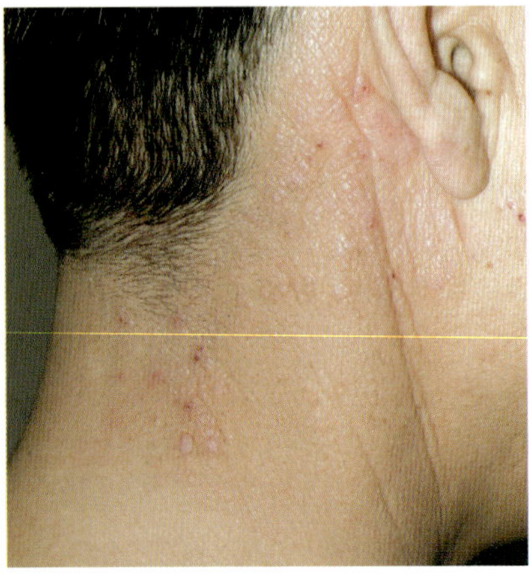

彩图 11-2　神经性皮炎

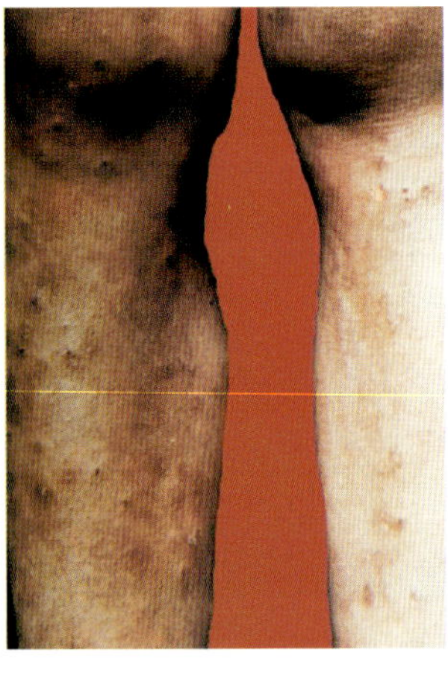

彩图 11-3　痒疹

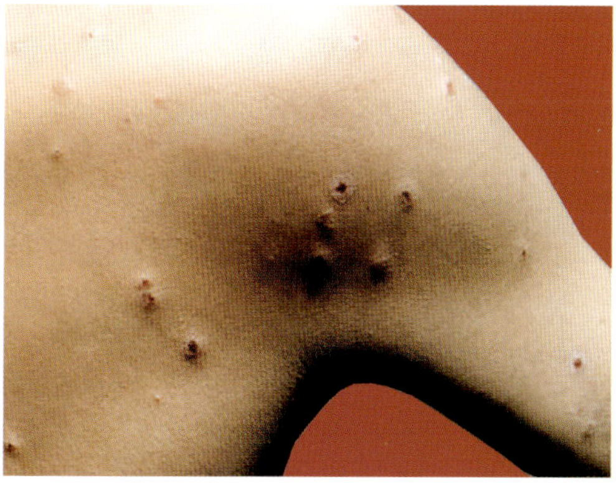

彩图 11-4　结节性痒疹

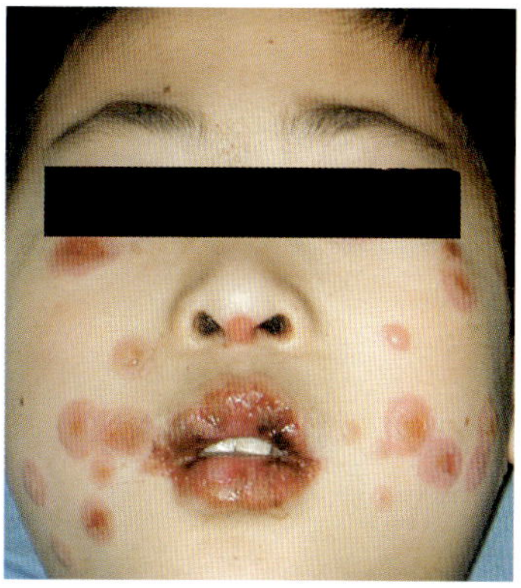

彩图 12-1　多形性红斑

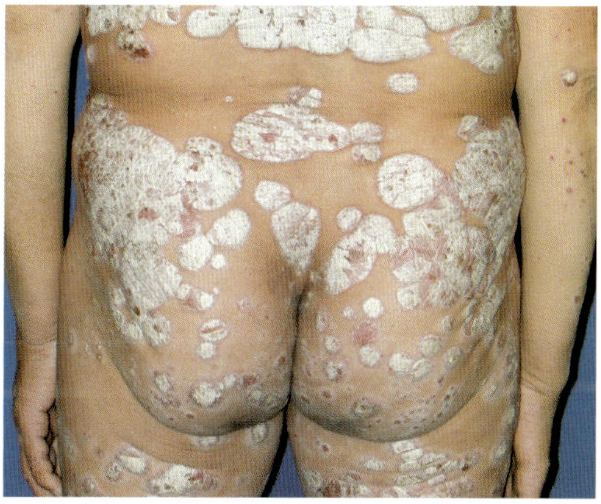

彩图 12-2　银屑病

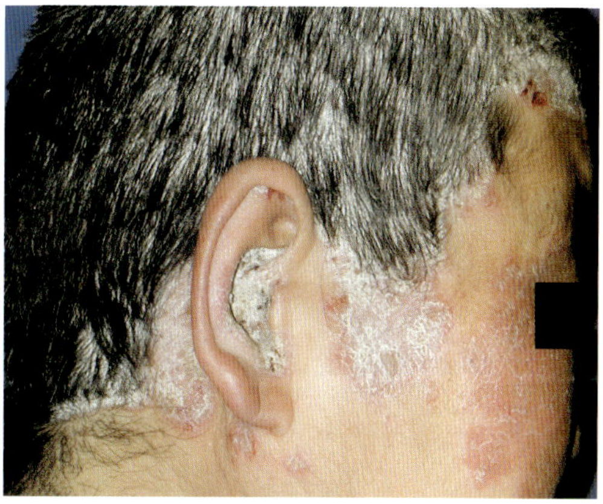

彩图 12-3　银屑病

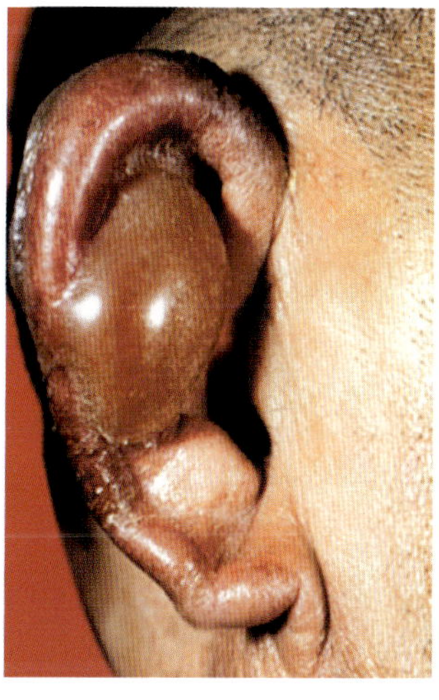

彩图 13-1　冻疮

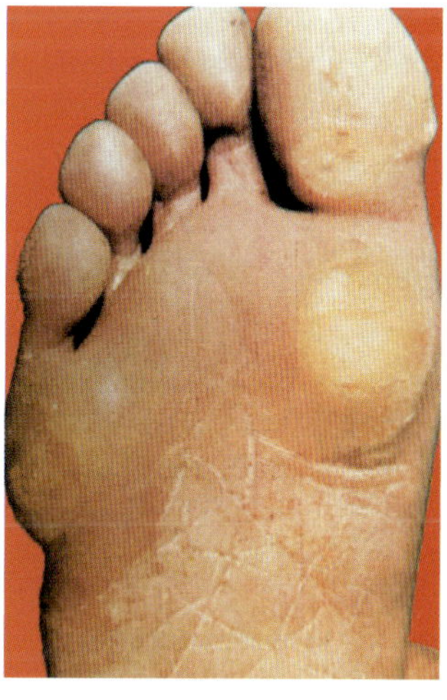

彩图 13-2　胼胝

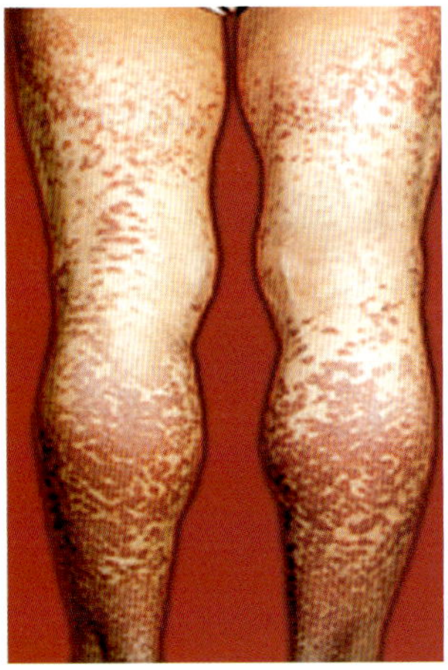

彩图 14-1　过敏性紫癜

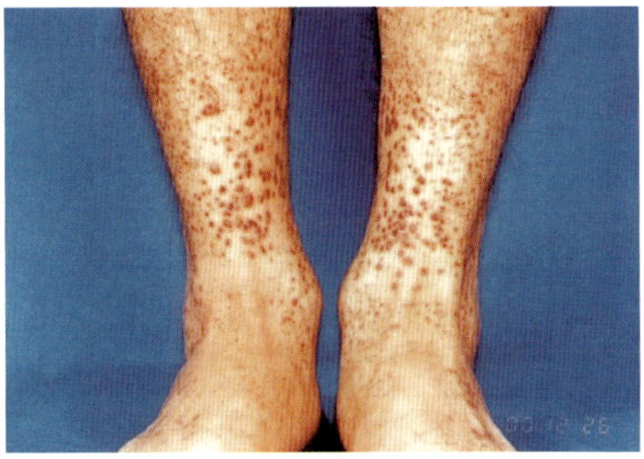

彩图 14-2　过敏性紫癜

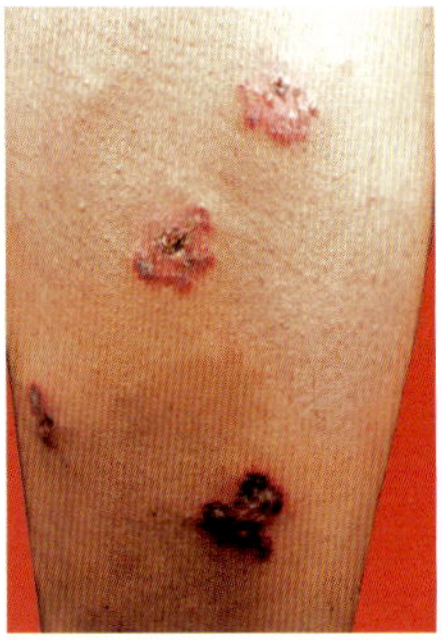

彩图 14-3　变应性皮肤血管炎

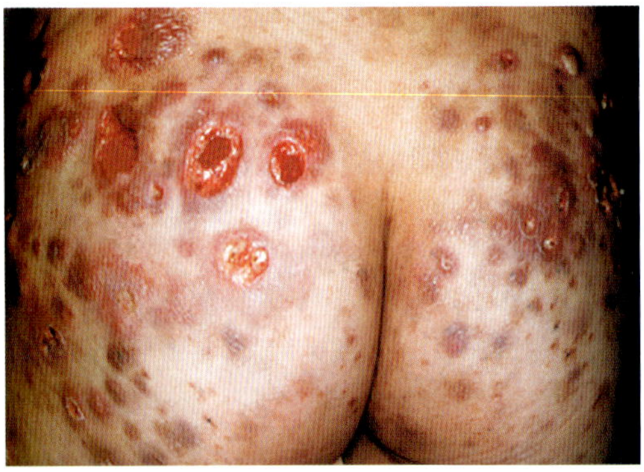

彩图 14-4　变应性皮肤血管炎

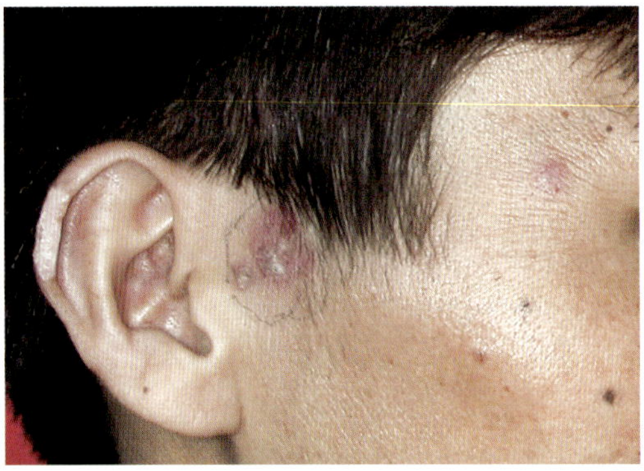

彩图 15-1　盘状红斑狼疮

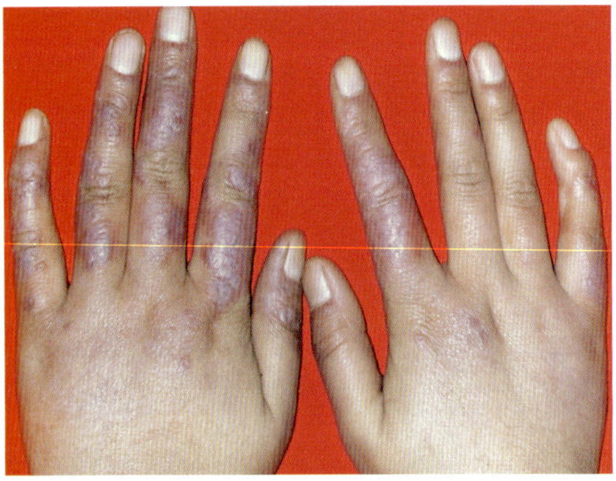

彩图 15-2　盘状红斑狼疮

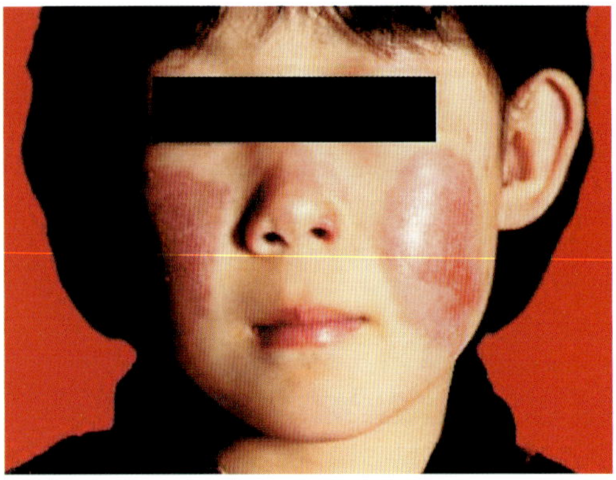

彩图 15-3　系统性红斑狼疮

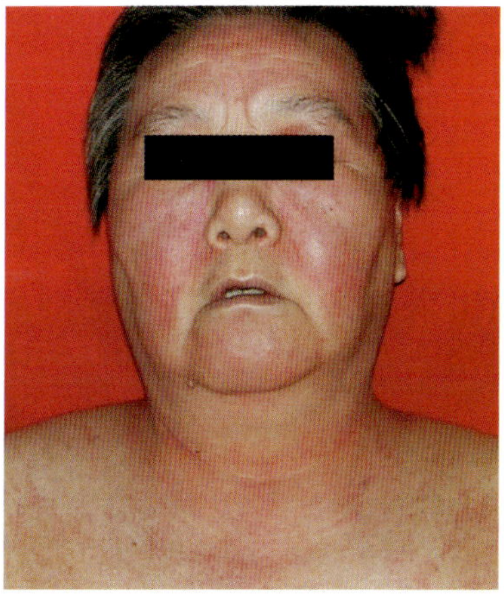

彩图 15-4　皮肌炎

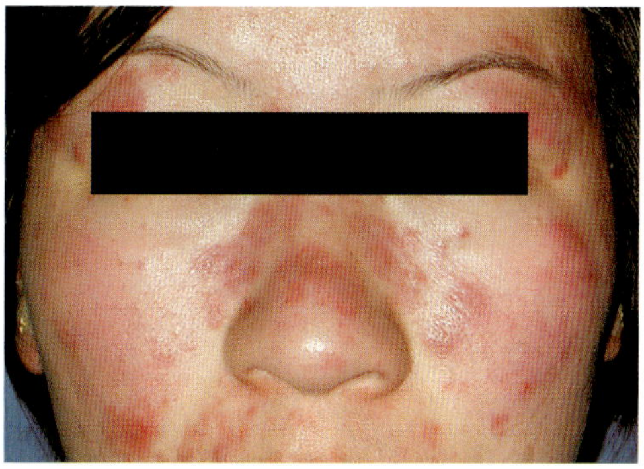

彩图 15-5　皮肌炎

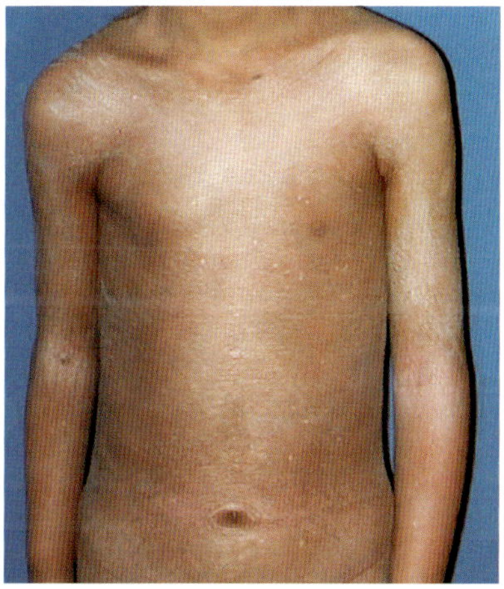

彩图 15-6　硬皮病

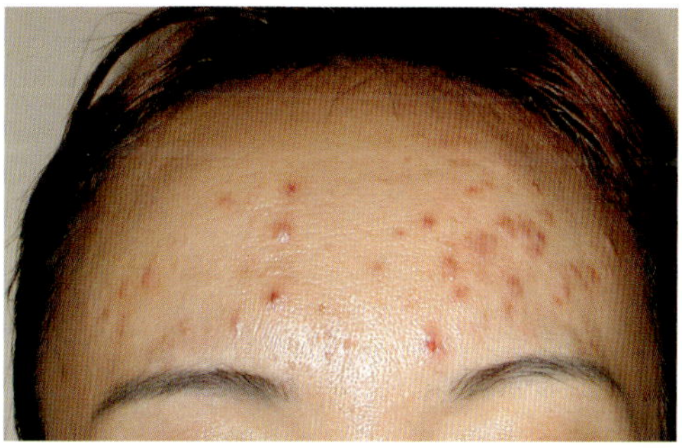

彩图 16-1　寻常痤疮

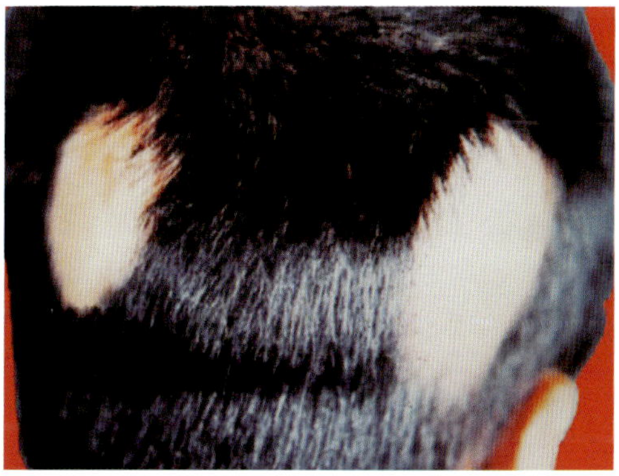

彩图 16-2　斑秃

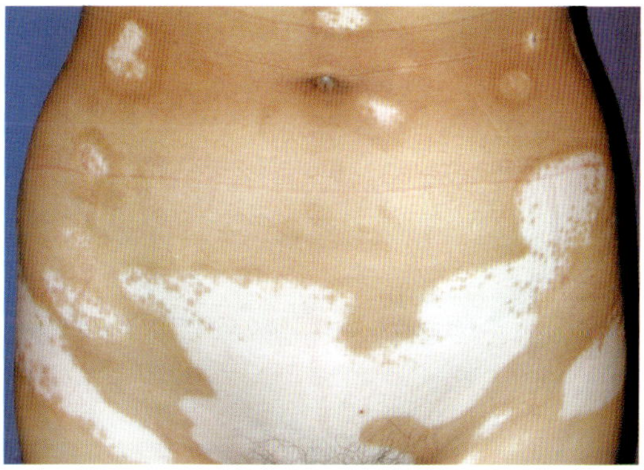

彩图 17-1　白癜风

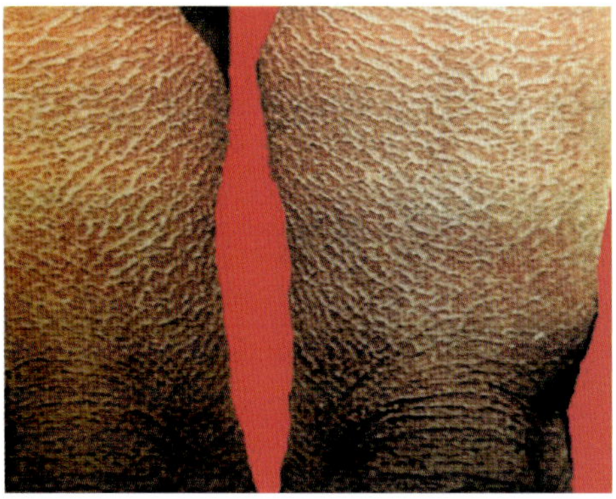

彩图 18–1　鱼鳞病

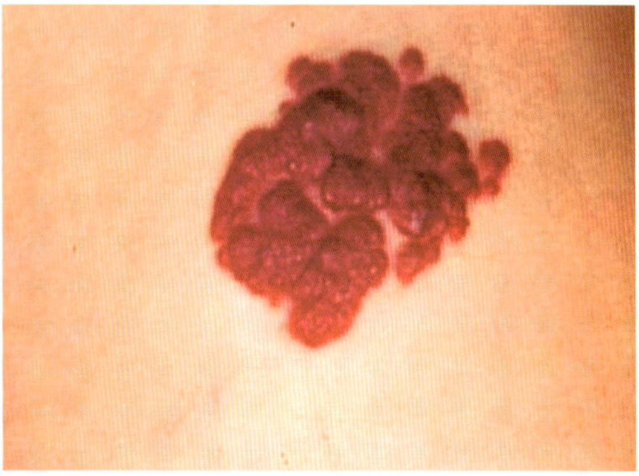

彩图 19–1　草莓状血管瘤

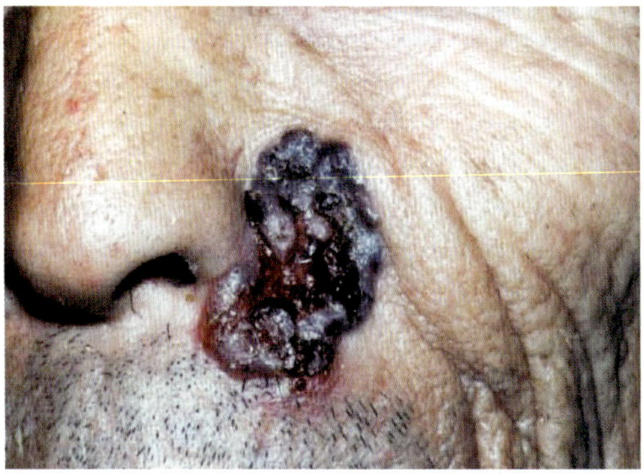

彩图 19–2　基底细胞上皮瘤

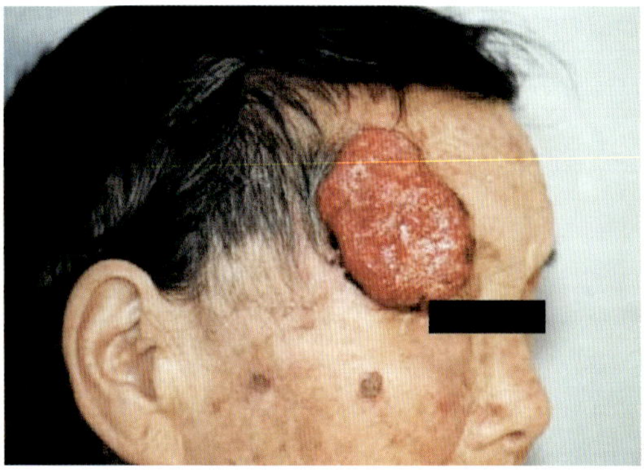

彩图 19–3　鳞状细胞癌

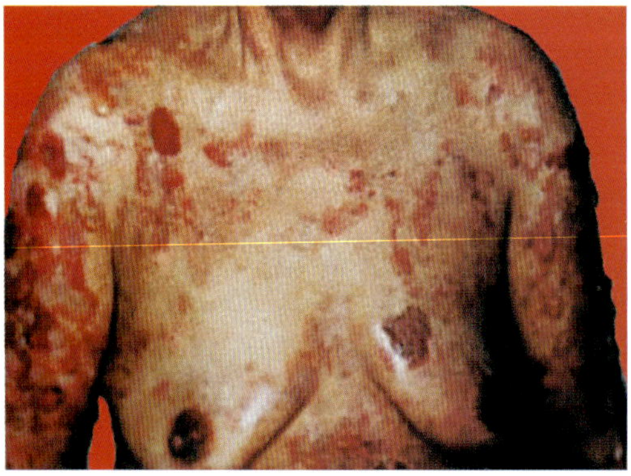

彩图 20–1　天疱疮

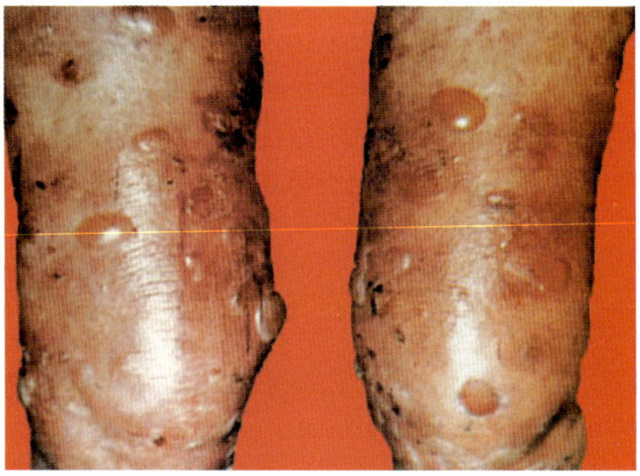

彩图 20–2　大疱性类天疱疮

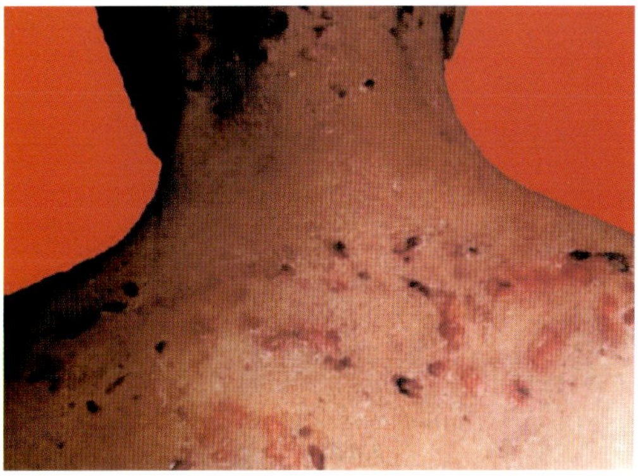

彩图 20-3　疱疹样皮炎

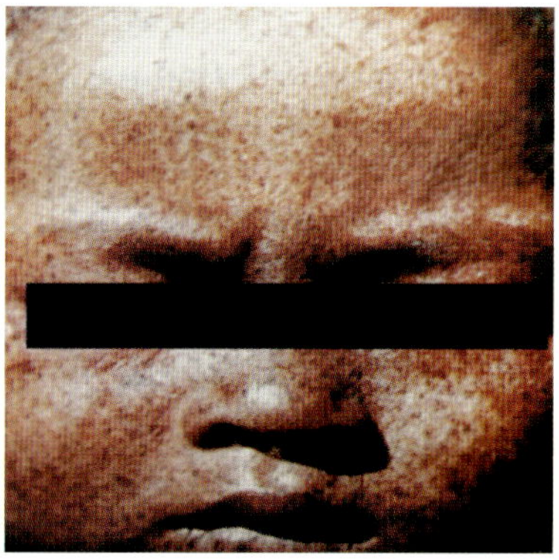

彩图 20-4　着色干皮病

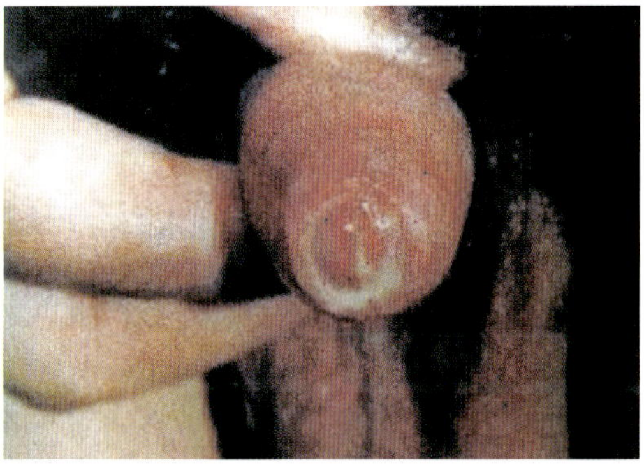

彩图 21-1　淋病

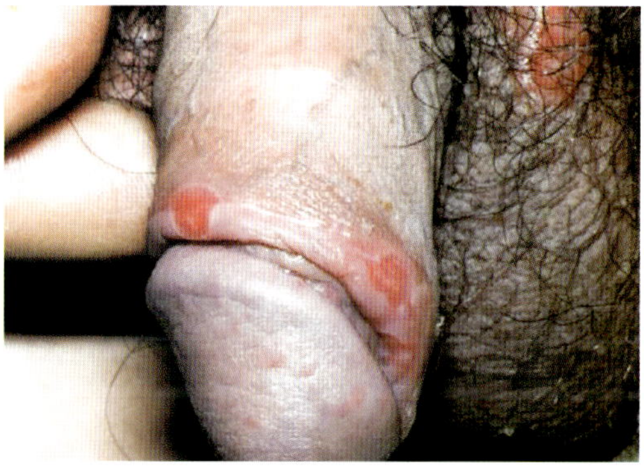

彩图 21-2　一期梅毒

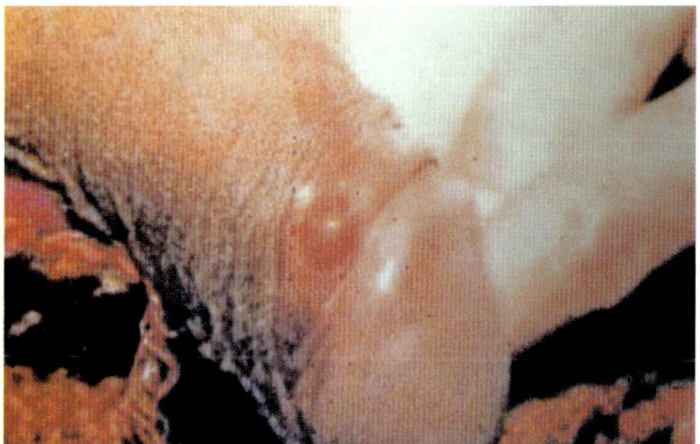

彩图 21-3　一期梅毒

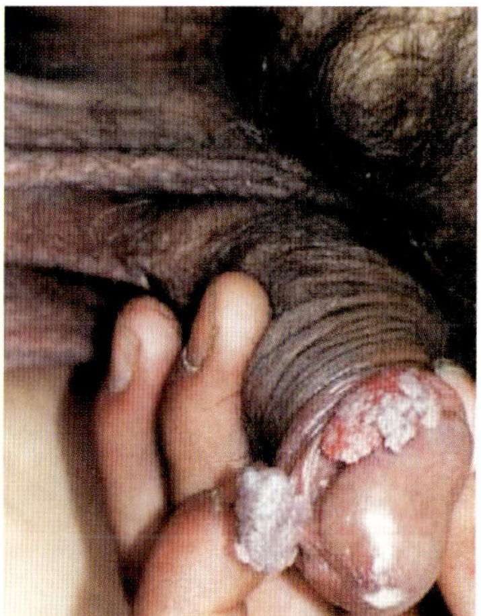

彩图 21-4　尖锐湿疣

学习卡账号使用说明

一、注册/登录

访问 http://abook.hep.com.cn/sve，点击 “注册”，在注册页面输入用户名、密码及常用的邮箱进行注册。已注册的用户直接输入用户名和密码登录即可进入“我的课程” 页面。

二、课程绑定

点击 “我的课程” 页面右上方 “绑定课程”，正确输入教材封底防伪标签上的20位密码，点击 “确定” 完成课程绑定。

三、访问课程

在 “正在学习” 列表中选择已绑定的课程，点击 “进入课程” 即可浏览或下载与本书配套的课程资源。刚绑定的课程请在 “申请学习” 列表中选择相应课程并点击 “进入课程”。

如有账号问题，请发邮件至：4a_admin_zz@pub.hep.cn。